Endspurt Vorklinik
Histologie

3., vollständig überarbeitete Auflage

Die Inhalte dieses Werkes basieren überwiegend auf dem Kurzlehrbuch Histologie von Norbert Ulfig, erschienen im Georg Thieme Verlag

123 Abbildungen

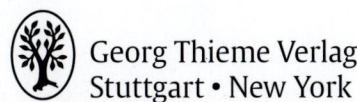
Georg Thieme Verlag
Stuttgart · New York

Bibliografische Information der Deutschen Nationalbibliothek
Die Deutsche Nationalbibliothek verzeichnet diese Publikation in der Deutschen Nationalbibliografie; detaillierte bibliografische Daten sind im Internet über http://dnb.d-nb.de abrufbar.

Ihre Meinung ist uns wichtig! Bitte schreiben Sie uns unter:
www.thieme.de/service/feedback.html

Wichtiger Hinweis: Wie jede Wissenschaft ist die Medizin ständigen Entwicklungen unterworfen. Forschung und klinische Erfahrung erweitern unsere Erkenntnisse, insbesondere was Behandlung und medikamentöse Therapie anbelangt. Soweit in diesem Werk eine Dosierung oder eine Applikation erwähnt wird, darf der Leser zwar darauf vertrauen, dass Autoren, Herausgeber und Verlag große Sorgfalt darauf verwandt haben, dass diese Angabe **dem Wissensstand bei Fertigstellung des Werkes** entspricht.

Für Angaben über Dosierungsanweisungen und Applikationsformen kann vom Verlag jedoch keine Gewähr übernommen werden. **Jeder Benutzer ist angehalten**, durch sorgfältige Prüfung der Beipackzettel der verwendeten Präparate und gegebenenfalls nach Konsultation eines Spezialisten festzustellen, ob die dort gegebene Empfehlung für Dosierungen oder die Beachtung von Kontraindikationen gegenüber der Angabe in diesem Buch abweicht. Eine solche Prüfung ist besonders wichtig bei selten verwendeten Präparaten oder solchen, die neu auf den Markt gebracht worden sind. **Jede Dosierung oder Applikation erfolgt auf eigene Gefahr des Benutzers.** Autoren und Verlag appellieren an jeden Benutzer, ihm etwa auffallende Ungenauigkeiten dem Verlag mitzuteilen.

© 2015 Georg Thieme Verlag KG
Rüdigerstr. 14
70469 Stuttgart
Deutschland
www.thieme.de

Printed in Germany

Zeichnungen: Günther Ritschel, Rostock;
 Fa. willscript Dr. Wilhelm Kuhn, Tübingen
Umschlaggestaltung: Thieme Verlagsgruppe
Satz: L42 Media Solutions, Berlin
Druck: AZ Druck und Datentechnik GmbH, Kempten

ISBN 978-3-13-153363-0   1 2 3 4 5 6

Auch erhältlich als E-Book:
eISBN (PDF) 978-3-13-166653-6
eISBN (epub) 978-3-13-203673-4

Geschützte Warennamen (Warenzeichen ®) werden nicht immer besonders kenntlich gemacht. Aus dem Fehlen eines solchen Hinweises kann also nicht geschlossen werden, dass es sich um einen freien Warennamen handelt.

Das Werk, einschließlich aller seiner Teile, ist urheberrechtlich geschützt. Jede Verwendung außerhalb der engen Grenzen des Urheberrechtsgesetzes ist ohne Zustimmung des Verlages unzulässig und strafbar. Das gilt insbesondere für Vervielfältigungen, Übersetzungen, Mikroverfilmungen oder die Einspeicherung und Verarbeitung in elektronischen Systemen.

Auf zum Endspurt!

Das Physikum naht, und „richtige" Bücher scheinen alle zu dick? Dann laufen Sie mit unseren Endspurtskripten in die Zielgerade ein! Kurz und knapp finden Sie hier schwerpunktmäßig die Inhalte, auf die das IMPP mit seinen Physikumsfragen zwischen **Frühjahr 2008** und **Herbst 2014** abzielte. Doch beschränkt haben wir uns darauf nicht, denn schließlich überlegt sich das IMPP immer neue Fragen, und auch das Mündliche will bestanden werden. Ganz herzlichen Dank an alle Leser, die uns wieder geduldig auf inhaltliche Mängel hingewiesen haben. Durch ihre Hilfe sind unsere Skripten jetzt noch weiter verbessert worden.

Festgehalten haben wir wieder an dem bewährten Aufbau unserer Hefte:

Lernpakete. Sie stellen in unseren Skripten eine Lerneinheit dar. Wenn Sie ein Lernpaket pro Tag durcharbeiten, bringt Sie unser Zeitplan **in 70 Tagen zum Physikum** – und zwar einschließlich zwei Wochen Zeit zum Wiederholen mit 1 Skript pro Tag. Da das Lerntempo sehr unterschiedlich und auch abhängig vom bereits vorhandenen Wissen ist, können unsere Lernpakete nur ein Vorschlag sein. Vielleicht kommen Sie auch schneller oder eben etwas langsamer voran. Zum individuellen Planen finden Sie unseren **Lernkalender** unter www.thieme.de/endspurt.

Prüfungsrelevante Inhalte. Inhalte, zu denen das IMPP seit Frühjahr 2008 Fragen gestellt hat, sind im Text gelb hervorgehoben. Wenn Sie nur diese Inhalte lernen, sind Sie für die Beantwortung der Altfragen gut gewappnet.

> **FAZIT – DAS MÜSSEN SIE WISSEN**
> - Die **Fazitkästen** sind zum Wiederholen der Altfragen-Inhalte gedacht – oder für die ganz Eiligen unter Ihnen. Sie listen die gelb markierten Antworten des vorangehenden Abschnitts noch einmal ohne die Zwischentexte auf.
> - Die **Anzahl der !** zeigt an, wie häufig der Inhalt zwischen Frühjahr 2008 und Herbst 2014 vom IMPP gefragt wurde:
>   – ! Hierzu gab es seit 2008 eine Frage.
>   – !! Dieser Sachverhalt wurde zwei- oder dreimal gefragt.
>   – !!! Zu diesem Thema stellte das IMPP vier oder mehr Fragen.

Lerntipps und Co. Weitere Unterstützung beim Lernen bieten Ihnen unsere Lerntipps, Rechenbeispiele und Apropos-Texte.

> **LERNTIPP**
> In diesen Kästen finden Sie Hinweise darauf, welche Inhalte auch **mündlich** besonders gern gefragt werden, welche **Tücken** in bestimmten IMPP-Fragen auf Sie warten oder wie Sie sich manche Fakten besser merken können.

> **RECHENBEISPIEL**
> In einigen Fächern können Sie mit richtig gelösten Rechenaufgaben viele Punkte ergattern. Damit dies gelingt, finden Sie **Übungen zu Rechenaufgaben**, wie auch das IMPP sie stellt. Natürlich ist der auch Lösungsweg detailliert angegeben!

Die Apropos-Texte sind unser **Motivationsschub** für Sie. Hier finden Sie spannendes Zusatzwissen, das hoffentlich hilft, dass Sie sich die „Warum muss ich das eigentlich Lernen?"-Frage nur selten stellen.

Kreuzen mit examen online. Auf **examenonline.thieme.de** sind Prüfungssitzungen zusammengestellt, die exakt auf die jeweiligen Lernpakete zugeschnitten sind. So können Sie nach jedem Lernpaket direkt prüfen, ob Sie den Inhalt verstanden und behalten haben. Viele Unis stellen ihren Studierenden einen kostenlosen Zugang bereit – erkundigen Sie sich! Das Verzeichnis der teilnehmenden Universitäten finden Sie ebenfalls auf examenonline.thieme.de. Sollte Ihre Uni nicht dabei sein, können Sie natürlich auch privat einen Zugang erwerben. In den Lernpaketen werden übrigens ab Frühjahr 2015 die neuen Examensfragen ergänzt, damit Ihnen keine Frage entgeht!

Fehlerteufel. Viele Augen sehen mehr! Sollten Ihre Augen in unseren Skripten etwas entdecken, das nicht richtig ist, freuen wir uns über jeden Hinweis! Schicken Sie Ihre Fehlermeldung bitte an studenten@thieme.de oder benutzen Sie den Link auf www.thieme.de/endspurt. Wir werden sie in einem Erratum sammeln und unter „Aktualisierungen" auf www.thieme.de/endspurt online stellen. Und sollten Ihnen unsere Hefte gefallen: Lob ist natürlich ebenso willkommen ☺.

Alles Gute für Ihr Physikum wünscht Ihnen
Ihr Endspurt-Team

Endspurt – Histologie

In diesem Heft finden Sie die wichtigsten Inhalte zur mikroskopischen Anatomie und Histologie. Die Zytologie wird nur kurz behandelt, sie ist im Biologie-Skript ausführlich dargestellt. Vom IMPP werden auch in anderen Fächern gern histologische Bilder präsentiert, auf denen man zuerst eine bestimmte histologische Struktur erkennen muss, um dann dazu eine Frage z.B. aus der Physiologie zu beantworten. Also: Die Histologie verhilft Ihnen auch in anderen Fächern zu Punkten.

Inhaltsverzeichnis

Histologie

LERNPAKET 1

1	**Zytologie**	**5**
1.1	Zelle	5
1.2	Zellzyklus und Zellteilung	9
2	**Gewebe**	**10**
2.1	Grundlagen und Allgemeines	10
2.2	Epithelgewebe	11
2.3	Bindegewebe	16
2.4	Stützgewebe (Knorpel und Knochen)	20
2.5	Muskelgewebe	24
2.6	Nervengewebe	28

LERNPAKET 2

3	**Herz-Kreislauf-System und Blut**	**35**
3.1	Blutgefäße	35
3.2	Lymphgefäße	37
3.3	Herz	37
3.4	Blut	37
4	**Lymphatisches Gewebe und Immunsystem**	**41**
4.1	Überblick	41
4.2	Primäre lymphatische Organe	41
4.3	Sekundäre lymphatische Organe	42
5	**Respirationssystem**	**46**
5.1	Überblick	46
5.2	Nasenhöhle (Cavum nasi)	46
5.3	Kehlkopf (Larynx)	46
5.4	Luftröhre (Trachea)	46
5.5	Lunge (Pulmo)	47
6	**Verdauungsapparat**	**49**
6.1	Überblick	49
6.2	Verdauungskanal	49
6.3	Verdauungsdrüsen	56

LERNPAKET 3

7	**Endokrine Organe**	**61**
7.1	Überblick	61
7.2	Nebenniere	61
8	**Harnorgane**	**62**
8.1	Niere	62
8.2	Ableitende Harnwege	65
9	**Geschlechtsorgane**	**66**
9.1	Männliche Geschlechtsorgane	66
9.2	Weibliche Geschlechtsorgane	70
10	**Haut**	**76**
10.1	Der Aufbau der Haut	76
10.2	Anhangsgebilde der Haut	78
11	**Nervensystem und Sinnesorgane**	**80**
11.1	Nervensystem	80
11.2	Auge	83
11.3	Ohr	86
	Sachverzeichnis	**88**

Histologie

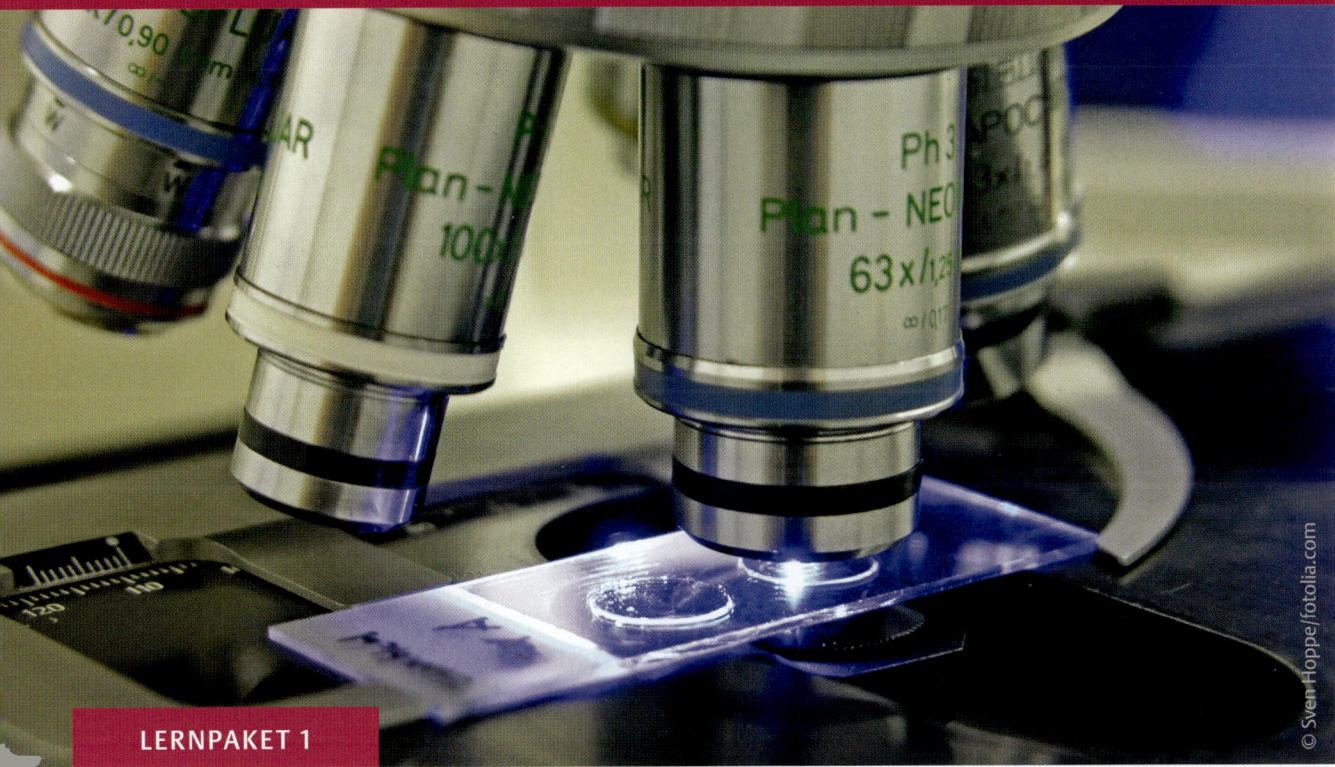

LERNPAKET 1

1 Zytologie

1.1 Zelle

> **LERNTIPP**
>
> Die Zytologie wird ausführlich in der Biologie abgehandelt und ist dort auch prüfungsrelevant. Um Ihnen die Einordnung bestimmter Strukturen innerhalb einer Zelle oder eines Zellverbands zu erleichtern, finden Sie hier noch einmal das Wichtigste zur Zytologie zusammengefasst.

Die Zelle ist die kleinste selbstständig lebensfähige Baueinheit des Organismus (Abb. 1.1). Sie untergliedert sich in **Zellmembran** (Plasmamembran) und **Zytoplasma**. Im Zytoplasma finden sich die Zellorganellen (Zellkern, Mitochondrien, endoplasmatisches Retikulum, Golgi-Apparat, Lysosomen, Ribosomen, Peroxisomen) und das Zytoskelett.

1.1.1 Zellmembran

Die Zellmembran (Dicke: 8 nm) ist wie jede Zytomembran (dazu gehören auch die Membranen um die einzelnen Zellorganellen) eine **Lipid-Doppelschicht**, in der die polaren Köpfe der Phospholipide nach außen, die apolaren Fettsäureketten nach innen zeigen. Elektronenmikroskopisch lassen sich daher **3 Schichten** erkennen: Köpfe – Ketten – Köpfe.

In die Membran sind Proteine eingelagert. Man unterscheidet:
- **integrale Proteine**: gehen durch die gesamte Doppelschicht
- **periphere Proteine**: sind in die äußere oder innere Lipidschicht eingelagert oder innen oder außen auf die Membran aufgelagert.

Zytomembranen können miteinander fusionieren oder auch kleinere Vesikel abschnüren. Diese Vorgänge spielen bei der **Endozytose** und **Exozytose** eine Rolle.

In Zellverbänden können die einzelnen Zellen untereinander über spezifische Zellkontakte mechanisch und funktionell gekoppelt sein (s. u. und Biologie).

Oberflächendifferenzierungen

Bestimmte Zellarten zeigen eine Differenzierung ihrer Oberfläche, die mit ihrer spezifischen Funktion in Zusammenhang steht. Zu den Oberflächendifferenzierungen gehören u. a. Mikrovilli, Stereozilien, Kinozilien (Tab. 1.1).

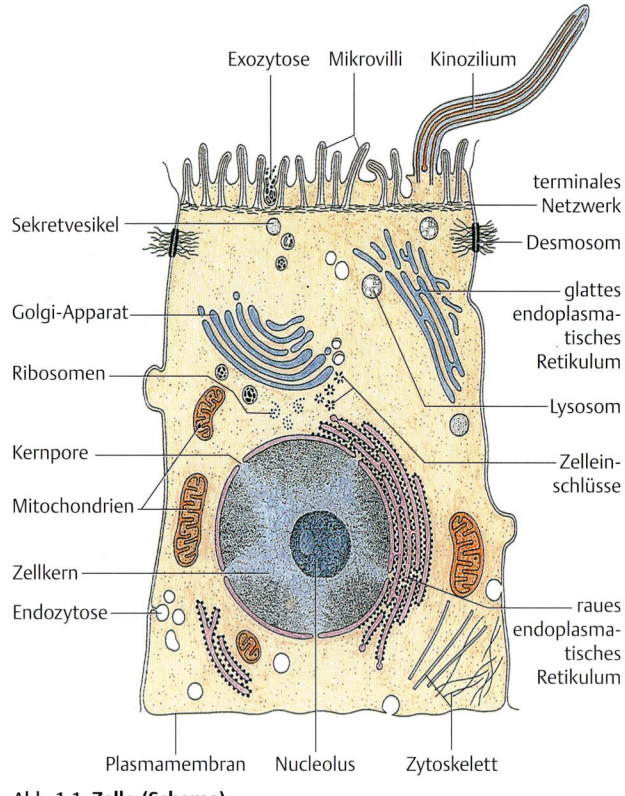

Abb. 1.1 Zelle (Schema).

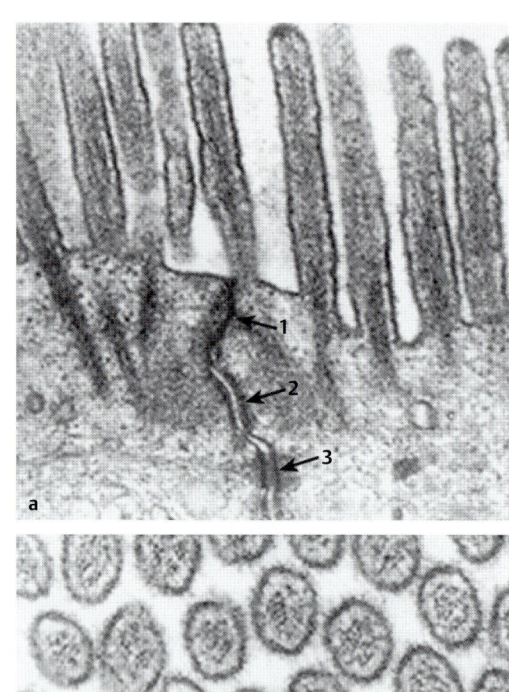

Abb. 1.2 **Mikrovilli. a** Mikrovilli im Längsschnitt und **Zellkontakte im Darmepithel.** 1 Zonula occludens, 2 Zonula adhaerens, 3 Desmosom. (Vergrößerung: 50 500-fach). **b Mikrovilli im Querschnitt.** Im Inneren Aktinfilamente, an der Querfläche Glykokalix. (Vergrößerung 90 000-fach.)

Tab. 1.1 Aufbau und Vorkommen der verschiedenen Zelloberflächendifferenzierungen.

Differenzierung	Bau	Funktion	Vorkommen
Mikrovilli	fingerförmige Ausstülpungen der Zellmembran, 2 μm lang, bilden manchmal Bürstensaum	Resorption, Oberflächenvergrößerung	Dünndarm, Nierentubuli
Stereozilien	Bau wie Mikrovilli, aber länger, 4–8 μm, über Zytoplasmabrücken untereinander verbunden	Resorption, Sekretion	Nebenhodengang
		Reizaufnahme bei Sinneszellen	Haarzellen im Innenohr, Riechzellen
Kinozilien	echte Zellfortsätze, Innenstruktur aus 9 × 2 + 2 Mikrotubuli, verankert an einem Basalkörper, 6–12 μm lang	Transport (Partikel, Schleim, Keimzellen …)	Flimmerepithelien in Atemwegen, Eileitern und Nebenhodengang
Geißeln	Aufbau ähnlich den Kinozilien, sehr lang	Fortbewegung	beim Menschen nur bei den Spermien

Mikrovilli. Hierbei handelt es sich um fingerförmige Ausstülpungen der Zellmembran (**Abb. 1.2**). Sie sind bis zu 2 μm lang, etwa 100 nm dick und dienen bei resorbierenden Epithelien der Vergrößerung der Zelloberfläche. Bei besonders stark resorptiv tätigen Zellen findet sich ein dichter Rasen gleich langer Mikrovilli, der schon lichtmikroskopisch als **Bürstensaum** erkennbar ist. Ein Bürstensaum findet sich z. B. im Dünndarm und in den Tubuli der Niere.

Stereozilien. Sie sind etwa 4–8 μm lang, unbeweglich und gleichen in ihrem Aufbau den Mikrovilli. Sie sind jedoch über dünne **Zytoplasmabrücken** untereinander verbunden und sind länger als Mikrovilli. Sie beteiligen sich an Resorptions- und Sekretionsvorgängen. Im histologischen Präparat scheinen sie zu Bündeln miteinander verklebt zu sein. Stereozilien kommen z. B. im Nebenhodengang vor. Des Weiteren können sie als spezielle Oberflächenstrukturen von Sinneszellen der Aufnahme von Reizen dienen. Solche „Sinneshaare" finden sich z. B. an den Haarzellen im Innenohr oder an den Riechzellen.

Kinozilien. Diese feinen, beweglichen Zellfortsätze sind 6–12 μm lang, also erheblich länger als Mikrovilli. Ihr Durchmesser beträgt etwa 0,3 μm. Im Inneren der Kinozilien befindet sich das charakteristische „9 × 2 + 2"-System von **Mikrotubuli** (siehe Biologie-Skript). Jede Kinozilie ist an einem Basalkörperchen (**Kinetosom**) im Zytoplasma verankert. Die Basalkörperchen gleichen in ihrem Aufbau den Zentriolen.

Kinozilien kommen in den Atemwegen, im Eileiter und im Nebenhoden vor.

Geißeln ähneln in ihrem Feinaufbau den Kinozilien, sie dienen der Fortbewegung der Zellen – nämlich der Spermien (S. 67).

1.1.2 Zellkontakte

> **LERNTIPP**
>
> Die Zellkontakte sind ein beliebter Prüfungsstoff aus der Biologie. Nutzen Sie die Gelegenheit, hier noch einmal die wichtigsten Strukturen zu wiederholen, und schlagen Sie das Thema ggf. noch einmal in der Biologie nach.

In Zellverbänden können die einzelnen Zellen über spezifische Kontakte miteinander verbunden sein. Solche Verbindungen sind besonders dort ausgeprägt, wo Zellen dichte Verbände bilden (z. B. im Epithelgewebe). Dabei lassen sich aufgrund ihrer Funktion drei Gruppen von Zellkontakten unterscheiden:

- mechanische Verbindung benachbarter Zellen: **Desmosomen** (Macula adhaerens) und **Adhärenskontakte**
- metabolische und elektrische Kommunikation benachbarter Zellen: **Nexus** (Gap Junction, transzellulärer Ionenaustausch)
- Verschlusskontakte (Barrierekontakte): **Zonula occludens** (Tight Junction)

Bei den Kontakten zur mechanischen Verbindung wird die Verbindung zwischen zwei Zellen durch **transmembranöse Verbindungsproteine** (Zelladhäsionsmoleküle) hergestellt. Der zytoplasmatische Teil der Verbindungsproteine ist in einer sog. **Plaque** verankert.

Desmosomen (Macula adhaerens). Hierbei handelt es sich um runde oder elliptische Haftstellen. Ihre Verbindungsproteine sind transmembranäre **Cadherine**. Die Plaques stehen innerhalb der Zellen über **Intermediärfilamente** untereinander in Verbindung. Dadurch entsteht ein zusätzliches Gerüst, das den Zellverband stabilisiert.

Hemidesmosomen. Sie sind sozusagen halbe Desmosomen. Die Cadherine der einen Zelle verbinden sich nicht mit den Cadherinen der Nachbarzelle, sondern mit der Basallamina. Als Verbindungsproteine (an die Extrazellulärmatrix) finden sich hier **Integrine**.

Adhärenskontakte. Bei den Adhärenskontakten sind die integralen Verbindungsproteine ebenfalls aus der Gruppe der **Cadherine**. Zu den Plaqueproteinen gehören Aktinin, Vinculin und Catenine. In die Plaque strahlen **Aktinfilamente** (sowie auch Myosinfilamente) ein. Es gibt drei Formen von Adhärenskontakten:

- Die **Zonula adhaerens** (Adhärensgürtel) ist eine schmale (Breite: 0,1–0,5 µm) Kontaktzone, die wie ein Gürtel um eine Zelle herum verläuft. Die Zonulae adhaerentes finden sich besonders in Epithelien und erscheinen lichtmikroskopisch (aufgrund der Anfärbbarkeit der Aktinfilamentbündel) als **Schlussleistennetz**.
- Das **Punctum adhaerens**, also eine punktförmige Befestigung, ist etwas kleiner als ein Desmosom. Adhärenspunkte sind an sehr vielen Zelltypen vorhanden.
- Die **Fascia adhaerens** ist eine platten- oder streifenförmige Kontaktzone. Sie findet sich zwischen Herzmuskelzellen.

In Epithelien finden sich häufig eine Zonula occludens (s. u.), eine Zonula adhaerens und ein Desmosom unmittelbar hintereinander. Dieser Komplex wird als **Haftkomplex** bezeichnet.

Nexus (Gap Junction). Ein Nexus besteht aus zahlreichen transzellulären **Proteinkanälen**. Diese Proteinkanäle entstehen dadurch, dass ein halber Kanal (**Connexon**) der einen Zelle auf einen halben Kanal der Nachbarzelle trifft. Ein Connexon besteht aus sechs ringförmigen **Connexin**-Proteinen.

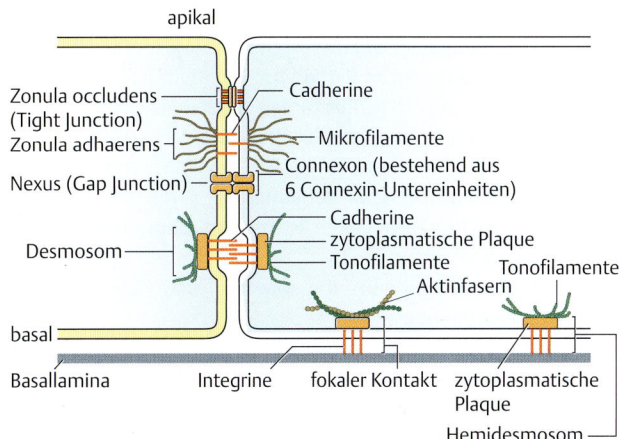

Abb. 1.3 Zellkontakte (Schema).

Zonula occludens (Tight Junction). Hier liegen die benachbarten Zellmembranen so dicht beieinander, dass der Interzellulärspalt vollständig verschwunden ist. Sie werden durch **integrale Membranproteine** (Occludin und Claudin) gebildet und verlaufen gürtelförmig hauptsächlich um Epithelzellen (**Abb. 1.3**). An den Zonulae occludentes finden sich Aktinfilamente im Zytoplasma.

1.1.3 Zellorganellen

> **LERNTIPP**
>
> Auch die Zellorganellen sind prüfungsrelevant und werden in der Biologie in aller Ausführlichkeit besprochen. Zum besseren Verständnis der Histologie finden Sie hier noch einmal eine Wiederholung des Themas.

Zellkern (Nucleus). Der Kern wird von einer doppelten **Kernhülle** umgeben, die das **Nucleoplasma** umschließt. Die äußere Kernhülle geht in das endoplasmatische Retikulum über (s. u.) und kann mit Ribosomen besetzt sein. Der inneren Kernmembran lagert sich innen häufig Heterochromatin (s. u.) an. Lamine bilden ein dichtes Filamentgerüst unter der inneren Kernmembran. Die Kernhülle besitzt eine große Anzahl von **Poren**, durch die ein kontrollierter Transport von Molekülen zwischen Karyoplasma und Zytoplasma stattfindet.

Der Zellkern enthält die genetische Information der Zelle (DNA) und steuert die Zellfunktionen. Die DNA ist zusammen mit Proteinen zu den 46 Chromosomen zusammengelagert, die in ihrer Gesamtheit das **Chromatin** des Zellkerns bilden. Im Interphasekern sind die einzelnen (entspiralisierten) Chromosomen nicht sichtbar. Das elektronendichte **Heterochromatin** entspricht kondensierten, inaktiven Chromosomenabschnitten. Das helle **Euchromatin** enthält nicht kondensierte Chromosomenabschnitte, die aktiv sind.

Im Interphasekern findet sich meist ein rundlicher **Nucleolus**, manchmal kommen zwei oder drei Nucleoli vor. Die Größe der Nucleoli ist abhängig von der Syntheseaktivität der Zelle. Im Nucleolus erfolgen die Synthese und der Zusammenbau der ribosomalen Untereinheiten. Der Nucleolus enthält meist hochrepetitive DNA-Sequenzen.

Endoplasmatisches Retikulum (ER) und Ribosomen. Hierbei handelt es sich um membranbegrenzte schmale, spaltförmige Räume, die miteinander kommunizieren. Es gibt **raues** (rER) und

glattes (gER) endoplasmatisches Retikulum. Die beiden Formen des ER gehen ineinander über.

- **Raues endoplasmatische Retikulum:** Die Membran des rER ist auf der Außenseite mit **Ribosomen** besetzt. Es steht in kontinuierlicher Verbindung mit der Kernhülle. Vom rER schnüren sich Vesikel ab, die dem Golgi-Apparat zugeführt werden.
- **Glattes endoplasmatische Retikulum:** Das gER tritt vorwiegend in tubulärer Form auf. Es ist frei von Ribosomen und hat folgende Funktionen:
  - Synthese von Lipiden (z. B. Cholesterol und Phospholipide) und Lipoproteinen
  - Synthese von Steroidhormonen wie Sexualhormonen und Nebennierenrindenhormonen
  - Umwandlung giftiger (toxischer) Substanzen durch Ankopplung wasserlöslicher Gruppen (Entgiftungsfunktion, Biotransformation).
  - In der quer gestreiften Muskulatur ist das gER ein Calciumspeicher und wird dann als sarkoplasmatisches Retikulum bezeichnet.
- **Ribosomen:** Sie sind die „Proteinfabriken" der Zelle. Sie setzen sich jeweils aus einer großen und einer kleinen Untereinheit zusammen. Beide Untereinheiten bestehen aus RNA und verschiedenen assoziierten Proteinen. Ribosomen treten als **freie** Ribosomen, in Gruppen als **Polyribosomen** (Polysomen) oder, gebunden an die Membran des ER, als **membrangebundene Ribosomen** auf.

Golgi-Apparat. Er setzt sich aus mehreren **Diktyosomen** zusammen. Ein Diktyosom besteht aus einem Stapel streifenförmiger Membransäckchen (membranbegrenzte **Zisternen**), die nicht miteinander in Verbindung stehen. In unmittelbarer Nähe der Diktyosomen finden sich **Vesikel** (Bläschen), die dem Golgi-Apparat funktionell zuzuordnen sind. Die Diktyosomen zeigen einen polaren Aufbau. Die **cis-Seite** nimmt Vesikel aus dem rauen endoplasmatischen Retikulum auf. Die **trans-Seite** ist die Abgabeseite; von ihr schnüren sich Vesikel ab.

Lysosomen. Sie sind membranbegrenzte, kugelige Zellorganellen (Durchmesser: 0,1–1 µm). Sie enthalten **saure Hydrolasen** (Proteasen, Lipasen, Esterasen, Sulfatasen und als lysosomales Leitenzym die saure Phosphatase). Lysosomen entstehen als **primäre Lysosomen** aus dem Golgi-Apparat. Lysosomen sind in der Lage, sowohl zelleigene als auch durch Endozytose aufgenommene Makromoleküle abzubauen.

Peroxisomen. Sie sind meist kugelige membranbegrenzte Organellen. Sie entstehen durch Abschnürung aus spezialisiertem glattem endoplasmatischem Retikulum. Sie enthalten als charakteristische Enzyme **Oxidasen** und **Katalasen**. Oxidasen bauen Fettsäuren ab, dabei entsteht Wasserstoffperoxid, ein Zellgift, das von der Katalase beseitigt wird. Peroxisomen sind besonders zahlreich in der Leber.

Mitochondrien. Sie besitzen eine **äußere** und eine **innere Membran**. Die äußere Membran ist die Hüllmembran, sie ist für viele Moleküle permeabel und enthält in großer Menge das Transportprotein Porin. Die innere Membran bildet leisten- oder röhrenförmige **Einstülpungen**, die weit in das Innere der Mitochondrien vorspringen. Dementsprechend werden Mitochondrien vom **Cristae-Typ** (Leisten; am häufigsten) und Mitochondrien vom **Tubulus-Typ** (Röhren) unterschieden. Mitochondrien vom Tubulus-Typ kommen in steroidhormonbildenden Zellen vor, d. h. in den Zellen der Nebennierenrinde (S. 61) und den Leydig-Zellen (S. 68) des Hodens.

> **LERNTIPP**
>
> Den folgenden Satz sollten Sie sich merken: „Steroidhormonbildende Zellen sind reich an Mitochondrien vom Tubulus-Typ und besitzen viel glattes ER." Er taucht immer wieder in Prüfungsfragen auf, besonders in Zusammenhängen, wo eigentlich anderes geprüft wird.

Durch die zwei Membranen entstehen zwei voneinander getrennte Räume, der **intermembranöse Raum** und der **Matrixraum**. Der Matrixraum enthält Proteine, vor allem Enzyme, Lipide, DNA in ringförmiger Anordnung und RNA in ribosomenähnlicher Form. Mitochondrien sind „die Kraftwerke der Zelle"; ihre Hauptaufgabe besteht in der **ATP-Synthese**. Außerdem sind sie die Orte vieler wichtiger biochemischer Vorgänge, wie z. B. Atmungskette, Zitratzyklus, Fettsäureoxidation, Zellatmung, Gluconeogenese.

Zytosol. Alle Zellorganellen sind im Zytosol suspendiert. Das Zytosol enthält zudem Glykogen und Lipidtröpfchen sowie Multienzymkomplexe (z. B. Proteasomen zum Abbau zytoplasmatischer Proteine).

1.1.4 Zytoskelett

Das Zytoskelett ist der **Stütz- und Bewegungsapparat** der Zelle. Es erfüllt statische und dynamische Funktionen wie
- Erhaltung der Zellgestalt
- Stützung bestimmter Zellfortsätze
- Stabilisierung der Zellmembran
- Änderung der Zellgestalt
- Zellbewegungen
- Transport z. B. von Organellen und Vesikeln innerhalb der Zelle

Das Zytoskelett besteht aus **Filamenten**, die durch Polymerisation von Proteinuntereinheiten entstehen. Hinzu kommen Proteine, die an die Filamente assoziieren.

Im Wesentlichen werden drei verschiedene Zytoskelettsysteme unterschieden:
- Mikrotubuli
- Intermediärfilamente
- Aktinfilamente (= Mikrofilamente)

Mikrotubuli. Sie sind mehrere µm lange, unverzweigte Röhren mit einem Minus- und einem Plusende. Ihr Außendurchmesser beträgt ca. 20–30 nm. Die Röhrenwand eines Mikrotubulus besteht aus je **13 Protofilamenten,** die aus Dimeren von jeweils einem α- und einem β-Tubulin bestehen. Sie entstehen aus dem sogenannten Microtubule organizing Center (**MTOC**). Verschiedene **mikrotubulusassoziierte Proteine** (MAPs) stabilisieren die Mikrotubuli und dienen der Kontaktaufnahme mit anderen Elementen des Zytoskeletts und mit der Zellmembran.

Man findet sie in Kinozilien, Basalkörpern, Zentriolen und Zentrosomen, in den Teilungsspindeln während der Mitose und der Meiose, in Axonen und in Geißeln.

Der Transport von Organellen innerhalb der Zelle entlang der Mikrotubuli geschieht über die zwei Motorproteine **Kinesin** und **Dynein**.

Intermediärfilamente. Sie haben einen Durchmesser von 8–10 nm. Sie liegen damit **zwischen** den Mikrotubuli und den Aktinfilamenten (daher die Bezeichnung **Intermediär**filamente). Sie sind das **Stützgerüst** für die Zelle, da sie die stabilste Komponente des Zytoskeletts darstellen. Man findet sie daher besonders zahlreich in Zellen, die mechanisch besonders beansprucht sind.

Molekular sind Intermediärfilamente aus monomeren fadenförmigen Proteinen aufgebaut. In der Regel enthält ein bestimmter Zelltyp eine typische Klasse von Intermediärfilamenten aus bestimmten Intermediärfilamentproteinen. Die kennzeichnenden Intermediärfilamentproteine sind:
- **Zytokeratine** in Epithelzellen
- **Vimentin** in Bindegewebezellen
- **Desmin** in glatten Muskelzellen
- **Neurofilamentproteine** in Nervenzellen
- saures **Gliafaserprotein** (**glial fibrillary acidic protein**, GFAP) in Astrozyten
- **Lamine** an der inneren Oberfläche der Kernmembran

Durch den Nachweis von bestimmten Intermediärfilamenten kann bei Tumorzellen auf die Zellart, von der sie abstammen, geschlossen werden.

Aktinfilamente. Ihr Durchmesser beträgt 6–7 nm. Sie werden auch als **Mikrofilamente** bezeichnet. Durch Polymerisation von globulärem G-Aktin entsteht ein doppelsträngiges, α-helikal gewundenes F-Aktinfilament. Sie besitzen ebenfalls ein Minus- und ein Plusende. Aktinfilamente finden sich in unterschiedlichen Anordnungen. Sie bilden Netzwerke, lagern sich zu Bündeln zusammen, können ringförmig oder ohne erkennbares Muster angeordnet sein.

Es gibt eine Reihe von aktinbindenden Proteinen, die unterschiedliche Funktionen erfüllen: Sie spielen eine Rolle beim Aufbau der Filamente, stabilisieren die Anordnung der Filamente, ermöglichen Bewegungen, verknüpfen Aktinfilamente untereinander, koppeln Aktinfilamente an andere Zellstrukturen und regulieren den Zerfall von Aktinfilamenten.

Spektrin und **Dystrophin** sind ebenfalls Mikrofilamente. Sie dienen der mechanischen Stabilisierung der Plasmamembran. Spektrinfilamente kommen besonders in Erythrozyten vor. Dort bilden sie zusammen mit Aktinfilamenten ein Membranzytoskelett. Besonders in Muskelzellen findet man das Dystrophin. Dort bildet es mit Aktin ein Filamentgerüst unter der Membran von Muskelzellen und stellt eine Verbindung zum Sarkolemm her.

APROPOS
Bei der **Muskeldystrophie Duchenne**, der schwersten und häufigsten Muskeldystrophie, kommt es durch Mutation des Dystrophin-Gens zu einer Dystrophin-Defizienz und damit zu einer zunehmenden Atrophie und Fibrose der Skelettmuskulatur. Die betroffenen Kinder zeigen schon früh u. a. ein Absinken des Beckens beim Gehen und eine Schultergürtelschwäche. Etwa ab dem Schulalter werden Treppensteigen und Laufen zunehmend eingeschränkt, später geht die Gehfähigkeit verloren.

1.2 Zellzyklus und Zellteilung

Für das Wachstum, den Ersatz abgestorbener Zellen und die Wundheilung vermehren sich Zellen durch mitotische Teilung. Die **Mitose** ist ein Teil des Zellzyklus; der zweite längere Abschnitt ist die **Interphase**.

Die **Meiose** findet nur bei Geschlechtszellen statt, sie dauert wesentlich länger als die Mitose (s. u.).

1.2.1 Interphase

Die **Interphase** gliedert sich in:
- **G₁-Phase** im Anschluss an die Zellteilung: Zellwachstum, RNA- und Proteinsynthese
- **S-Phase**: Verdopplung der DNA, Synthese von Histonen
- **G₂-Phase**: Korrektur von DNA-Schäden, Synthese von Proteinen für Kondensation der Chromosomen (s. u.)

1.2.2 Mitose

Die Mitose ist die häufigste Form der **Kernteilung**. Dabei wird das genetische Material gleichmäßig auf zwei Tochterkerne verteilt. Voraussetzung für die Mitose ist die vorherige Verdopplung der DNA in der S-Phase. Die Mitose wird in folgende Stadien eingeteilt:
- **Prophase:** Die Chromosomen kondensieren und werden sichtbar. Es entstehen die Spindelpole und es werden neue Mikrotubuli gebildet.
- **Prometaphase:** Die Kernhülle zerfällt in Vesikel. Die Schwesterchromatiden hängen noch am **Zentromer** aneinander. Die Spindel-Mikrotubuli bilden die **Mitosespindel**.
- **Metaphase:** Chromosomen ordnen sich in der Äquatorialebene an. Die beiden Schwesterchromatiden werden sichtbar.
- **Anaphase:** Trennung der Schwesterchromatiden.
- **Telophase:** Dekondensation der Chromatiden. Zwei neue Kernhüllen bilden sich aus den Vesikeln der alten Kernhülle.

Im Anschluss an die Mitose kommt es zur **Zytokinese** (= vollständige Trennung der Zelle). Bereits in der Telophase bildet sich eine Teilungsfurche auf Höhe der ehemaligen Metaphasenplatte, bedingt durch ein zirkuläres Aktin-Myosin-Bündel, den kontraktilen Ring; dann kommt es zur vollständigen Durchtrennung des Zellleibes.

1.2.3 Meiose (Reifeteilung)

Die Meiose findet nur bei Geschlechtszellen (Keimzellen) statt. Sie reduziert den diploiden Chromosomensatz auf einen haploiden und dient außerdem dem Austausch von Chromosomenabschnitten, d. h. zur Neukombination des genetischen Materials.

Die Meiose dauert wesentlich länger als die Mitose und umfasst zwei Reifeteilungen.

Erste Reifeteilung. Vor der ersten Reifeteilung verdoppeln die Keimzellen ihre DNA. Die Stadien der ersten Reifeteilung entsprechen denen der Mitose (Pro-, Meta-, Ana- und Telophase). Die Prophase kann extrem lang sein (s. u.). Im Unterschied zur Mitose paaren sich in der Prophase die homologen Chromosomen. Der zweite wesentliche Prozess in dieser Phase ist der **Austausch von Chromatidabschnitten**.

Die **Prophase** kann in fünf Stadien unterteilt werden:
1. **Leptotän:** Kondensation und Sichtbarwerdung der Chromosomen; sie sind mit ihren Enden an der inneren Kernmembran verankert.
2. **Zygotän:** Aneinanderlagerung der homologen Chromosomen.
3. **Pachytän:** Maximale Kondensation der Chromosomen. Rekombination (crossing over) findet statt.
4. **Diplotän:** Die Paarung der homologen Chromosomen löst sich. Die Überkreuzungen werden als Chiasmata sichtbar, da hier die Chromosomen noch aneinander hängen bleiben.
5. **Diakinese**: Die Chromosomen lösen sich von der inneren Kernmembran und die Kernhülle zerfällt.

Die übrigen Phasen sind denen der Mitose vergleichbar. Es werden, im Unterschied zur Mitose, beide Chromatiden eines Chromosoms an einer Hälfte der Meiosespindel befestigt.

Zweite Reifeteilung. Ohne eine Verdopplung der DNA erfolgt die zweite Reifeteilung, die einer „normalen" Mitose entspricht. Das Ergebnis der Meiose sind letztlich vier Zellen mit haploidem Chromosomensatz.

FAZIT – DAS MÜSSEN SIE WISSEN

- ! Der **Schlussleistenkomplex** im Dünndarmepithel besteht aus:
  1. Zonula occludens
  2. Zonula adhaerens
  3. Desmosom.
- ! Die in mehrreihigen Flimmerepithelien vorkommenden **Kinozilien** enthalten **Mikrotubuli**.
- !! **Nexus** (Gap Junctions) bilden Zellkontakte, die über einen transzellulären Ionenaustausch eine **elektrische Koppelung** benachbarter Zellen (elektrische Synapse) ermöglicht.
- ! In **Epithelzellen** kommt Zytokeratin als **Intermediärfilamentprotein** vor.
- ! In **glatten Muskelzellen** kommt **Desmin** als Intermediärfilament vor.
- ! **Astrozyten** bilden das **GFAP** (glial fibrillary acidic protein).
- ! **Dystrophin** kommt besonders im Membranskelett der **Muskelfasern** vor.
- ! **Dystrophin** bindet **Aktin** und bildet so mit ihm ein Filamentgerüst.
- ! Vor der **ersten Reifeteilung** verdoppeln die Keimzellen ihre DNA.

2 Gewebe

2.1 Grundlagen und Allgemeines

Ein Gewebe ist definiert als ein Verband gleichartig differenzierter Zellen, die ähnliche strukturelle und funktionelle Eigenschaften aufweisen. Es werden vier Hauptgewebe unterschieden:
- Epithelgewebe
- Bindegewebe und Stützgewebe
- Muskelgewebe
- Nervengewebe

LERNTIPP

Die folgenden Prozesse sind wichtig. Das IMPP fragt gerne danach. Sie sollten Sie auf keinen Fall durcheinanderbringen.

Viele Gewebe besitzen eine beträchtliche strukturelle Anpassungsfähigkeit, z. B. gegenüber erhöhten, verminderten oder veränderten Anforderungen.

Hyperplasie und Hypertrophie. Infolge erhöhter Beanspruchung kann es zur **Vergrößerung des Gewebevolumens** kommen.
- **Hyperplasie:** Vergrößerung durch **Zunahme der Zellzahl**
- **Hypertrophie:** Vergrößerung durch **Vergrößerung der Zellen**

Beispiele:
- Hypertrophie der Skelettmuskulatur bei körperlichem Training
- Herzhypertrophie: Herz muss gegen einen erhöhten Widerstand arbeiten, z. B. Klappenverengungen (Druckhypertrophie)
- Hyperplasie der Schilddrüse als Anpassung bei Jodmangel

Atrophie. Bedingt durch verminderte Beanspruchung kann es zu einer Verkleinerung des Gewebevolumens kommen.
- **zelluläre Atrophie:** Verkleinerung durch Abnahme der Zellgröße
- **numerische Atrophie:** Abnahme der Zellzahl

Beispiele:
- zelluläre Atrophie der Skelettmuskulatur bei Inaktivität
- numerische Atrophie des Gehirns bei Zelluntergang durch Morbus Alzheimer

Regeneration. Hierunter versteht man den Ersatz von Gewebeverlusten.
- **Physiologische Regeneration:** Gehen Zellen im Rahmen der normalen Zellalterung zugrunde, so werden sie durch neue Zellen ersetzt. Diese neuen Zellen leiten sich von Stammzellen ab.
Beispiele für diese physiologische Regeneration sind:
  - Epithel des Darms und der Haut
  - rote Blutkörperchen
  - zyklische Regeneration der Gebärmutterschleimhaut
- **Pathologische Regeneration:** Entstehen z. B. durch Verletzungen Gewebedefekte, können diese durch Regeneration aufgefüllt werden. Der Defekt kann dabei durch das ursprüngliche Gewebe komplett geheilt werden oder inkomplett durch Ersatzgewebe (Narbengewebe) gefüllt werden.

Metaplasie. Hierunter versteht man die Umwandlung eines differenzierten Gewebes in ein anderes differenziertes Gewebe. Sie kann durch andauernde chemische, mechanische oder entzündliche Reize ausgelöst werden.

Beispiele für eine Metaplasie sind:
- stellenweise Umwandlung des **Flimmerepithels** der Bronchien in verhorntes **Plattenepithel** bei Rauchern
- stellenweise Umwandlung des unverhornten in verhorntes Plattenepithel in der Mundschleimhaut bei Pfeifenrauchern
- die Umwandlung von **Epithelzellen** der Magenschleimhaut in **Becherzellen**, die dort normalerweise nicht vorkommen

Degeneration. Meist ist die Degeneration ein pathologischer Vorgang. Es kommt dabei zu Stoffwechselstörungen und Funktionsverlusten im Gewebe, z. B. bei degenerativen Veränderungen des Gehirns bei Morbus Alzheimer.

Nekrose. Diese Form des Zelltodes wird durch äußere Einflüsse hervorgerufen, z. B. Sauerstoffmangel (Hypoxie, Ischämie), mechanische Kräfte, Gifte, Hitze. Es handelt sich also um einen pathologischen Vorgang. Die nekrotischen Zellen zeigen eine gesteigerte Eosinophilie im Zytoplasma (infolge von Protein-Denaturierung). Es kommt schließlich zu Rupturen der Plasmamembranen.

Apoptose. Der programmierte Zelltod betrifft meist Einzelzellen oder kleinere Zellgruppen. Es handelt sich hierbei um einen physiologischen Vorgang, der über mehrere Schritte abläuft und genau gesteuert wird. Die Apoptose kann durch exogene und endogene Faktoren ausgelöst werden.

> **FAZIT – DAS MÜSSEN SIE WISSEN**
>
> – ‼ Beispiele für eine **Metaplasie** (Umwandlung eines differenzierten Gewebes in ein anderes differenziertes Gewebe) sind die Umwandlung von **Epithelzellen** der Magenschleimhaut in **Becherzellen**, die dort normalerweise nicht vorkommen, oder die Umwandlung des **Flimmerepithels** der Bronchien in verhorntes **Plattenepithel**.

2.2 Epithelgewebe

Epithelgewebe bedecken äußere und innere Körperoberflächen. Außer diesen **Oberflächenepithelien** gibt es noch Sonderformen, wie **Drüsenepithelien** und **Sinnesepithelien**.

Charakteristisch für Epithelgewebe ist:
- Die Zellen bilden **geschlossene Verbände** dicht aneinanderliegender Zellen (ohne nennenswerte Interzellularsubstanz).
- Sie sind über verschiedene Zellkontakte miteinander verbunden.
- Sie sind polar differenziert, d. h., sie besitzen einen zur Oberfläche gerichteten apikalen Pol und einen basalen Pol, der an das Bindegewebe grenzt, das unter dem Epithel liegt.
- Unmittelbar unter der Basis der Epithelzellen findet sich die extrazelluläre Basallamina, die das Epithel- und das Bindegewebe verbindet.
- Epithelgewebe besitzt keine Blutgefäße.
- Im Epithel kommt es laufend zum Zelluntergang und gleichzeitig zur Zellerneuerung.

Klassifizierung von Epithelien. Bei der Beurteilung und Klassifizierung der Epithelien sind folgende Kriterien zu berücksichtigen:

> **LERNTIPP**
>
> Prägen Sie sich die verschiedenen Einteilungskriterien für Epithelien (vor allem die morphologischen) gut ein. Sie werden wahrscheinlich nicht direkt danach gefragt, müssen aber Epithelien im **histologischen** Bild erkennen können. Dazu empfiehlt es sich auch, zu wissen, wo die einzelnen Epithelien vorkommen.

- **Form:**
  - **platt:** Die Zellhöhe kann geringer sein als die Zellbreite; der Zellkern ist queroval;
  - **isoprismatisch:** Die Zellen können gleich hoch und breit sein (auch kubisch genannt), sie haben einen rundlichen Zellkern;
  - **hochprismatisch:** Die Zellhöhe kann größer sein als die Zellbreite (auch prismatisches oder Zylinderepithel genannt); der Zellkern ist längsoval.
- **Anordnung:**
  - **einschichtig:** eine einzelne Zellschicht
  - **mehrschichtig:** Mehrere Zellschichten liegen übereinander.
  - **mehrreihig:** Alle Zellen berühren die Basalmembran (s. u.), aber nicht alle Zellen erreichen die freie Oberfläche; die Zellkerne liegen in mehreren Reihen.
- **Differenzierung** der Zelloberfläche (ist nicht obligat):
  - **Flimmerhärchen (Kinozilien)**
  - **Mikrovilli**
  - **Verhornungen**

Entsprechend diesen Kriterien erfolgt die Bezeichnung der unterschiedlichen Epithelarten, z. B. einschichtiges, hochprismatisches Epithel oder mehrschichtiges verhorntes Plattenepithel. Bei mehrschichtigen Epithelien richtet sich die Klassifizierung nach der Zellform in der oberflächlichen Schicht; d. h., finden sich platte Zellen in der oberflächlichen Schicht, spricht man von einem Plattenepithel.

2.2.1 Basalmembran

Zwischen den Epithelien und dem angrenzenden Bindegewebe liegt die lichtmikroskopisch erkennbare **Basalmembran** (0,5 bis 1 µm dick). Sie besteht aus mehreren Schichten:
- **Lamina rara:** (auch Zona lucida genannt) verbindet das Epithel mit der Lamina densa. Wichtigster Bestandteil ist Laminin.
- **Lamina densa:** elektronendichte Schicht der Basalmembran. Hauptbestandteil ist Kollagen Typ IV, das ein netzartiges Geflecht bildet. Dieses Geflecht ist die Grundstruktur der Basallamina (s. u.) und stellt die Verbindung zu benachbarten Strukturen her.
- **Lamina fibroreticularis:** verbindet die Basalmembran mit dem angrenzenden Bindegewebe. Sie fehlt dort, wo dem Epithel kein Bindegewebe anliegt (z. B. in den Nierenkörperchen).

Lamina rara und Lamina densa werden zusammen als **Basallamina** bezeichnet. Die Basalmembran hingegen besteht aus allen 3 Schichten. Die Bezeichnungen werden in der medizinischen Literatur oft irrtümlich synonym verwendet.

Die Basallamina ist über Ankerfibrillen aus Kollagen Typ VII mit der Lamina fibroreticularis verbunden.

Eine Basalmembran kommt nicht nur an Epithelien vor, sondern auch u. a. um Muskelzellen, Fettzellen, periphere Nerven.

Eine Besonderheit zeigt die glomeruläre Basallamina (S. 64). Sie besteht aus den verschmolzenen Basallaminae der Endothelzellen und Podozyten. Sie enthält eine mittlere Lamina densa, die zu den Endothelzellen hin von der Lamina rara interna und zu den Podozyten hin von der Lamina rara externa begrenzt wird.

2.2.2 Oberflächenepithelien

Oberflächenepithelien haben **Barrierefunktionen**: Sie bilden mechanische Barrieren, verhindern unkontrollierten Stoffaustausch, schützen (z. B. vor Strahlen) und bilden chemische Barrieren (z. B. gegen Bestandteile des Harns). Außerdem haben sie **Transportfunktionen**: Sie können Stoffe aufnehmen (Resorption) und abgeben (Sekretion).

Einschichtige Epithelien

Einschichtiges Plattenepithel. Eine geschlossene Schicht platter Zellen liegt einer Basalmembran (S. 11) auf. Das einschichtige Plattenepithel kommt vor als:
- Alveolarepithel: Auskleidung der Lungenalveolen (Lungenbläschen)
- Endothel: Auskleidung von Blut- und Lymphgefäßen
- Mesothel: Auskleidung von Körperhöhlen

Einschichtiges isoprismatisches (kubisches) Epithel. Die Zellen sind gleich hoch und breit und besitzen einen runden Kern, der zentral liegt (Tab. 2.1). Es kommt vor:
- in Kanälchen (Tubuli) und Sammelröhren der Niere
- in Drüsenausführungsgängen
- im Auge als Pigmentepithel und als vorderes Linsenepithel
- im Plexus choroideus (S. 83)
- als Amnionepithel (S. 75).

Einschichtiges hochprismatisches Epithel. Die Zellkerne in diesem Epithel sind entsprechend der Zellform längsoval und liegen meist im basalen Zellabschnitt (**Tab. 2.1**). Häufig tragen die Zellen an ihrer apikalen Oberfläche einen **Bürstensaum** (Mikrovilli) als Zeichen starker Resorptionsfähigkeit. Das einschichtige hochprismatische Epithel kommt vor:

- im Magen, in allen Abschnitten des Darms und in der Gallenblase
- im Eileiter und in der Gebärmutter
- in den großen Sammelrohren der Niere
- in großen Drüsenausführungsgängen

Mehrschichtige Epithelien

Mehrschichtiges unverhorntes Plattenepithel. Beim mehrschichtigen unverhornten Plattenepithel ändert sich die Form der Zellen von basal zur freien Oberfläche.

Das mehrschichtige unverhornte Epithel wird gegliedert in (**Tab. 2.1**):

- **Stratum basale:** prismatische Zellen mit rundem Kern
- **Stratum intermedium** (oder **Stratum spinosum**): vielgestaltige polygonale Zellen, die durch Desmosomen verbunden sind
- **Stratum superficiale:** abgeflachte Zellen. In den obersten Schichten sind die Kerne pyknotisch und die Zellen gehen zugrunde und werden abgeschilfert.

Stratum basale und Stratum intermedium werden zum **Stratum germinativum** (mit teilungsfähigen Stammzellen) zusammengefasst. Stammzellteilungen ergeben als Tochterzellen neue Stammzellen und differenzierungsfähige Zellen, aus denen die abgeschilferten Zellen ersetzt werden.

Das **mehrschichtige** unverhornte **Plattenepithel** kommt vor:

- in der Schleimhaut der Mundhöhle, der **Zunge** und der Speiseröhre
- am freien Rand der Stimmlippe
- in der Schleimhaut der Scheide
- als vorderes Hornhautepithel am Auge

Mehrschichtiges verhorntes Plattenepithel. [...] schichten des Epithels bestehen aus sehr [...] ten Zellen, die in Hornschuppen umge[...] Schichten werden als **Stratum corneum** [...] tisch für unverhorntes mehrschichtiges [...] **Microplicae**, sehr kleine Aufwerfungen [...] membran. Sie kommen z. B. an Kornea, [...] calis vor. Aufgrund dieser Fältchen kann [...] ser haften. Das Stratum corneum bringt somit mechanischen Schutz vor Austrocknung. Das mehrschichtige verhornte Plattenepithel wird (von basal zur freien Oberfläche) gegliedert in (**Tab. 2.1**):

- **Stratum basale**
- **Stratum spinosum**
- **Stratum granulosum:** flache Zellen mit Keratohyalingranula
- **Stratum lucidum:** Umwandlungszone, nicht immer vorhanden
- **Stratum corneum**

Das mehrschichtige verhornte Plattenepithel ist das typische Epithel der Haut (Epidermis) und wird in Kap. 10 ausführlich beschrieben.

Mehrreihige Epithelien

Beim **mehrreihigen Epithel** berühren alle Zellen die Basalmembran, aber nicht alle erreichen die freie Oberfläche. Die Zellen, die die freie Oberfläche erreichen, sind meist hochprismatisch

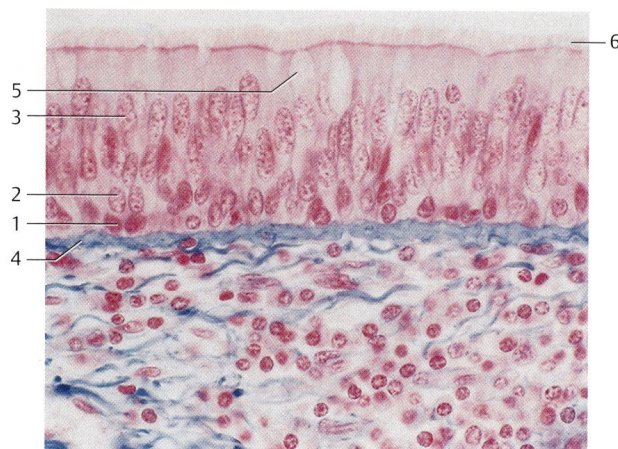

Abb. 2.1 Mehrreihiges hochprismatisches Epithel in der Plica vestibularis (Kehlkopf). **1** Ersatzzellen, **2** Intermediärzellen, **3** hochprismatische Epithelzelle, **4** Basalmembran, **5** Becherzelle, **6** Kinozilien. (Azan, Vergr. 400-fach.) [nach Kühnel, Taschenatlas Histologie, Thieme, 2014]

und häufig nur mit einem dünnen Fortsatz, der lichtmikroskopisch nicht sichtbar ist, mit der Basalmembran in Kontakt. Basal liegen kleinere Zellen (Ersatzzellen) mit kugeligem Kern. Die Zellkerne der unterschiedlichen Zelltypen liegen auf unterschiedlicher Höhe, bilden dadurch unterschiedliche Kernreihen (daher: mehrreihig).

Zweireihiges Epithel kommt im Nebenhodengang und im Samenleiter sowie in Drüsenausführungsgängen vor.

Mehrreihiges Epithel mit Kinozilien (auch Flimmerepithel genannt) enthält eingestreute **Becherzellen** und kommt in den Atemwegen (von der Nasenhöhle bis hinunter in die Bronchien) vor (**Abb. 2.1**).

Übergangsepithel

Übergangsepithel, auch Urothel genannt, besteht aus

- einer **Basalschicht,**
- mehreren **Intermediärzellschichten,**
- einer oberflächlichen **Deckzellschicht** mit großen Superfizialzellen, die manchmal zweikernig sind. Unter ihrer apikalen Plasmamembran liegt eine Verdichtung des Zytoplasmas, die als **Crusta** bezeichnet wird. Sie besteht aus granulärem Material, **diskoiden Vesikeln**, zahlreichen **Aktin- und Intermediärfilamenten** sowie Mikrofilamenten. Die apikale Plasmamembran besteht überwiegend aus steifen Platten (Plaques), die spezielle Transmembranproteine (**Uroplakine**) enthalten.

Übergangsepithel kommt vor:

- im Nierenbecken
- im Harnleiter
- in der Harnblase
- im Anfangsteil der Harnröhre

> **FAZIT – DAS MÜSSEN SIE WISSEN**
>
> – **!** Die Basallamina ist über Ankerfibrillen aus **Kollagen Typ VII** mit der Lamina fibroreticularis verbunden.
> – **! Microplicae** sind charakteristisch für unverhorntes mehrschichtiges Plattenepithel.

Tab. 2.1 Oberflächenepithelien.

	Epithel	Bau	Vorkommen
einschichtige Epithelien			
	einschichtiges Plattenepithel	• platte Zellen • querovaler Kern	• Alveolarepithel • Endothel • Mesothel
	einschichtiges isoprismatisches (kubisches) Epithel	• Zellen gleich breit und hoch • zentral liegender, runder Kern	• Tubuli und Sammelrohre der Niere • Drüsenausführungsgänge • Pigmentepithel und vorderes Linsenepithel im Auge • Plexus choroideus • Amnionepithel
Becherzelle	einschichtiges hochprismatisches Epithel	• Zellen höher als breit • längsovaler Kern	• Magen, Darm, Gallenblase • Eileiter, Uterus • große Sammelrohre der Niere • große Drüsenausführungsgänge
mehrschichtige Epithelien			
Stratum superficiale / Stratum intermedium / Stratum basale	mehrschichtiges unverhorntes Plattenepithel	• Stratum basale • Stratum intermedium (spinosum) • Stratum superficiale	• Mundschleimhaut, Zunge, Speiseröhre • Scheide • vorderes Hornhautepithel
Stratum corneum / Stratum lucidum / Stratum granulosum / Stratum spinosum / Stratum basale	mehrschichtiges verhorntes Plattenepithel	• Stratum basale • Stratum spinosum • Stratum granulosum • Stratum lucidum • Stratum corneum	• Haut
mehrreihige Epithelien			
Becherzelle	zweireihiges Epithel	• zwei Reihen unterschiedlicher Zelltypen	• Nebenhodengang • Samenleiter • Drüsenausführungsgänge
	mehrreihiges Flimmerepithel	• Kinozilien • eingestreute Becherzellen	• Respirationstrakt
Übergangsepithel (Urothel)			
	Übergangsepithel (Urothel)	• Basalschicht • Intermediärzellschichten • Deckzellschicht mit Crusta	• Nierenbecken • Harnleiter • Harnblase • Anfangsteil der Harnröhre

2.2.3 Drüsenepithelien

Drüsen sind Verbände von besonders differenzierten Epithelzellen, die spezifische Stoffe (Sekrete) bilden und abgeben (**Sekretion**). Sie lassen sich zunächst in zwei große Gruppen einteilen:
- **Exokrine Drüsen** geben ihre Sekrete direkt oder über Ausführungsgänge an innere oder äußere Körperoberflächen ab (s. u.).
- **Endokrine Drüsen** geben ihre Sekrete meist an Blutgefäße ab.

Exokrine Drüsen

Die **exokrinen Drüsen** können nach verschiedenen Kriterien klassifiziert werden. Dabei werden in der Regel folgende Kriterien angewandt:
- Anzahl der sezernierenden Zellen
- Lage der sezernierenden Zellen zum Oberflächenepithel
- Form (Erscheinungsbild) der sezernierenden Endstücke (**Abb. 2.2**)
- Mechanismus der Sekretabgabe (**Abb. 2.3**)
- Art (Zusammensetzung) des Sekrets
- Charakteristika der Ausführungsgänge

> **LERNTIPP**
>
> Die Klassifizierung erscheint zunächst etwas verwirrend. Machen Sie sich klar, dass man eine Drüse nach verschiedenen, aber nicht jede Drüse nach allen genannten Kriterien einteilen kann. Es hilft, sich diese Kriterien einzuprägen, da man sie zur Identifizierung einer Drüse im histologischen Bild gut heranziehen kann. Sie sollten sich auch merken, wo die einzelnen Drüsen vorkommen.

Klassifizierung nach der Anzahl der sezernierenden Zellen und ihrer Lage zum Oberflächenepithel

Ein- und mehrzellige Drüsen. Typische einzellige Drüsen sind die **Becherzellen**. Sie kommen im Epithel des Darms und der Atemwege vor, liegen also **endoepithelial**. Ihre charakteristischen Merkmale sind: **Becherzellen sind ovale bis eiförmige Zellen** und enthalten membranbegrenzte **Sekretgranula** (Schleimtröpfchen), die dicht gepackt liegen. Im basalen Teil der Zelle liegt der (dreieckige oder keilförmige) Kern. Der Schleim der Becherzellen enthält **Proteoglykane**, die sich charakteristischerweise mit **PAS** (periodic acid-Schiff) anfärben lassen. Weitere einzellige Drüsen sind die Paneth-Körnerzellen (S. 53) im Dünndarmepithel.

Mehrzellige endoepitheliale Drüsen sind selten, z. B. in der Nasenschleimhaut und in der Harnröhre.

Extraepitheliale Drüsen sind meistens eigenständige Organe (außerhalb des Epithels). Sie weisen in der Regel folgende Charakteristika auf:
- **Drüsenendstücke:** bilden das Sekret, bestehen aus Drüsenzellen.
- **Ausführungsgänge:** transportieren das Sekret an eine epitheliale Oberfläche.
- **Bindegewebekapsel:** Von ihr ziehen bindegewebige Septen in das Innere.

Die Drüsenendstücke und Ausführungsgänge bilden das **Parenchym** (spezifisches Organteil); die Bindegewebekapsel und die Septen sind das **Stroma** (bindegewebiges Gerüst des Organs).

Im Bindegewebe verlaufen Gefäße und Nerven. Durch die bindegewebigen Strukturen (Kapsel und Septen) wird die Drüse in **Lappen und Läppchen** unterteilt.

Klassifizierung nach der Form der sezernierenden Endstücke

Tubulöse Drüsen. Nach der Beschaffenheit der schlauchförmigen Endstücke wird weiter unterschieden in
- **einfach tubulös:** mit schlauchförmigem, gestrecktem und unverzweigtem sezernierendem Abschnitt. Vorkommen: Krypten im Darm;
- **gewunden tubulös:** mit schlauchförmigen, gewundenen Endstücken. Vorkommen: Schweißdrüsen;
- **verzweigt tubulös:** mit mehreren schlauchförmigen Endstücken, die in einen Ausführungsgang zusammenfließen. Vorkommen: Drüsen im Magen und in der Gebärmutter.

Azinöse Drüsen.
- Mit kugelförmigen Endstücken, deren Zellen hoch sind, sodass das Lumen der Endstücke sehr klein ist (azinös = beerenförmig).
- Vorkommen: Ohrspeicheldrüse und Bauchspeicheldrüse.

Alveoläre Drüsen.
- Ebenfalls mit kugeligen Endstücken, jedoch mit flacheren Zellen, sodass das Lumen sehr weit ist (alveolärsäckchen- oder bläschenförmig).
- Vorkommen: Milchdrüse, Duftdrüsen.

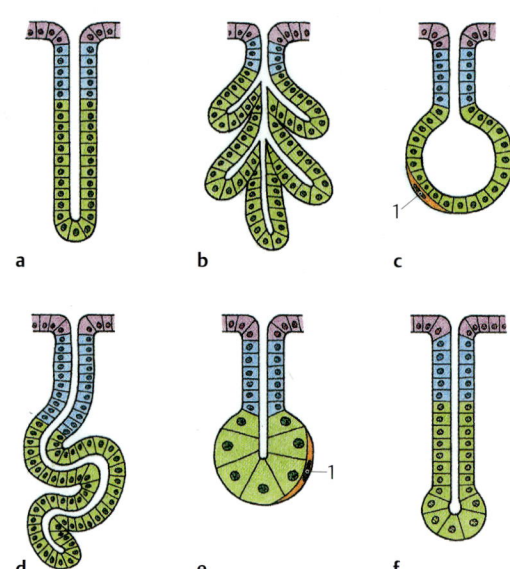

Abb. 2.2 Verschiedene Typen exokriner Drüsen (Schema). a Tubulös. **b** Verzweigt tubulös. **c** Alveolär. **d** Aufgeknäuelt tubulös. **e** Azinös. **f** Tubuloazinös. **1** Myoepithelzelle.

Tubuloazinöse und tubuloalveoläre Drüsen.
- Mischform, mit (verzweigten) schlauchförmigen (und beerenförmigen bzw. säckchenförmigen) Endstücken.
- Die Endstücke bestehen in der Regel aus einem einschichtigen Drüsenepithel, das von einer Basalmembran umhüllt wird. Zwischen der Basalmembran und den Drüsenzellen kommen häufig kontraktile **Myoepithelzellen** vor („Auspressen" des Sekrets aus den Endstücken). Myoepithelzellen fehlen in den Drüsenendstücken der exokrinen Bauchspeicheldrüse.
- Vorkommen: tubuloazinöse Drüsen: Glandula sublingualis, Glandula submandibularis und Tränendrüse (Glandula lacrimalis); tubuloalveoläre Drüse: Prostata.

Klassifizierung nach der Zusammensetzung des Sekrets

Seröse Drüsen.
- Mit dünnflüssigem und protein- und enzymreichem Sekret.
- Endstücke sind **azinös** mit sehr engem Lumen.
- Zytoplasma ist apikal granuliert (Sekretgranula), der runde Kern liegt in der basalen Zellhälfte.
- Vorkommen: Tränendrüse, Ohrspeicheldrüse, Bauchspeicheldrüse.

Muköse Drüsen.
- Mit zähflüssigem, enzymarmem Sekret.
- Endstücke sind tubulös mit einem relativ weiten (runden) Lumen.
- Zellkerne abgeplattet, liegen ganz basal. Zytoplasma erscheint hell und wabig (schaumig). Zellgrenzen sind erkennbar. Der Gesamtdurchmesser des mukösen Endstückes ist größer als der des serösen Endstückes.
- Vorkommen: Gaumenspeicheldrüsen und hintere Zungendrüsen.

Seromuköse (gemischte) Drüsen.
- Sowohl mit mukösen Tubuli als auch serösen Azini.
- Ferner findet man seröse Halbmonde (= von-Ebner-Halbmonde). Hierbei handelt es sich um seröse Drüsenzellen, die wie eine halbmondförmige Kappe dem Ende muköser Tubuli aufsitzen.

Tab. 2.2 Klassifizierung exokriner Drüsen nach der Art des Sekrets.

	seröse Drüse	muköse Drüse	seromuköse Drüse
Sekret	dünnflüssig, protein- und enzymreich	zähflüssig, enzymarm	serös und mukös
Morphologie der Endstücke	azinös mit engem Lumen	tubulös mit relativ weitem (rundem) Lumen	muköse Tubuli und seröse Azini, manchmal mit serösen Halbmonden
Zytoplasma	apikal granuliert (Sekretgranula)	hell, „schaumig"	je nach Drüsenzelltyp wie seröse oder muköse Zelle
Form und Lage des Zellkerns	rund, basale Zellhälfte	abgeplattet, basal	je nach Drüsenzelltyp wie seröse oder muköse Zelle
Vorkommen	Tränendrüse, Ohrspeicheldrüse, Bauchspeicheldrüse	Gaumenspeicheldrüsen, hintere Zungendrüsen	Unterzungendrüse, Unterkieferdrüse

- Eine Besonderheit der seromukösen Drüsen sind die interzellulären Sekretkapillaren (-kanälchen). Sie verbinden die Zellen der serösen Halbmonde mit dem Tubuluslumen und dienen der Sekretabgabe und -ableitung.
- Vorkommen: Unterzungendrüse (Glandula sublingualis) und Unterkieferdrüse (Glandula submandibularis). Der relative Anteil der mukösen und serösen Endstücke ist in den beiden Drüsen unterschiedlich: In der Glandula sublingualis überwiegen muköse Endstücke, in der Glandula submandibularis hingegen seröse Endstücke.

Nach der Art des Sekrets können neben serösen und mukösen Drüsenzellen auch noch lipidsezernierende Drüsenzellen unterschieden werden.

> **LERNTIPP**
>
> Tab. 2.2 zu den Einteilungskriterien für Drüsen bezüglich ihrer Sekretzusammensetzung kann Ihnen helfen, diese Drüsen im histologischen Bild auseinanderzuhalten. Oft reicht schon ein Kriterium aus, um zu entscheiden, ob man es mit einer serösen oder einer mukösen Drüse zu tun hat.

Klassifizierung nach dem Mechanismus der Sekretabgabe aus den Drüsenendstückzellen

Merokrine Sekretion.
- Häufigste Form der Sekretabgabe in Drüsen.
- Das Sekret wird im Golgi-Apparat in membranbegrenzte **Sekretgranula** verpackt und dann mittels **Exozytose** nach außen abgegeben.
- Vorkommen: Mundspeicheldrüsen, Bauchspeicheldrüse, Drüsen des Geschlechtsapparates sowie endokrine Drüsen.

Apokrine Sekretion.
- Das Sekret sammelt sich in einer apikalen Vorwölbung der Drüsenzelle. Diese Vorwölbung schnürt sich ab, d. h., der apikale Teil der Zelle wird mit dem Sekret abgestoßen. Es geht also ein Teil der Zelle verloren.
- Vorkommen: Milchdrüse, Duftdrüsen der Haut sowie Prostata und Samenblase.

Holokrine Sekretion.
- Bei dieser Form der Sekretion geht die ganze Drüsenzelle im Sinne einer Apoptose (programmierter Zelltod) zugrunde. Das Sekret füllt die Zelle aus, der Kern wird pyknotisch und schließlich zerfällt die Zelle.
- Vorkommen: **Talgdrüsen** der Haut. Die Talgdrüsen besitzen vielschichtiges Drüsenepithel (Abb. 2.4).

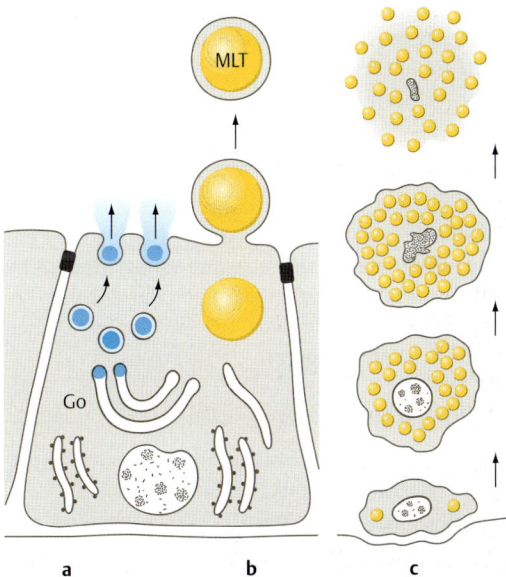

Abb. 2.3 **Mechanismen der Sekretabgabe aus Drüsenzellen (Schema).** a Merokrine Sekretion. b Apokrine Sekretion (am Beispiel einer laktierenden Brustdrüse, **MLT** Milch-Lipid-Tröpfchen). c Holokrine Sekretion.

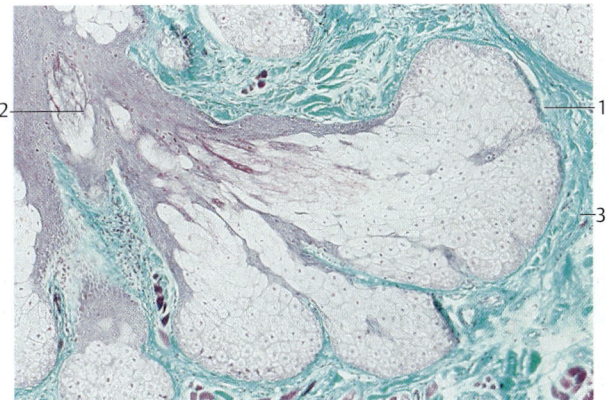

Abb. 2.4 **Holokrine Talgdrüse aus den Glandulae sebaceae (Schweißdrüsen).** Im Inneren des Talgkolbens erkennt man hellere Zellen mit pyknotischen Kernen. 1 Basale Ersatzzelle, 2 Haartrichter, 3 Bindegewebe (Vergr. 80-fach).

Neben der merokrinen, apokrinen und holokrinen Sekretion kann man noch die **molekulare Sekretion** (z. B. Ionentransporte in den Belegzellen des Magens) unterscheiden.

Klassifizierung nach Vorhandensein und Form des Ausführungsgangsystems

Einfache Drüsen.
- Drüsenendstücke münden direkt (ohne Ausführungsgang) auf die Epitheloberfläche.
- Beispiel: Schweißdrüsen.

Verzweigte Drüsen.
- Mehrere Endstücke münden in einen unverzweigten Ausführungsgang.
- Beispiel: Magendrüsen.

Zusammengesetzte Drüsen.
- Endstücke münden in ein reich verzweigtes Ausführungsgangsystem, das aus verschiedenen Abschnitten besteht. Während des Transportes durch die Ausführungsgänge wird die Zusammensetzung des Sekrets (der Endstücke) verändert, z. B. die Elektrolytzusammensetzung.
- Beispiel: Speicheldrüsen.

Endokrine Drüsen

Endokrine Drüsen besitzen keinen Ausführungsgang. Ihre Sekrete sind die **Hormone** (Inkrete, chemische Botenstoffe). Über das Kreislaufsystem werden die Hormone an ihre Wirkorte gebracht. Dort binden sie an spezifische Rezeptoren und rufen z. B. eine Beeinflussung des Stoffwechsels hervor. Die endokrinen Drüsen werden ausführlich in Kap. 7 erläutert.

> **FAZIT – DAS MÜSSEN SIE WISSEN**
>
> - **!** **Becherzellen** sind ovale bis **eiförmige Zellen** und enthalten membranbegrenzte **Sekretgranula** (Schleimtröpfchen), die dicht gepackt liegen. Im **basalen Teil** der Zelle liegt der (dreieckige oder keilförmige) **Kern**.
> - **!** Der **Schleim** der Becherzellen enthält **Proteoglykane**, die sich charakteristischerweise mit **PAS** (periodic acid-Schiff) anfärben lassen.
> - **!** Die **Endstücke muköser Drüsen** erkennt man am weiten Lumen, abgeplatteten, basal liegenden Zellkernen und dem hell und wabig erscheinenden Zytoplasma. Der Gesamtdurchmesser des mukösen Endstückes ist größer als der des serösen Endstückes.
> - **!** Die **interzellulären Sekretkapillaren** der seromukösen Drüsen dienen der **Sekretabgabe** und -ableitung.
> - **!** Bei der holokrinen Sekretion geht die Zelle im Sinne einer **Apoptose** zugrunde.
> - **!** **Holokrine Sekretion** kommt in den **Talgdrüsen** der Haut vor.

2.3 Bindegewebe

Beim Bindegewebe unterscheidet man das **Bindegewebe im engeren Sinne** (lockeres faseriges, straffes faseriges und retikuläres Bindegewebe) und Bindegewebe mit **spezifischen** Funktionen oder Lokalisationen (Fettgewebe, Knorpel und Knochen). Es liegt im Körperinneren und seine Zellen liegen – im Gegensatz zum Epithel – nicht eng beieinander, sondern sind durch **Interzellularsubstanz** (**Extrazellulärmatrix**) mehr oder weniger weit voneinander getrennt.

2.3.1 Bindegewebezellen

Die im Bindegewebe vorkommenden **Zellen** lassen sich in zwei Gruppen einteilen:
- **ortsansässige** (fixe, spezifische) Zellen, die Interzellularsubstanz synthetisieren, und
- **freie** (mobile, unspezifische) Zellen, die der Abwehr dienen und aus dem Blut eingewandert sind.

Ortsansässige (spezifische) Bindegewebezellen

Dazu gehören:
- **Fibrozyten/Fibroblasten**
- Retikulumzellen (lymphatisches Gewebe, rotes Knochenmark, Disse-Raum, lockeres Bindegewebe, Basalmembran)
- Fettzellen (Fettgewebe)
- Chondrozyten (Knorpel)
- Osteozyten (Knochen)

Diese spezifischen Bindegewebezellen gehen aus den Mesenchymzellen des embryonalen Bindegewebes hervor.

Fibroblasten und Fibrozyten. Häufig werden die Begriffe Fibroblast und Fibrozyt synonym gebraucht. Es handelt sich eigentlich um zwei verschiedene Funktionszustände desselben Zelltyps, die ineinander übergehen können. **Fibroblasten** sind **teilungsfähige** und **syntheseaktive Zellen**, die alle Bestandteile (Fasern und Grundsubstanz) der Extrazellulärmatrix bilden. Bei Wundheilungen beispielsweise zeigen sie eine hohe Mitoseaktivität. **Fibrozyten** zeigen nur eine geringe Syntheseaktivität und können sich nicht mehr teilen.

> **LERNTIPP**
>
> Die anderen oben genannten spezifischen Bindegewebezellen (Retikulumzellen, Fettzellen, Chondrozyten, Osteozyten) werden bei „ihren" Geweben besprochen.

Freie Bindegewebezellen

Die freien (mobilen) Zellen sind aus dem Blut eingewanderte Zellen. Zu ihnen gehören:
- **Blutzellen** (Granulozyten und Lymphozyten), die vermehrt bei Entzündungen einwandern,
- **Makrophagen** und
- **Mastzellen**, die aus Vorläuferzellen des Knochenmarks hervorgehen und über das Blut ins Bindegewebe gelangen.

> **LERNTIPP**
>
> **Achtung:** Manchmal fragt das IMPP im Kontext der Histologie nach Dingen, die eigentlich in der Physiologie oder Biochemie beheimatet sind. So z. B. hier bei den freien Bindegewebezellen: Fast alle dieser Zellen sind Blutzellen und haben eine enge Beziehung zum Immunsystem. Deshalb sezernieren sie auch nicht irgendwelche Kollagene oder andere Faserproteine (wie man in der Histologie vermuten könnte), sondern **Immunglobuline.**

Makrophagen. Sie können sich amöboid fortbewegen. Elektronenmikroskopisch zeigen sie lamellenförmige und mikrovilliähnliche Fortsätze. Charakteristisch ist ein hoher Gehalt an Lysosomen und Phagosomen. Die Makrophagen leiten sich von den **Monozyten** des Blutes ab und gehören zum monozytären Phagozytensystem. Sie phagozytieren u. a. Reste abgestorbener Zellen, Fremdkörper oder Bakterien. Sie sind ferner als antigenpräsen-

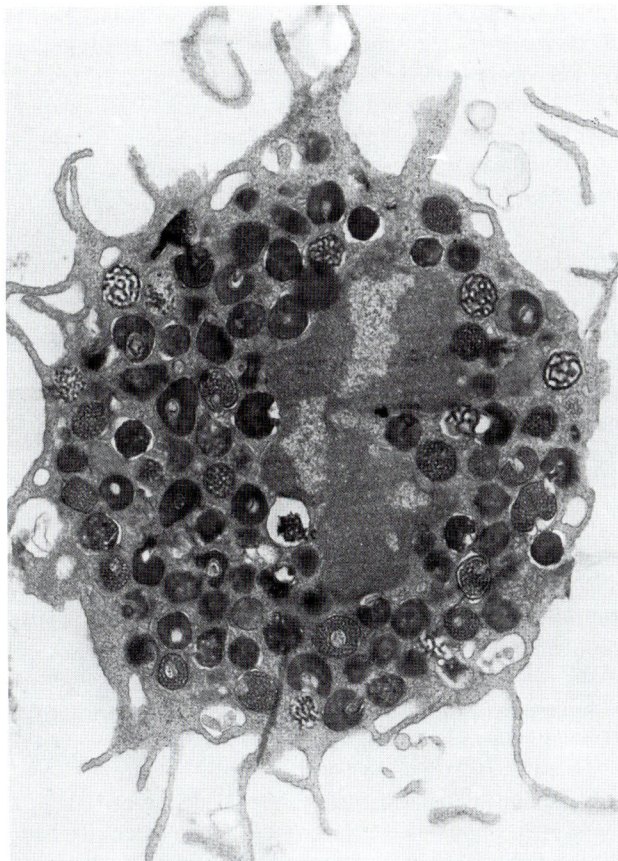

Abb. 2.5 Mastzelle aus Lungengewebe. Deutlich erkennbar sind die dicht gepackten Granula und die langen, teils verzweigten Zellfortsätze. Im Zentrum liegt der eingekerbte Zellkern mit randständigem Heterochromatin. (Elektronenmikroskopische Aufnahme, Vergr. 13 600-fach.) [nach Kühnel, Taschenatlas Histologie, Thieme, 2014]

tierende Zellen an der spezifischen Immunantwort beteiligt und bilden **Zytokine**. Bei den Makrophagen wird auch zwischen nicht stimulierten Makrophagen (dann auch als Histiozyten bezeichnet) und aktivierten Makrophagen unterschieden.

Mastzellen. In den ebenfalls mobilen Mastzellen fallen elektronenmikroskopisch dicht gepackte (elektronendichte) **Granula** auf. Sie besitzen einige unregelmäßig geformte **Zellfortsätze** (Abb. 2.5) und haben einen **eingekerbten Zellkern** mit randständigem Heterochromatin. Die Granula enthalten chemotaktisch wirkende Faktoren (Chemokine, für Granulozyten), **Heparin** (wirkt gerinnungshemmend), **Histamin** (erweitert Gefäße und erhöht deren Permeabilität) und Leukotriene (Entzündungsmediatoren mit histaminähnlicher Wirkung). Außerdem enthalten sie Serotonin, Proteasen und Adenosin. Die Mastzellen besitzen IgE-Rezeptoren, die für ihre Aktivierung, d. h. die Exozytose der Granula, bedeutsam sind. Sie sind wichtige Zellen beim allergischen Geschehen.

> **FAZIT – DAS MÜSSEN SIE WISSEN** ✗
> - ‼ **Mastzellen** erkennt man an dicht gepackten elektronendichten **Granula**. Sie besitzen unregelmäßig geformte **Zellfortsätze** und haben einen **eingekerbten Zellkern** mit **randständigem Heterochromatin**.
> - ! Die Granula der **Mastzellen** enthalten **Histamin**.
> - ! Die Exozytose der Mastzellgranula wird über **IgE** vermittelt.
> - ! **Freie Bindegewebezellen** haben eine enge Beziehung zum Immunsystem und sezernieren **Immunglobuline**.

2.3.2 Extrazellulärmatrix

Die **Interzellularsubstanz**, auch als **extrazelluläre Matrix** bezeichnet, besteht aus zwei Komponenten:
- kollagene und elastische Fasern
- Grundsubstanz (z. B. Proteoglykane)

Die Menge der Fasern im Vergleich zur Grundsubstanz, ihr Aufbau und auch ihre Anordnung sind in den verschiedenen Bindegewebeformen unterschiedlich.

Es lassen sich **3 Fasertypen** des Bindegewebes unterscheiden:
- **kollagene** Fasern
- **retikuläre** (Gitter-)Fasern, eine Sonderform der kollagenen Fasern
- **elastische** Fasern

Kollagenfasern

Kollagenfasern (Dicke 1–10 μm) sind sehr zugfest und kaum dehnbar; sie verleihen dem Bindegewebe eine hohe mechanische Widerstandskraft. Der kleinste Baustein der Kollagenfasern ist das **Tropokollagenmolekül**, das aus drei zu einer **Tripelhelix** umeinandergewundenen Peptidketten besteht. Die Tropokollagenmoleküle sind gegeneinander versetzt parallel angeordnet und bilden so eine **Kollagenfibrille**. Viele Kollagenfibrillen setzen sich zu einer **Kollagenfaser** zusammen, die sich wiederum mit anderen Kollagenfasern zu einem **Bündel** zusammenlegen kann.

Elektronenmikroskopisch zeigen die Kollagenfasern eine **Querstreifung**, die auf die versetzte Anordnung der Tropokollagenmoleküle zurückgeht.

Kollagenfasern **färben** sich mit HE rot, mit Azan blau, mit **van Gieson** rot, mit Goldner grün, mit Masson-Trichrom blau.

Es lassen sich biochemisch und strukturell unterschiedliche Kollagentypen unterscheiden. Die wichtigsten davon sind:
- **Typ I:** fibrilläres Kollagen, am häufigsten, zugfest, im straffen und lockeren Bindegewebe, im Knochen
- **Typ II:** fibrilläres Kollagen, im Knorpel
- **Typ III:** fibrilläres Kollagen, im retikulären Bindegewebe und in der Lamina fibroreticularis der Basalmembran
- **Typ IV:** Basallamina-Kollagen

Retikuläre Fasern

Retikuläre Fasern bestehen hauptsächlich aus **Kollagen Typ III**. Der ultrastrukturelle und molekulare Aufbau der retikulären Fasern ist ähnlich dem der kollagenen Fasern. Die retikulären Fasern besitzen ebenfalls eine Querstreifung, ihr Durchmesser ist jedoch mit 20–45 nm geringer als der der Kollagenfasern. Sie sind zugelastisch und begrenzt dehnbar. Die dünnen retikulären Fasern bilden feine Netze, durch die Blut- und Immunzellen leicht hindurchtreten können.

APROPOS
Es gibt eine genetisch bedingte Erkrankung (**Ehlers-Danlos-Syndrom**), bei dem die Kollagenbildung defekt ist. Menschen mit diesem Syndrom zeigen eine abnorme gummiartige Dehnbarkeit der Haut und Beweglichkeit der Gelenke. Ein bekanntes historisches Beispiel dafür ist der Geiger Nicolò Paganini, der für sein einzigartiges virtuoses Spiel auf der Violine weltberühmt wurde. Für einen „normalen" (gesunden) Violinisten sind seine Kompositionen fast unspielbar.

Elastische Fasern

Elastische Fasern können um mehr als das Doppelte ihrer Ausgangslänge gedehnt werden. Nach Entlastung kehren sie wieder in ihre **Ausgangslänge** zurück. Elastische Fasern sind verzweigt; ihr Durchmesser liegt meist bei 2 μm. Die elastischen Fasern bestehen aus zwei Komponenten: Im Zentrum findet man als amorphe Grundsubstanz **Elastin**, das von **Mikrofibrillen** durchzogen wird. Die Mikrofibrillen bilden zudem in der Faserperipherie ein fädiges Netzwerk.

Elastische Fasern bilden Netze oder sind zu relativ dichten Membranen zusammengelagert. Lichtmikroskopisch lassen sie sich mithilfe spezifischer Elastikafärbungen darstellen, z. B. der Resorcin-Fuchsin- oder Orcein-Färbung.

Die **Bildung** der elastischen Fasern erfolgt ähnlich wie bei den Kollagenfasern: Fibroblasten bilden **Tropoelastinmoleküle** und Fibrillin. Im Extrazellulärraum entsteht über Quervernetzung der Tropoelastinmoleküle das Elastin; aus dem Fibrillin entstehen die Mikrofilamente.

Vorkommen: Die elastischen Fasern kommen, in Form von Netzen angeordnet, im elastischen Knorpel vor. Elastisches Material findet sich zudem in größerer Menge in der Wand herznaher Arterien, in elastischen Bändern und in der Lunge. Geringe Mengen an elastischen Fasern finden sich in fast allen Bindegeweben.

Grundsubstanz des Bindegewebes

Die Zellen und Fasern des Bindegewebes sind in eine amorphe Grundsubstanz eingebettet, die von den Bindegewebezellen gebildet wird. Sie dient dem Transport von Nährstoffen und Abbauprodukten des Stoffwechsels. Die Menge und Zusammensetzung der Grundsubstanz ist in den verschiedenen Bindegewebeformen unterschiedlich. Die Grundsubstanz besteht aus Makromolekülen, die hydrophil sind und Wasser binden. Folgende Makromoleküle kommen vor:

- **Glykosaminoglykane:** Chondroitinsulfat, Heparin, Heparansulfat, Keratansulfat, Hyaluronan
- **Proteoglykane:** Aggrecan, Fibromodulin, Agrin
- **Glykoproteine:** Laminine, Fibronektin, Tenascin. Das Glykoprotein Fibronektin kommt u. a. in der Basalmembran vor. Es liegt an Zelloberflächen und vermittelt die Haftung der Zellen an Fasern und bestimmten Komponenten der Grundsubstanz. Fibronektin kommt auch im Blutplasma vor. Laminine dienen insbesondere der Adhäsion der Zellen an der Basalmembran.

> **LERNTIPP**
>
> Der chemische Aufbau von Glykosaminoglykanen, Proteoglykanen und Glykoproteinen ist beliebter Prüfungsstoff in der Biochemie. Falls Sie sich darin nicht mehr so fit fühlen, schauen Sie dort noch einmal nach.

2.3.3 Bindegewebearten

Lockeres Bindegewebe

Das lockere Bindegewebe ist im ganzen Körper weit verbreitet und hat verschiedene Funktionen:

- **Hüllgewebe** um Organe, z. B. Gefäße, Füllgewebe in Zwischenräumen
- Grundgewebe, also **Stroma**, von Organen (z. B. Hoden, Nieren)
- **Verschiebegewebe**, z. B. zwischen Haut und Unterlage, zwischen Muskelfaserbündeln
- Wasserspeicher (durch Proteoglykane)
- Narbenbildung
- Immunabwehr durch zahlreiche freie Bindegewebezellen

Im lockeren Bindegewebe kommen weniger Kollagenfasern vor als im straffen (s. u.); es überwiegt die amorphe Grundsubstanz. Die **Kollagenfaserbündel** verlaufen gewellt und sind in verschiedene Richtungen angeordnet. Zwischen den Kollagenfaserbündeln liegen **elastische** und **retikuläre Fasern**. Die elastischen Fasern sind daran zu erkennen, dass sie dünn, glatt und verzweigt sind; die Kollagenfaserbündel sind deutlich dicker.

Straffes Bindegewebe

Das **straffe Bindegewebe** besitzt nur wenige freie Bindegewebezellen, wenig (amorphe) Grundsubstanz, aber viele Fasern. Die eng beieinanderliegenden Fasern sind in der Regel in Richtung der vorherrschenden Zugspannung orientiert. Nach der Anordnung der Kollagenfaserbündel unterscheidet man:

- straffes geflechtartiges Bindegewebe,
- straffes parallelfasriges Bindegewebe sowie
- elastische Bänder mit dicht gelagerten elastischen Fasern.

Straffes geflechtartiges Bindegewebe. In diesem Bindegewebe finden sich dicke, sich in verschiedenen Richtungen kreuzende **Kollagenfaserbündel**, die in elektronenmikroskopischen Bildern sichtbar werden. Aufgrund dieser Faserverläufe gewährleistet das straffe geflechtartige Bindegewebe Zugfestigkeit in verschiedenen Richtungen. Zwischen den Kollagenfaserbündeln kommen auch einige elastische Fasern vor, die das Bindegewebe nach seiner Verformung (durch Zug) wieder in den Ausgangszustand zurückbringen.

Vorkommen: Geflechtartiges straffes Bindegewebe bildet u. a. die Kapseln von inneren Organen (Niere, Milz, Leber), die harte Hirnhaut (Dura mater), das Stratum fibrosum der Gelenkkapseln, das Stratum fibrosum der Knochenhaut (Periost), die Faszien der Muskeln, die Lederhaut, die Knorpelhaut (Perichondrium), die Grundlage der Herzklappen sowie die Lederhaut (Sklera) und die Hornhaut (Kornea) des Auges.

Straffes parallelfasriges Bindegewebe. Dieses Bindegewebe ist das Grundgewebe von **Sehnen** und **Bändern**. Die Kollagenfasern sind in Bündeln, die von lockerem Bindegewebe umhüllt sind, angeordnet und verlaufen in Zugrichtung. Zwischen den **Kollagenfasern** liegen lang gestreckte **Fibrozyten** (auch Sehnenzellen, Tendozyten oder Flügelzellen genannt), die wenig Zytoplasma und abgeplattete Zellkerne haben (Abb. 2.6). Im Längsschnitt erscheinen die Kollagenfasern in einem leicht gewellten Zustand.

Nach Verletzung einer Sehne geht eine Regeneration von den Fibroblasten des Peritendineums aus. Das Epitendineum und die Bindegewebesepten führen Blutgefäße und Nerven und dienen als Verschiebeschichten.

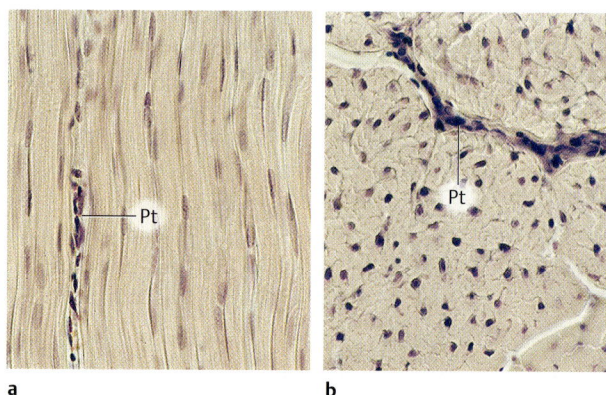

Abb. 2.6 Sehne. a Längsschnitt; **b** Querschnitt. **Pt** Peritendineum. (Vergrößerung 200-fach.) [aus Lüllmann-Rauch, Taschenlehrbuch Histologie, Thieme, 2012]

spinozelluläres = Ovar, gallertartiges = Nabelschnur

Elastische Bänder. Sie bestehen aus dicht gelagerten elastischen Fasern, die sich spitzwinklig verzweigen. Zwischen den elastischen Fasern liegen einige kollagene und retikuläre Fasern sowie längliche oder unregelmäßig geformte Fibrozyten. Elastische Fasern erscheinen in frischem Gewebe gelblich.

Vorkommen: Elastische Bänder kommen vor als Ligg. flava zwischen den Wirbelbögen, Lig. vocale (Stimmband) im Kehlkopf und Lig. nuchae (Nackenband, bei Tieren).

Retikuläres Bindegewebe

Dieses Bindegewebe ist aus fibroblastischen Retikulumzellen und retikulären Fasern (aus **Typ-III-Kollagen**) sowie histiozytären Retikulumzellen, follikulären dendritischen Retikulumzellen und interdigitierenden dendritischen Retikulumzellen aufgebaut.

Die **fibroblastischen Retikulumzellen**, die die Fasern bilden, sind sternförmig verzweigt (mit zahlreichen dünnen Fortsätzen). Die feinen **retikulären Fasern** (auch **Gitterfasern** genannt) schmiegen sich der Oberfläche der Retikulumzellen an. Die weiten Interzellularräume enthalten Grundsubstanz und freie Zellen. Die retikulären Fasern werden von den Retikulumzellen eingehüllt; sie haben keinen Kontakt mit dem Interzellularraum. Die histiozytären Retikulumzellen phagozytieren; die follikulären und interdigitierenden dendritischen Retikulumzellen gehören zum Immunsystem.

Vorkommen: Das retikuläre Bindegewebe ist das Grundgewebe in lymphatischen Organen (Lymphknoten, Milz) und im roten Knochenmark. Es ähnelt dem Mesenchym.

> **FAZIT – DAS MÜSSEN SIE WISSEN**
> - ! Die **elastischen Fasern** der Extrazellulärmatrix bestehen aus amorphem **Elastin** und **Mikrofibrillen**.
> - ! Im **Knorpel** kommt fibrilläres **Kollagen Typ II** vor.
> - ! Die **extrazelluläre Matrix** enthält u. a. das Proteoglykan **Aggrecan**.
> - ! **Elektronenmikroskopisch** zeigt Kollagen eine **Querstreifung**.
> - ! In elektronenmikroskopischen Aufnahmen sieht man, dass straffes **geflechtartiges Bindegewebe** aus dicken, sich in verschiedenen Richtungen kreuzenden **Kollagenfaserbündeln** besteht.
> - ! **Straffes parallelfasriges Bindegewebe** kommt u. a. in **Sehnen** und **Bändern** vor.
> - ! Sie erkennen eine **Sehne** im Querschnitt an den lang gestreckten **Fibrozyten**, die zwischen den **Kollagenfasern** liegen und wenig Zytoplasma und abgeplattete Zellkerne haben.

2.3.4 Fettgewebe

Fettgewebe besteht aus auffällig großen Zellen (Adipozyten, Lipozyten) und kommt fast überall im Körper vor. Es macht etwa 10–25 % des Körpergewichts aus. Man unterscheidet **weißes** und **braunes** Fettgewebe (Abb. 2.7).

Das Fett der Fettzellen besteht hauptsächlich aus Triglyzeriden. Nach Fixierung und Schneiden von Fettgewebe mittels Gefriermikrotom können die Fetttropfen durch den lipophilen Farbstoff Sudanschwarz intensiv angefärbt werden.

Weißes Fettgewebe

Weißes Fettgewebe besteht aus **univakuolären Fettzellen**. Diese Fettzellen enthalten jeweils einen großen membranlosen Fetttropfen, der das Zytoplasma und den Kern an den Rand drückt. Das in den Fetttropfen enthaltene Fett besteht hauptsächlich aus

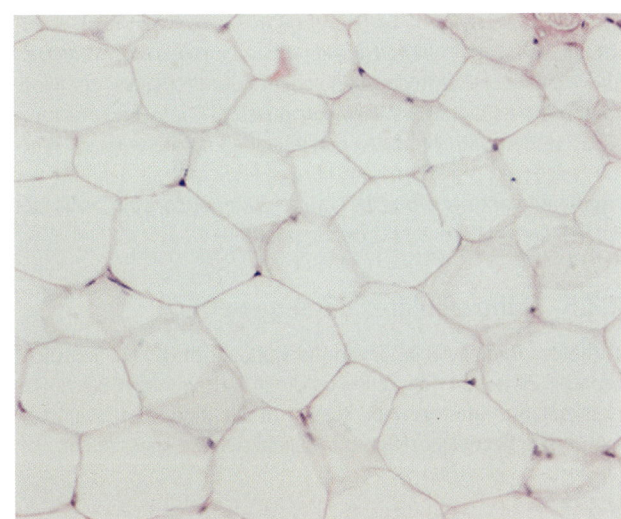

Abb. 2.7 **Univakuoläres Fettgewebe aus der Unterhaut der Axilla.** (H.E.; Vergrößerung 200-fach.)

Triglyzeriden. Univakuoläre Fettzellen besitzen **Insulinrezeptoren** und **adrenerge Rezeptoren**. Bei der Herstellung von Routinepräparaten wird das Fett vollständig herausgelöst; es entsteht ein ungefärbter Hohlraum in der Zelle, der meist als **Fettvakuole** bezeichnet wird. Man kann Adipozyten aber auch mit einem fettlöslichen Farbstoff anfärben. Sie erscheinen dann rotorange.

Am Rand bildet das Zytoplasma einen schmalen Saum, der dort, wo sich der abgeplattete Kern befindet, etwas dicker ist. Daraus ergibt sich das Bild der **Siegelringform** (wie ein Ring in der Seitenansicht) der Fettzelle. Die Fettzellen werden an ihrer Oberfläche von einer Basallamina mit retikulären Fasern umhüllt. Fettzellen kommen einzeln oder in Gruppen im lockeren Bindegewebe vor oder bilden Fettläppchen (Fettorgane), die von einer Bindegewebekapsel umgeben sind.

In diesem Zusammenhang sollten Sie auch wissen, dass **Insulin** univakuoläre Fettzellen zur Fettspeicherung veranlasst und dass Fettzellen **Leptin** bilden und damit ihren Fettgehalt dem Hypothalamus signalisieren.

Es wird zwischen Speicher- und Baufettgewebe unterschieden, die sich morphologisch nicht unterscheiden.
- **Speicherfett:** kann leicht mobilisiert werden, seine Menge hängt vom Ernährungszustand ab.
- **Baufett:** bleibt auch bei stärkerem Gewichtsverlust weitgehend erhalten (ist also schwer mobilisierbar) und ist z. B. für Formgebung und mechanische Belastungen von Bedeutung. Baufett findet sich in der **Augenhöhle** (Corpus adiposum orbitae), in der **Wange** (Wangenfettpfropf, Corpus adiposum buccae), in der Umgebung der **Niere** (als Capsula adiposa renalis), im **Kniegelenk** (Corpus adiposum infrapatellare) und als **Fettpolster** (an der Fußsohle, an der Ferse und in der Hohlhand).

Braunes Fettgewebe

Braunes Fettgewebe besteht aus **plurivakuolären Fettzellen**. Diese Fettzellen sind kleiner als die univakuolären Zellen und enthalten immer mehrere kleine Fetttropfen („schaumiges" Erscheinungsbild der Zellen im Routinepräparat). Plurivakuoläre Fettzellen besitzen charakteristischerweise **eine große Anzahl von Mitochondrien**. Im braunen Fettgewebe kommen zahlreiche Kapillaren und zahlreiche sympathische Nervenfasern vor. Das braune Fettgewebe erhält seine Eigenfarbe durch Cytochrome in den zahlreichen Mitochondrien und durch Lipochrome in den Fetttropfen.

Braunes Fettgewebe ist beim Erwachsenen kaum noch anzutreffen, während es beim Neugeborenen beispielsweise im Hals- und Nackenbereich, in der Axilla oder in der Fettkapsel der Niere vorkommt. Es dient der **Wärmeproduktion**: Die beim Fettsäureabbau in den Mitochondrien entstehende Energie wird als Wärme freigesetzt (entkoppelte Atmungskette) und an das Blut der Kapillaren weitergegeben. Es kommt daher auch weit verbreitet bei Winterschläfern vor (Thermoregulation).

2.3.5 Spinozelluläres Bindegewebe

In diesem Bindegewebe liegen die spindelförmigen Zellen dicht gepackt. Zwischen den Zellen befinden sich wenige Fasern. Das spinozelluläre Bindegewebe kommt in der Rinde des Ovars vor. Aus den Bindegewebezellen entwickeln sich die Thecazellen.

2.3.6 Gallertiges Bindegewebe

Im gallertartigen Bindegewebe bilden die Bindegewebezellen mit ihren dünnen und langen Fortsätzen ein Maschenwerk, in dem sich eine gallertige Grundsubstanz befindet. Darin sind zarte Kollagenfaserbündel und einzelne retikuläre Fasern eingelagert.

Das gallertige Bindegewebe kommt in der **Nabelschnur** vor und in der Pulpa junger Zähne. In der **Nabelschnur** umhüllt es die Nabelschnurgefäße. Die Grundsubstanz besteht besonders aus Hyaluronan, das eine hohe Wasserbindungskapazität besitzt. Die daraus resultierende Konsistenz schützt die Nabelschnur vor Abknickungen. Die Interzellularsubstanz dieses Bindegewebes wird auch als **Wharton-Sulze** bezeichnet.

2.3.7 Mesenchymales Bindegewebe

Mesenchymzellen stehen mit ihren zahlreichen Fortsätzen miteinander in Verbindung und bilden ein weiträumiges Maschenwerk. Im Interzellularraum gibt es eine viskose Grundsubstanz, aber keine Fasern. Mesenchymzellen sind mitoseaktiv und amöboid beweglich. Aus dem mesenchymalen Bindegewebe entwickeln sich **alle** Formen des Bindegewebes. Häufig werden mesenchymales und gallertiges Bindegewebe zum sog. **embryonalen Bindegewebe** zusammengefasst. Aus dem mesenchymalen Bindegewebe gehen zudem glatte Muskelzellen, Herzmuskelzellen und das Nierengewebe hervor.

> **FAZIT – DAS MÜSSEN SIE WISSEN**
>
> – !! **Weißes Fettgewebe** besteht aus univakuolären Fettzellen. Sie müssen weißes Fettgewebe im histologischen Bild erkennen können:
> Im Routinepräparat ist das Fett vollständig herausgelöst und es entsteht ein **Hohlraum** (**Fettvakuole**). Am Rand bildet das Zytoplasma einen **schmalen Saum**, der an der Stelle, an der sich der Kern befindet, etwas breiter ist. Dies lässt die Fettzelle wie einen Siegelring aussehen (**Siegelringform**).
> – ! Das in den **Fettzellen** enthaltene Fett besteht hauptsächlich aus **Triglyzeriden**.
> – ! **Insulin** regt Fettgewebe zur Fettspeicherung an.
> – !! Fettzellen bilden **Leptin**, mit dem sie dem Hypothalamus ihren Speicherzustand signalisieren.
> – !! **Braunes Fettgewebe** enthält eine große Anzahl von **Mitochondrien**.
> – ! In der **Nabelschnur** kommt **gallertiges Bindegewebe** vor.

2.4 Stützgewebe (Knorpel und Knochen)

2.4.1 Knorpelgewebe

Knorpel ist verformbar und schneidbar. Er ist **druckelastisch**, d. h., er verformt sich durch Druck (oder Zug) und kehrt bei Wegfall der einwirkenden Kraft wieder in seine Ausgangsform zurück. Gleitbewegungen in Gelenken werden durch Knorpel ermöglicht. Da der Knorpel **gefäßfrei** ist, erfolgt seine Ernährung durch Diffusion.

Allgemeiner Aufbau. Knorpel wird meist vom bindegewebigen, gefäß- und nervenreichen **Perichondrium** (Knorpelhaut) bedeckt. Es besteht aus einem inneren Stratum cellulare und einem äußeren Stratum fibrosum. Faserbündel des Perichondriums biegen in den darunterliegenden Knorpel ein.

Die Grundsubstanz des Knorpelgewebes ist besonders reich an Proteoglykanen und Hyaluronan. Diese Substanzen haben eine hohe Wasserbindungskapazität.

Die rundlichen oder ovalen Knorpelzellen (**Chondrozyten**) liegen in kleinen Höhlen (**Lakunen**). Die Wand der Lakunen ist kräftig anfärbbar und wird als **Knorpelkapsel** bezeichnet. Um die Kapsel einer Gruppe von Knorpelzellen liegt der **Knorpelhof**. Durch diesen Knorpelhof werden mehrere Knorpelzellen (mit ihren Knorpelkapseln) zu einem **Chondron** (auch **Territorium** genannt) zusammengefasst. Der Raum zwischen den (kugeligen oder ellipsoidalen) Chondronen (Territorien) wird als **Interterritorium** bezeichnet.

Knorpelkapsel, Knorpelhof und Interterritorium gehören zum Interzellularraum; sie sind unterschiedlich intensiv angefärbt. Knorpelkapsel und -hof sind kräftiger angefärbt als das Interterritorium.

Die Chondrozyten füllen die Knorpelhöhlen vollständig aus. Im histologischen Präparat sind die Chondrozyten (durch die Vorbehandlungen) meist geschrumpft, sodass die Lakunen deutlich zu sehen sind.

Es werden drei Knorpelarten unterschieden (Abb. 2.8, Tab. 2.3):
- hyaliner Knorpel
- elastischer Knorpel
- Faserknorpel

Die drei Knorpelarten unterscheiden sich grundsätzlich durch die Menge und die Zusammensetzung der Fasern im Interterritorium, die Anzahl der Chondrone und die Anzahl der Chondrozyten pro Chondron.

Hyaliner Knorpel

Hyaliner Knorpel ist der häufigste Knorpeltyp (Abb. 2.8a). Makroskopisch erscheint er in frischem Zustand milchig und durchscheinend (gläsern). Im histologischen Präparat zeigt er die typische Gliederung in **Chondrone** und **Interterritorium**. Die Chondrone sind groß, **zellreich** (2–6 Knorpelzellen) und liegen dicht beieinander; die Knorpelhöfe sind kräftig gefärbt (**basophil**). Innerhalb der Chondrone fallen meist die besonders intensiv anfärbbaren **Knorpelkapseln** auf. Die **Kollagenfibrillen** (hauptsächlich **Kollagen Typ II**) sind nicht sichtbar. Sie sind „maskiert", weil sie sich färberisch und hinsichtlich ihrer Brechungsindizes ähnlich wie die Grundsubstanz verhalten. Durch Verminderung der Grundsubstanz und des Wassergehalts kann es zu einer Demaskierung von Kollagenfasern kommen. Diese Altersveränderung wird als **Asbestfaserung** bezeichnet. Eine weitere Altersveränderung ist die teilweise Verkalkung des Knorpels.

2.4 Stützgewebe (Knorpel und Knochen)

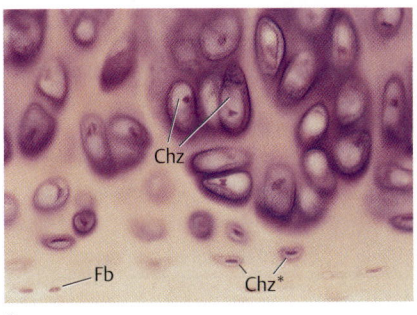 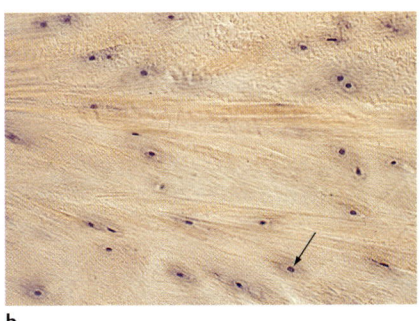 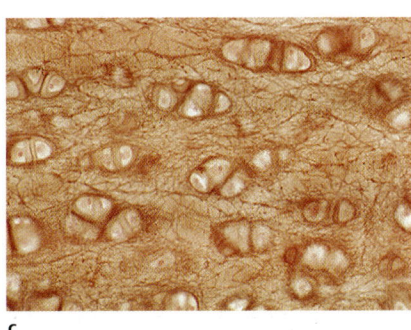

a b c

Abb. 2.8 Die drei Knorpelarten. a Hyaliner Knorpel (Trachea, Vergrößerung 300-fach); **b** Faserknorpel (Zwischenwirbelscheibe), der Pfeil zeigt auf einen Chondrozyten (H.E.; Vergrößerung 100-fach). **c** Elastischer Knorpel (Ohrmuschel, Resorcin-Fuchsin-Färbung, Vergrößerung 150-fach); **Chz** Chondrozyten, **Chz*** junge Chondrozyten, **Fb** Fibroblastenkern. [aus Lüllmann-Rauch, Taschenlehrbuch Histologie, Thieme, 2012]

Tab. 2.3 Überblick über die drei Knorpelarten.

	Chondrone	Knorpelhof	Kollagenfasern	Vorkommen
hyaliner Knorpel	groß, zellreich, dicht beieinander	kräftig gefärbt (basophil)	maskiert, Kollagen Typ II	Rippenknorpel
Faserknorpel	weniger, klein, oft nur ein Chondrozyt	schmal	Bündel, nicht maskiert, Kollagen Typ I	Zwischenwirbelscheibe
elastischer Knorpel	weniger Chondrozyten als im hyalinen Knorpel	ähnlich hyalinem Knorpel	maskiert, nicht maskierte elastische Fasern	Ohrmuschel

Der hyaline Knorpel ist meist von einem Perichondrium überzogen. Das Knorpelgewebe direkt unter dem Perichondrium zeigt abgeplattete längliche Zellen, deren Längsachse parallel zur Oberfläche orientiert ist.

Die Grundsubstanz des hyalinen Knorpels enthält **Proteoglykane** und **Glykoproteine**. Die große Menge an **Aggrecan** bestimmt wesentlich die biomechanischen Eigenschaften des Knorpels. **Aggrecan** ist ein **Proteoglykan**, das an **Hyaluronan** bindet. Es besitzt Seitenketten aus Chondroitin-4- und -6-sulfat und Keratansulfat. Es bindet außerdem an Kollagen-II-Fasern und hat eine hohe Wasserbindungskapazität.

Hyaliner Knorpel kommt vor im Rippenknorpel, im Gelenkknorpel, im knorpeligen Gerüst der Nase, des Kehlkopfes (größtenteils), der Luftröhre und der Bronchien sowie im wachsenden Knochen. Beachten Sie, dass der fetale Knorpel Blutgefäße enthält. Auch im reifen Knorpel produzieren Chondrozyten weiterhin Grundsubstanz und Kollagen II.

Gelenkknorpel. Der Gelenkknorpel in den **Diarthrosen** hat kein Perichondrium, sondern wird von der **Synovialmembran** umhüllt. Die sog. **B-Zellen** in dieser Membran bilden die **Synovia** (Gelenkflüssigkeit), die reich an wasserbindendem **Hyaluronan** (und **Lubricin**) und deshalb viskös ist. Die Synovia erleichtert das Gleiten der Knorpelflächen. Sie wird in den **Schleimbeuteln** gespeichert. Außerdem gibt es noch die A-Zellen. Es handelt sich um **Phagozyten** in der **Synovialmembran**, die den Gelenkspalt „sauber" halten.

Faserknorpel

Charakteristisch für diesen Knorpeltyp sind dicht gelagerte **Kollagenfaserbündel, die nicht maskiert** sind (Abb. 2.8b). Sie haben einen hohen Gehalt an Kollagen Typ I und verlaufen parallel zur Richtung der auf den Knorpel wirkenden Kräfte. Die Chondrone sind klein, sie enthalten häufig nur einen Chondrozyten und einen schmalen Knorpelhof und können in Reihen liegen. **Die Anzahl der Chondrone ist geringer** als im hyalinen und elastischen Knorpel. Faserknorpel besitzt kein Perichondrium, sondern geht direkt in die angrenzenden Strukturen (Knochen, straffes Bindegewebe) über. Faserknorpel wird auch als Übergangsform zwischen straffem Bindegewebe und hyalinem Knorpel angesehen.

Faserknorpel kommt in der **Zwischenwirbelscheibe** (**Discus intervertebralis**), in der Schambeinfuge (Symphysis pubica), in Gelenkzwischenscheiben (Disci und Menisci), als Gelenkknorpel im Kiefergelenk und im medialen Schlüsselbeingelenk sowie in den Ansatzzonen von Sehnen und Bändern am Knochen vor. In der **Zwischenwirbelscheibe** (Bandscheibe) bildet der Faserknorpel den Anulus fibrosus.

Elastischer Knorpel

Der Aufbau des elastischen Knorpels ähnelt dem des hyalinen. In seinem Interterritorium besitzt der elastische Knorpel neben **maskierten Kollagenfasern** ausgeprägte elastische Fasernetze. Diese **nicht maskierten Fasernetze** können mithilfe spezifischer Elastika-Färbungen (Resorcin-Fuchsin oder Orcein) sichtbar gemacht werden. Die Anzahl der Chondrozyten pro Chondron ist geringer als im hyalinen Knorpel. Elastischer Knorpel ist von Perichondrium umhüllt. Aufgrund seines hohen Gehalts an elastischem Material erscheint der frische Knorpel gelblich. In einer Lakune kann auch mehr als eine Knorpelzelle liegen.

Elastischer Knorpel kommt in der Ohrmuschel, im äußeren Gehörgang, in der Ohrtrompete (Tuba auditiva), im Kehldeckel (Epiglottis) des Kehlkopfes, in Teilen des Stellknorpels des Kehlkopfes und in kleinen Bronchien vor.

Knorpelwachstum

Man unterscheidet zwei Formen des Knorpelwachstums.

Interstitielles Wachstum. Bildung von Knorpel aus dem Inneren. Chondroblasten im Inneren des Knorpels bilden Faserkomponenten und Grundsubstanz und „mauern" sich dabei ein. Durch die Bildung der Interzellularbestandteile werden die Chondrone auseinandergedrängt. Durch Teilung entstehen aus einer Mutterzelle die Chondrozyten eines Chondrons; sie bilden eine isogene Gruppe (einen Klon).

Appositionelles Wachstum. Bildung von Knorpel vom Perichondrium aus, d.h. Anlagerung von außen (durch Chondroblasten im Perichondrium).

> **FAZIT – DAS MÜSSEN SIE WISSEN**
> - ‼ Sie müssen die **drei Knorpelarten** im histologischen Bild auseinanderhalten können. Prägen Sie sich deshalb **Tab. 2.3** gut ein.
> - ❗ Das Kollagen des hyalinen Knorpels ist hauptsächlich **Kollagen Typ II**. Die Kollagenfasern sind **nicht** sichtbar.
> - ‼ Die Grundsubstanz des hyalinen Knorpels enthält typischerweise das Proteoglykan **Aggrecan**.
> - ❗ Charakteristisch für den **Faserknorpel** sind seine (sichtbaren!) dicht gelagerten **Kollagenfasern**.
> - ❗ Der **Faserknorpel** enthält weniger Chondrone als der hyaline und elastische Knorpel.
> - ❗ Die Faserbündel des **Faserknorpels** enthalten **Typ-I-Kollagen**.
> - ❗ Faserknorpel kommt in der **Zwischenwirbelscheibe** vor.
> - ❗ Elastischer Knorpel kommt in der **Ohrmuschel** vor.
> - ❗ In **Diarthrosen** kommt die **Synovialmembran** vor.
> - ❗ Die Flüssigkeit in den **Schleimbeuteln** (**Synovia**) enthält **Hyaluronan**.

2.4.2 Knochengewebe

Makroskopisch kann man zwischen langen Röhrenknochen und platten Knochen unterscheiden. Beide bestehen aus einer äußeren kompakten Schicht (**Substantia compacta**) und einem inneren schwammartigen Geflecht aus dünnen Knochenbälkchen (**Substantia spongiosa**). Außen ist der Knochen vom **Periost**, innen vom **Endost** umgeben. Das Periost enthält kollagene Fasern, die im Knochen verankert sind.

Die langen Röhrenknochen bestehen aus einer **Diaphyse** (Knochenschaft) mit je einer **Epiphyse** an beiden Enden. Zwischen Diaphyse und Epiphyse befindet sich die **Metaphyse**, die eine wichtige Rolle bei der Knochenentwicklung hat.

Bei den platten Knochen (Schädelknochen, Schulterblatt) liegt zwischen zwei dünnen Schichten Substantia compacta eine Schicht Substantia spongiosa (**Diploe**).

APROPOS
Im Inneren vieler Knochen liegt in der Substantia spongiosa das Knochenmark. Weißes Knochenmark dient der Fettspeicherung, rotes Knochenmark der Blutbildung.

Die Zellen des Knochengewebes sind die Osteozyten, Osteoblasten und Osteoklasten. Die Grundsubstanz besteht aus kollagenen Fasern (**Typ I**), Proteoglykanen, Glykoproteinen (Osteonektin, Osteopontin) und anorganischen (mineralischen) Bestandteilen (z. B. Magnesium, Fluorid).

- Die **Osteoblasten** bilden die Interzellularsubstanz (Fasern und Grundsubstanz), in die Kalksalze (**Hydroxylapatit**, in Form von Kristallen) eingelagert werden. Dadurch erhält der Knochen seine charakteristische Härte.
- Die **Osteozyten** entstehen während der Osteogenese aus den Osteoblasten. Sie sind in Knochensubstanz eingemauerte Zellen und liegen in den **Lakunen** (Abb. 2.9).
- Die **Osteoklasten** sind große, unregelmäßig geformte Zellen mit etwa 50 (oder mehr) Kernen, die Knochensubstanz abbauen. Sie liegen zumeist in Howship-Lakunen; das sind Einbuchtungen (Erosionsbuchten), die beim Osteoidabbau entstehen.

> **LERNTIPP**
> Auch hier stellt das IMPP ab und zu Fragen zu biochemischen oder physiologischen Themen: Zum Beispiel empfiehlt es sich, im Zusammenhang mit Knochengewebe auch parat zu haben, dass bei einem erhöhten Calciumspiegel im Blut Calcitonin, das an Rezeptoren auf der Oberfläche von Osteoklasten bindet, diese dazu veranlasst, sich von der Knochenmatrix zu lösen. Dadurch wird weniger Calcium aus dem Knochen freigesetzt.

Mikroskopisch unterscheidet man zwei Knochenformen, **Geflechtknochen** und **Lamellenknochen**.

Geflechtknochen

Bei jeder Knochenbildung entsteht zunächst Geflechtknochen. Kollagenfasern und Knochenzellen sind **unregelmäßig** angeordnet. Fast überall wird der Geflechtknochen später durch (den mechanisch stärker belastbaren) Lamellenknochen ersetzt.

Lamellenknochen

Charakteristisch für den Lamellenknochen (Abb. 2.9) ist die schichtweise Anordnung der Kollagenfibrillen in unterschiedlich verlaufenden **Lamellensystemen**:
- äußere und innere General- oder Grundlamellen: plattenartig, parallel zur äußeren und inneren Oberfläche angeordnet
- **Speziallamellen**: Bestandteile der Osteone
- **Schaltlamellen**: zwischen den Osteonen

Die **Osteone** (oder **Havers-Systeme**) stellen den Hauptbestandteil des Lamellenknochens dar. Sie bestehen aus einem zentral gelegenen Kanal (**Havers-Kanal**) mit Blutgefäßen und aus **Speziallamellen**. 4–30 Speziallamellen liegen konzentrisch (ringförmig) um den Havers-Kanal.

Zwischen den einzelnen Lamellen liegen **Lakunen** mit den **Osteozyten**. Die länglichen Lakunen sind durch zahlreiche feine Knochenkanälchen (**Canaliculi**) untereinander und auch mit dem Havers-Kanal verbunden. In den Lakunen liegen die Zellkörper der Osteozyten und in den Canaliculi ihre Zellfortsätze. Innerhalb der Lakunen stehen die Fortsätze benachbarter Osteozyten über Gap Junctions miteinander in Kontakt. Zwischen den Osteonen liegen Lamellenreste von älteren, größtenteils abgebauten Osteonen. Diese Bruchstücke (Lamellenreste) werden als **Schaltlamellen** (oder interstitielle Lamellen) bezeichnet (Abb. 2.9).

Neben den längsorientierten Havers-Kanälchen finden sich quer verlaufende **Volkmann-Kanäle** (Canales perforantes), die die Lamellensysteme durchbrechen. Die Gefäße der Volkmann-Kanäle verbinden das Gefäßsystem der Havers-Kanäle untereinander und mit den Periostgefäßen.

Knochenentwicklung

Knochen kann durch **desmale** oder **chondrale** Ossifikation entstehen.

Desmale (direkte) Ossifikation. Hierbei entsteht das Knochengewebe unmittelbar (direkt) aus Mesenchymzellen. Die desmale Ossifikation beginnt mit einer Konzentrierung von Mesenchymzellen und einer starken Kapillarisierung. Aus den Mesenchymzellen entstehen über Knochenvorläuferzellen die **Osteoblasten**, die das **Osteoid**, d.h. nicht mineralisierte Interzellularsubstanz (kollagene Fasern und Grundsubstanz), synthetisieren. Danach erfolgt die **Mineralisierung** (Verkalkung) des Osteoids durch die Osteoblasten, die sogenannte Matrixvesikel mit Calciumkristal-

2.4 Stützgewebe (Knorpel und Knochen)

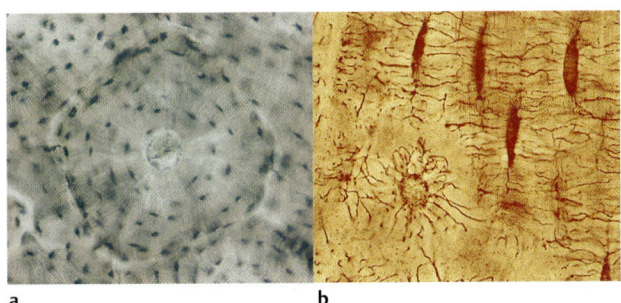

Abb. 2.9 **Lamellenknochen. a** Osteon mit angrenzenden Schaltlamellen aus der Substantia compacta (ungefärbter Knochenschliff, Vergr. 200-fach); **b** Knochenlakunen und Knochenkanälchen als Abbild der Osteozyten und ihrer Ausläufer. Die Lakunen sind teilweise längs, teilweise quer geschnitten (Vergr. 180-fach). [b aus Lüllmann-Rauch, Taschenlehrbuch Histologie, Thieme, 2012]

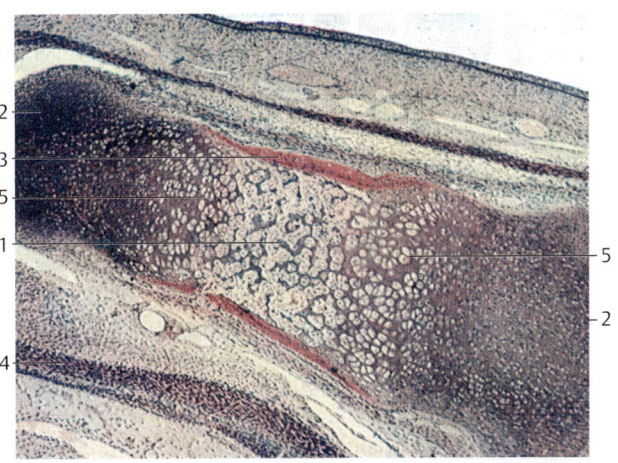

Abb. 2.10 **Chondrale und perichondrale Ossifikation am Fingerknochen.** 1 Diaphyse, 2 distale (links) und proximale (rechts) Epiphyse, 3 perichondraler Knochen, 4 Muskelanlagen, 5 Säulenknorpel. (H.E.; Vergr. 12-fach). [aus Kühnel, Taschenatlas Histologie, Thieme, 2014]

len freisetzen. Die Vesikel platzen und die freigesetzten Kristalle lagern sich als Kristallisationskeime an den Kollagenfasern ab, vergrößern sich und wandeln sich in Hydroxylapatitkristalle um. Das charakteristische Enzym der Osteoblasten ist die alkalische Phosphatase in der Plasmamembran, die das alkalische Milieu schafft, in dem das Calcium auskristallisieren kann.

Die Osteoblasten scheiden rundum Osteoid ab, sodass sie schließlich völlig in verkalkter Interzellularsubstanz eingemauert sind. Sie werden dann als **Osteozyten** bezeichnet.

An der Oberfläche neu gebildeter kleiner Knochenbälkchen lagern sich immer wieder Osteoblasten an, die neues Knochengewebe bilden (**Anlagerungswachstum** oder appositionelles Wachstum).

Der gesamte Knochen vergrößert sich, indem auf der Außenseite Knochengewebe angefügt wird, während auf der Innenseite **Osteoklasten** Knochenmaterial abbauen. Dadurch entsteht innen eine ständig größer werdende Höhle (z.B. Schädelhöhle oder Markhöhle des Röhrenknochens).

Desmale Ossifikation findet statt in den Knochen des Schädeldachs (Os frontale, Os parietale, Os occipitale, Teile des Os temporale), den Gesichtsknochen (Teil der Mandibula und der Maxilla), einem Teil der Klavikula und der perichondralen Knochenmanschetten (s.u., chondrale Ossifikation). Ferner heilen Knochenbrüche durch desmale Ossifikation.

Die Bildung von Knochensubstanz und ihr Abbau wird durch Hormone und Vitamine reguliert (Parathormon, Calcitonin, Vitamine C und D, Östrogene, Androgene, Cortisol, Wachstumshormon).

Chondrale (indirekte) Ossifikation. Bei dieser Form der Ossifikation entsteht **zuerst aus dem Mesenchym ein Knorpelmodell des späteren Knochens**. Das Knorpelmodell wird abgebaut und durch Knochengewebe ersetzt. Die chondrale Ossifikation wird deshalb auch als indirekte Ossifikation (oder Ersatzknochenbildung) bezeichnet. Die chondrale Ossifikation lässt sich in zwei Phasen gliedern, die sich zeitlich überlappen, die **perichondrale Ossifikation** (außen, Bildung einer Knochenmanschette) und die **enchondrale Ossifikation** (im Inneren des Knochens).

Die Prozesse der chondralen Ossifikation lassen sich anschaulich am sich entwickelnden Röhrenknochen aufzeigen (Abb. 2.10, Abb. 2.11): Die Röhrenknochen (Ossa longa) bestehen aus einem Mittelstück (Schaft, **Diaphyse**) und zwei verdickten Enden (**Epiphysen**).

- **Perichondrale Ossifikation:** Im Bereich der Diaphyse differenzieren sich Zellen des Perichondriums (des Knorpelmodells) zu Osteoblasten. Diese bilden eine perichondrale Knochenmanschette um die knorpelige Diaphyse. Die perichondrale Ossifikation entspricht im Prinzip der **desmalen (direkten) Ossifikation**.

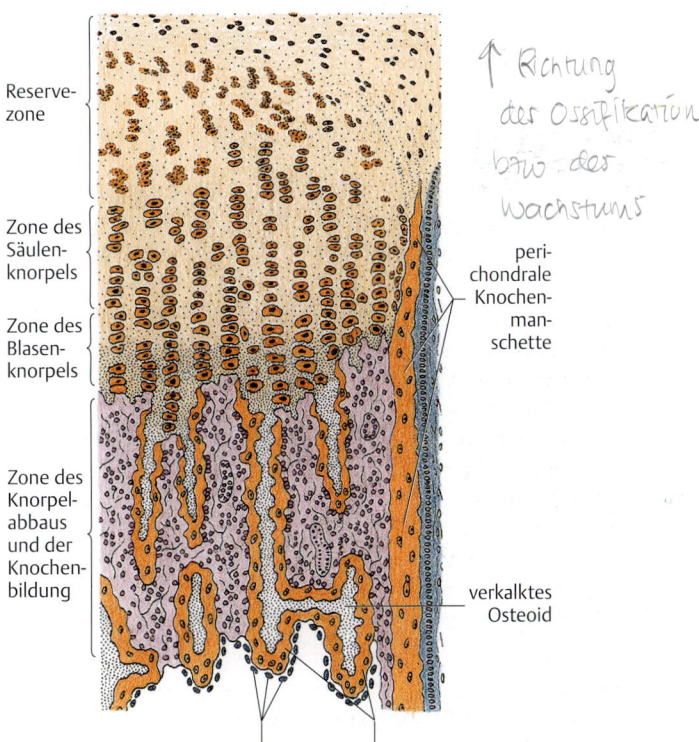

Abb. 2.11 **Enchondrale Ossifikation (Schema).**

- **Enchondrale Ossifikation:** Im Inneren des Knorpelmodells kommt es unter der perichondralen Knorpelmanschette zu unterschiedlichen Veränderungen: Die Knorpelzellen vergrößern sich; es treten Verkalkungsherde in der Knorpelgrundsubstanz auf; Blutgefäße wachsen ein und dringen in die Verkalkungsherde ein, und mit den Blutgefäßen dringen Mesenchymzellen ein, aus denen Osteoblasten und Osteoklasten (hier auch Chondroklasten genannt) entstehen. Die Osteoklasten (Chondroklasten) bauen die Verkalkungsherde und teilweise Knorpelgewebe ab. Die Osteoblasten bilden Knochensubstanz; es entstehen Knochenbälkchen anstelle des abgebauten Knorpels in der Diaphyse. Zwischen den Knochenbälkchen liegt die primäre Markhöhle. Die Epiphysen zeigen zunächst noch keine Knochenbildung.

Bei etwas weiter fortgeschrittener chondraler Ossifikation lassen sich – von der Epiphyse zur Markhöhle hin – verschiedene Zonen unterscheiden (Abb. 2.10, Abb. 2.11):

- **Reservezone:** Sie entspricht (zunächst) dem hyalinen Knorpel der Epiphyse, es handelt sich um ruhenden Knorpel. Man erkennt kleine, meist einzeln liegende Knorpelzellen, die gleichmäßig verteilt sind.
- **Zone des Säulenknorpels (Proliferationszone):** Zellen mit hoher Teilungsaktivität, ordnen sich in Längsrichtung des Knochens zu Zellsäulen an.
- **Zone des Blasenknorpels (Hypertrophiezone):** große (hypertrophische) Knorpelzellen. Im diaphysennahen Teil dieser Zone beginnen Verkalkungsprozesse.
- **Zone des Knorpelabbaus (Resorptions- oder Eröffnungszone):** Verkalkungen treten auf, Knorpelzellen gehen zugrunde und Chondroklasten (Osteoklasten) bauen Knorpelgewebe ab. Im diaphysennahen Teil der Zone erkennt man verkalkte Bälkchen, die nicht abgebaut wurden.
- **Knochenbildungszone (Verknöcherungszone):** An der Oberfläche der Reste der verkalkten Bälkchen wird durch aufgereihte Osteoblasten Knochensubstanz aufgelagert. Histologisch kann man in günstigen Präparaten in der Verknöcherungszone folgende Strukturen (von innen nach außen) erkennen:
  - einen Kern aus verkalkter Knorpelsubstanz, evtl. mit Resten von Blasenknorpel,
  - eine Schicht aus bereits verkalkter Knochensubstanz (mit eingemauerten Osteozyten),
  - eine Schicht aus unverkalktem Osteoid (mit eingelagerten Osteozyten),
  - einen Saum aus Osteoblasten (in epithelartiger Anordnung).

Erst deutlich später (meist erst postnatal) kommt es zur **Verknöcherung** der Epiphysen. Es entstehen – nach dem Prinzip der enchondralen Ossifikation – **Knochenkerne**, die langsam nach außen größer werden. Im Randbereich der Epiphyse bleibt hyaliner Knorpel als Gelenkknorpel bestehen. Zwischen der Epi- und der Diaphyse verbleibt eine Zone aus hyalinem Knorpel; sie ist die **Epiphysen-** oder **Wachstumszone**. Diese Zone ist für das **Längenwachstum** (in Kindheit und Jugend) verantwortlich. Das **Dickenwachstum** des Knochens erfolgt weiterhin appositionell (durch Verdickung der ehemals perichondralen Manschette). Nach Abschluss des Wachstums verknöchern die Epiphysenfugen.

Knochenheilung

Primäre Knochenheilung. Sie findet dann statt, wenn die Bruchenden frühzeitig nach der Fraktur eng adaptiert werden und nicht gegeneinander beweglich sind. In der Regel geschieht dies chirurgisch durch Platten und Schrauben.

Im Endost werden die Osteoblasten aktiviert und bilden an den Knochenbälkchen in der Substantia spongiosa durch Anlagerung neues Knochengewebe, sodass diese aufeinander zu wachsen. Im Inneren (Markhöhle) bildet sich oft ein Kallus aus Knochenbälkchen. In der Substantia compacta wachsen die Osteone von beiden Seiten aufeinander zu und fusionieren schließlich. Nach ca. 8 Wochen wird das neue Knochengewebe wieder abgebaut und durch Knochengewebe, das an den Zug- und Druckkräften, die auf den Knochen wirken, ausgerichtet ist, ersetzt.

Sekundäre Knochenheilung. Bei weniger guter Fixierung und Adaption der Bruchenden tritt eine sekundäre Knochenheilung ein. Dies ist bei konservativer Behandlung mit Ruhigstellung und Gipsverband der Fall. Außerdem kommt die sekundäre Knochenheilung auch bei Trümmerbrüchen und größeren Knochendefekten vor.

Da aus der Bruchfläche Blut austreten und sich ein Hämatom bilden kann, ist der Bruchspalt oft breiter. Es entwickelt sich eine **Reparaturzone**: Abgestorbene Knochenzellen und Blutgerinnsel werden durch Makrophagen entfernt. Periost und Endost aktivieren Stammzellen der Osteoblasten und es bildet sich ein **bindegewebiges Granulationsgewebe**, dann **fibrokartilaginärer Knorpel**, schließlich durch Mineralisation **Geflechtknochen**. Erst nach längerer Zeit entsteht **Lamellenknochen**.

APROPOS
Bei der **Osteogenesis imperfecta** (Glasknochenkrankheit) liegt u. a. eine Störung der perichondralen Ossifikation vor. Bei primär normalem Längenwachstum sind die Knochen ungewöhnlich kalkarm und brechen extrem schnell und verbiegen sich. Es gibt sehr unterschiedliche Formen der Osteogenesis imperfecta, denen unterschiedliche Defekte in den Genen der beiden Ketten vom Kollagen Typ I zugrunde liegen.

> **FAZIT – DAS MÜSSEN SIE WISSEN**
> - ‼ **Hauptbestandteil** der **Knochenmatrix** ist **Kollagen Typ I**.
> - ! Bei der **perichondralen Ossifikation** beginnt die Verkalkung im diaphysennahen Teil der Blasenknorpelzone.
> - ! Proliferationszone bei der **enchondralen Ossifikation**: Knorpelzellen mit **hoher Teilungsaktivität**, ordnen sich in Längsrichtung des Knochens zu Zellsäulen an.
> - ! Der Blasenknorpel enthält große, **hypertrophe** Chondrozyten.
> - ! In diaphysennahen Teil der Blasenknorpelzone beginnt der **Verkalkungsprozess**.
> - ! Bei der **Knochenheilung** entsteht an einer Frakturstelle in der Regel zuerst Bindegewebe.

2.5 Muskelgewebe

> **LERNTIPP**
>
> Bei den Muskeln werden manche Zellstrukturen anders genannt als in anderen Zellen:
> - Zytoplasma wird Sarkoplasma genannt.
> - Plasmalemm wird Sarkolemm genannt.
> - Endoplasmatisches Retikulum wird sarkoplasmatisches Retikulum genannt.
> - Mitochondrien werden Sarkosomen genannt.

Es gibt drei verschiedene Arten von Muskulatur. Sie unterscheiden sich lediglich in der Anordnung der Fasern zueinander und in ihren Kontraktionseigenschaften. Die Kontraktion selbst funktioniert aber in allen drei Typen nach demselben Prinzip (siehe dazu in der Physiologie und Biochemie).

2.5.1 Quer gestreifte Skelettmuskulatur

Muskelfasern

Die quer gestreifte Skelettmuskulatur setzt sich aus **Muskelfasern** unterschiedlicher Länge (bis zu mehreren Zentimetern) und unterschiedlicher Dicke (ca. 10–100 μm) zusammen. Sie ist lichtmikroskopisch durch viele (bis zu 100) randständige Kerne und quer gestreifte Myofibrillen charakterisiert. Die Vielkernigkeit kommt durch **Verschmelzung** von einkernigen Muskelvorläuferzellen (Myoblasten) während der Entwicklung zustande. Die Muskelfaser ist also ein **Synzytium**. Die stäbchenförmigen Kerne der Muskelfaser liegen unter dem Sarkolemm.

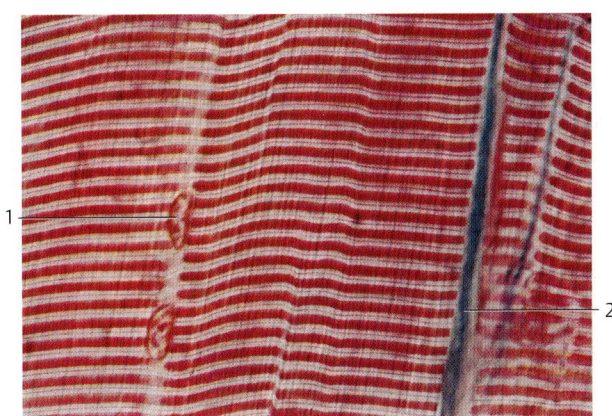

Abb. 2.12 **Quer gestreifte Skelettmuskulatur im Längsschnitt.** Beachte die dunklen und hellen Querbanden (A- und I-Streifen). Der Z-Streifen ist bei dieser Vergrößerung gerade noch, der H-Streifen nicht mehr erkennbar. **1** Kern einer Skelettmuskelfaser, **2** Endomysium. (Azan, Vergr. 1125-fach). [aus Kühnel, Taschenatlas Histologie, Thieme, 2014]

Auf Längsschnitten von Muskelfasern (**Abb. 2.12**) erkennt man (lichtmikroskopisch) die charakteristische **Querstreifung**, d. h. die sich regelmäßig abwechselnden hellen und dunklen Querbänder. Die breiteren, dunklen Querbänder erscheinen im polarisierten Licht doppelt brechend (anisotrop) und werden als **A-Streifen** (oder A-Bande) bezeichnet. Die helleren Querbänder sind einfach brechend (isotrop) und heißen **I-Streifen** (oder I-Bande). Innerhalb des I-Streifens erkennt man eine feine dunkle Linie, den **Z-Streifen** (Z-Linie). In der Mitte des A-Streifens liegt ein heller **H-Streifen** (Hensen-Streifen oder H-Zone).

Der Myofibrillenabschnitt zwischen zwei aufeinanderfolgenden Z-Streifen ist das **Sarkomer**, die kleinste Funktionseinheit des Skelettmuskels. Die Abfolge der Streifen im Sarkomer ist: Z-I-A-H-M-H-A-I-Z.

Die H-Zone wird also noch von einem dunklen schmalen **M-Streifen** durchzogen, der in der Mitte des Sarkomers liegt.

> **LERNTIPP**
>
> Die Abfolge der Streifen im Sarkomer Z-I-A-H-M-H-A-I-Z „**Z**ieh **i**ch **a**m **H**aare **m**ir **h**erbei".

Das Streifenmuster des Sarkomers erklärt sich aus dem ultrastrukturellen Aufbau der **Myofibrillen** (**Abb. 2.13**). Die lichtmikroskopisch gerade noch erkennbaren Myofibrillen bestehen aus elektronenmikroskopisch sichtbaren **Myofilamenten**. Es werden **dünne Aktinfilamente** und **dicke Myosinfilamente** unterschieden. Die parallel angeordneten Myosinfilamente bilden den dunklen A-Streifen, die Aktinfilamente den I-Streifen. Im äußeren Bereich des A-Streifens überlappen sich die Aktin- und Myosinfilamente. Der mittlere Bereich des A-Streifens, in dem nur Myosinfilamente vorhanden sind, ist die H-Zone. Durch Querverbindungen der Myosinfilamente in der Mitte der H-Zone entsteht dort der M-Streifen. Entsprechend entsteht durch Querverbindungen der Aktinfilamente über α-Aktinin in der Mitte des I-Streifens der Z-Streifen (als dunkle Querlinie).

Bei der Kontraktion der Muskelfaser gleiten die Aktinfilamente tiefer (weiter) zwischen die Myosinfilamente. Der I- und der H-Streifen werden schmaler, die Sarkomere werden also kürzer. Der A-Streifen verändert seine Breite nicht.

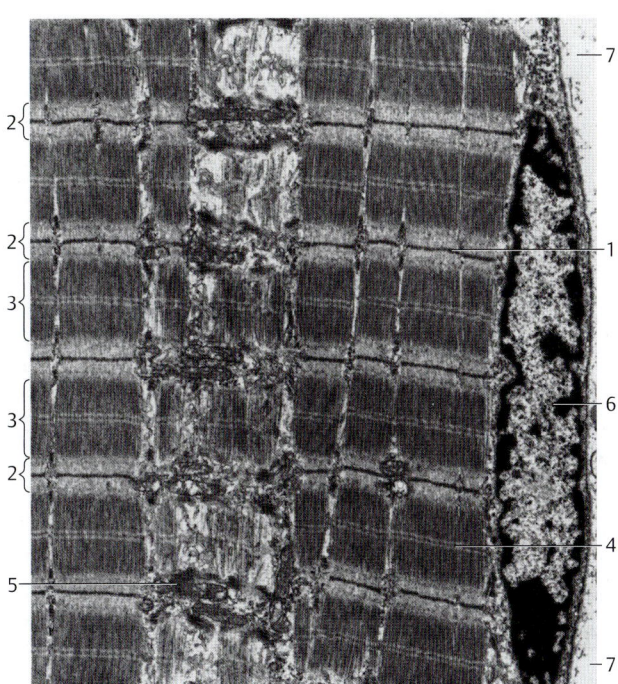

Abb. 2.13 **Längsschnitt durch einige quer gestreifte Muskelfibrillen.** **1** Z-Streifen, **2** I-Streifen, **3** A-Streifen, **4** H-Streifen mit M-Streifen, **5** Mitochondrien, **6** Kern der Muskelfaser, **7** Extrazellulärraum mit kollagenen Fibrillen (Vergr. 6000-fach). [aus Kühnel, Taschenatlas Histologie, Thieme, 2014]

Bindegewebehüllen des Muskels

Der gesamte Muskel wird von einer Faszie aus straffem Bindegewebe umgeben. Die Faszie ist über eine Schicht aus lockerem Bindegewebe, das **Epimysium,** mit dem Muskelgewebe verknüpft. Vom Epimysium strahlen Bindegewebeblätter (Septen) in den Muskel ein. Diese Septen heißen **Perimysium externum** und umschließen dickere Bündel von Muskelfasern (Sekundärbündel). Vom Perimysium externum dringen dünne Septen (als **Perimysium internum**) in die Sekundärbündel, die dadurch in kleinere Primärbündel (von Muskelfasern) untergliedert werden. Die Muskelfasern innerhalb der Primärbündel sind von einer Schicht aus Bindegewebe mit retikulären Fasern, dem **Endomysium,** umgeben. Direkt auf der Muskelfaser liegt eine Basalmembran (aus Basallamina und retikulären Fasern des Endomysiums). Die Bindegewebehüllen enthalten Gefäße und Nerven.

L- und T-System und die Triaden

Das **L-System** ist eine besondere Form des sarkoplasmatischen Retikulums (glattes endoplasmatisches Retikulum). Die L-Tubuli bilden um jede Myofibrille ein Röhrensystem. Sie sind längs (**l**ongitudinal) orientiert und stehen untereinander in Verbindung (**Abb. 2.14**).

Das L-System dient als **Calciumspeicher**. Bei der Kontraktion verlassen Calciumionen die L-Tubuli, in der Erschlaffungsphase werden sie wieder aufgenommen.

Die **T-Tubuli** dringen als schlauchförmige Einstülpungen der Zellmembran von der Oberfläche der Muskelfasern in das Innere der Muskelfaser. Sie sind quer (**t**ransversal) zu den Myofibrillen angeordnet.

Das T-System dient der **Erregungsleitung**. Über das T-System wird eine einlaufende Erregung in das Innere der Muskelfaser geleitet. Dadurch wird die Erregung sehr schnell zu den zentral

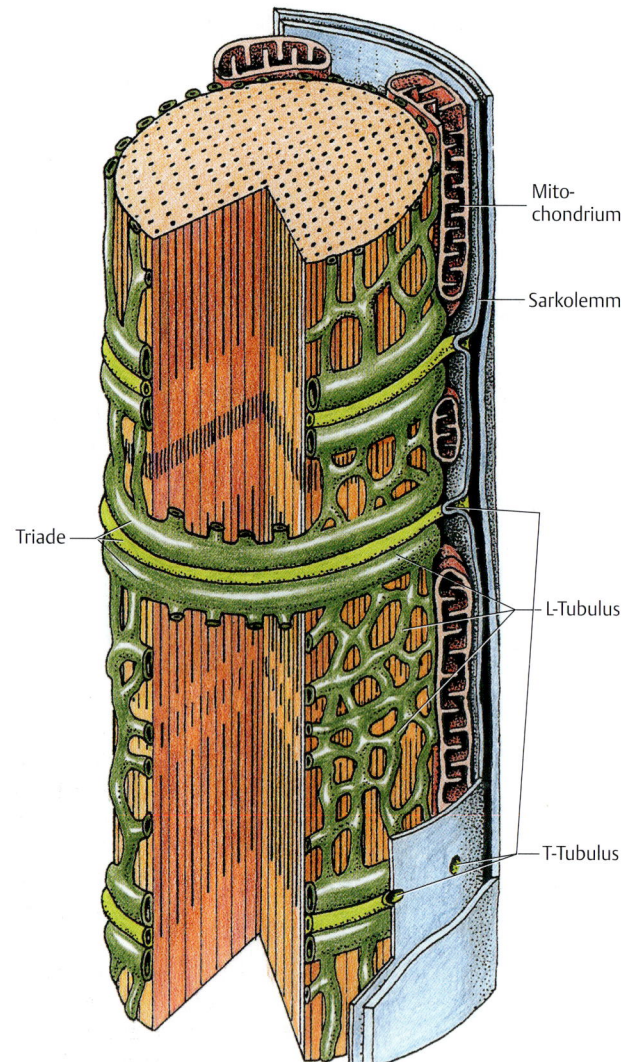

Abb. 2.14 Dreidimensionaler ultrastruktureller Aufbau der quer gestreiften Skelettmuskulatur mit dem T- und L-System sowie den Triaden.

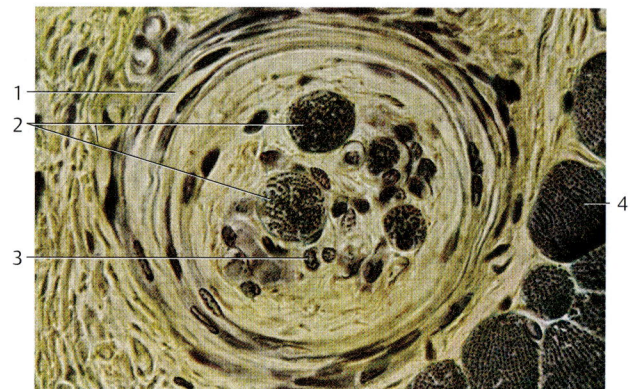

Abb. 2.15 Muskelspindel im Querschnitt. 1 perineurale Kapsel, 2 intrafusale Muskelfasern, 3 terminale Axone, 4 Skelettmuskelfasern. (Eisenhämatoxylin nach Heidenhain; Vergr. 500-fach). [aus Kühnel, Taschenatlas Histologie, Thieme, 2014]

in der Muskelfaser liegenden Myofibrillen gebracht, die sich sonst erst später kontrahieren würden als die dicht unter der Zellmembran gelegenen Fibrillen. Auf beiden Seiten eines T-Tubulus bilden die zwei L-Systeme Erweiterungen, die Terminalzisternen. Zwei einander gegenüberliegende Terminalzisternen und der dazwischengelegene dünne T-Tubulus bilden eine **Triade**. Da die Triaden jeweils an der Grenze eines I- und A-Streifens liegen, finden sich in jedem Sarkomer zwei Triaden. Die Triaden spielen bei der elektromechanischen Kopplung eine wichtige Rolle. Die Terminalzisternen sind mit dem T-Tubulus über feine Proteinbrücken (Triadenfüßchen) verbunden. Dadurch kann eine am T-Tubulus ankommende Erregung zur Freisetzung von Calcium aus den L-Tubuli führen.

Muskelfasertypen

Die Muskelfasern der verschiedenen Muskeln und auch innerhalb eines Muskels sind nicht gleich. Nach morphologischen und funktionellen Aspekten werden zwei Fasertypen unterschieden:

Typ-I-Fasern. Die schmalen Typ-I-Fasern enthalten viel Sarkoplasma, zahlreiche Mitochondrien und viel Myoglobin. Myoglobin ist ein sauerstoffbindendes Protein im Zytoplasma. Es ist für die bräunliche Farbe der Skelettmuskulatur verantwortlich. Die Typ-I-Fasern kontrahieren sich langsam, aber lang anhaltend, kraftvoll und fein abgestimmt. Ihre **Hauptenergiequelle** ist das **ATP** aus der **oxidativen Phosphorylierung** der vielen Mitochondrien.

Typ-II-Fasern. Die breiteren Typ-II-Fasern enthalten weniger Mitochondrien, weniger Myoglobin, aber mehr Myofibrillen. Sie kontrahieren sich schnell, sind aber leicht ermüdbar. Die Typ-II-Muskelfasern lassen sich weiter in drei Subtypen untergliedern: schnelle weiße Fasern, schnelle rote Fasern und intermediäre Fasern.

Satellitenzellen und Regeneration

Die kleinen, länglichen **Satellitenzellen** liegen zwischen der Basalmembran und der Skelettmuskelfaser. Es sind Myoblasten, die die begrenzte **Regenerationsfähigkeit** des Skelettmuskels bedingen. Die Satellitenzellen können sich **teilen**, und ihre **Tochterzellen** können mit der Muskelfaser **verschmelzen**. Stark geschädigtes Muskelgewebe stirbt jedoch meist ab und wird durch bindegewebiges Narbengewebe ersetzt.

Muskelspindeln

Im Skelettmuskel gibt es außer der Arbeitsmuskulatur (extrafusale Muskelfasern) noch die Muskelspindeln (**Abb. 2.15**); sie sind Dehnungsrezeptor-Organe. Muskelspindeln bestehen aus dünnen **intrafusalen Muskelfasern** und einer **Perineuralkapsel**. Die beiden Enden der spindelförmigen Kapsel sind mit dem **Perimysium** des Muskels fest verbunden. Die intrafusalen Muskelfasern besitzen nur in ihren Enden Myofibrillen. Es lassen sich zwei Typen der intrafusalen Muskelfasern unterscheiden:
- **Kernkettenfasern** mit in Reihe liegenden Zellkernen im mittleren Faserabschnitt (Äquator),
- **Kernsackfasern** mit haufenförmig angeordneten Zellkernen in einer Auftreibung des Äquators.

Am Äquator treten motorische und sensorische Nervenfasern in die Spindel ein: Terminale Axone der motorischen Nervenfaserendigungen finden sich an den myofibrillenhaltigen Enden der intrafusalen Fasern (neuromuskuläre Synapsen).

Muskelspindeln sind **Dehnungsrezeptor-Organe**, d. h., eine Dehnung des Äquators ist der adäquate Reiz für die sensorischen Fasern. Die motorischen Fasern an den Enden der intrafusalen Fasern können den Äquator vordehnen und damit die Empfindlichkeit für Dehnungsreize erhöhen.

Golgi-Sehnenorgane

Die Golgi-Sehnenorgane finden sich im Bereich des Muskel-Sehnen-Übergangs. Sie bestehen aus einer Perineuralscheide, Sehnenfasern und sensorischen Nervenfasern, die zwischen den Sehnenfasern verlaufen. Die Nervenendigungen werden bei Dehnung der Sehne (durch Muskelkontraktion) erregt, d. h., die Golgi-Sehnenorgane messen die auf die Sehne wirkende Muskelkraft.

2.5.2 Herzmuskulatur

Auch die Herzmuskulatur ist quer gestreift. Sie unterscheidet sich jedoch durch zahlreiche Charakteristika von der Skelettmuskulatur.

- Die Herzmuskulatur besteht aus spitzwinklig verzweigten **Herzmuskelzellen** (kein morphologisches Synzytium). Der im Zentrum gelegene Kern drängt die Myofibrillen spindelförmig auseinander. Es können auch zwei Kerne in einer Herzmuskelzelle vorkommen. Zwischen den Myofibrillen und unter der Zellmembran liegen zahlreiche Mitochondrien in Reihenstellung. An den beiden Enden des Kerns finden sich **myofibrillenfreie Felder**, die Zellorganellen, Glykogengranula und (im Alter) Lipofuszingranula enthalten. Der Feinbau der Myofibrillen entspricht dem in der Skelettmuskelfaser.
- Zwischen den Herzmuskelzellen liegt viel Endomysium mit zahlreichen Blutgefäßen. Die Herzmuskelzellen sind untereinander durch **Glanzstreifen** verbunden (s. u.).
- Das L-System ist bei Herzmuskelzellen gering, das T-System kräftig entwickelt. Die T-Tubuli, die auf Höhe der Z-Streifen liegen, sind größer als in der Skelettmuskulatur. Neben Triaden kommen in den Herzmuskelzellen auch **Diaden** vor, d. h., an den T-Tubuli liegt nur an einer Seite sarkoplasmatisches Retikulum (L-Tubuli).
- Satellitenzellen fehlen.
- In den **Herzmuskelzellen der Vorhöfe** finden sich kleine **Granula**, die das **atriale natriuretische Peptid** (ANP oder Atriopeptin) enthalten, das von den Herzmuskelzellen synthetisiert wird. Dieses Hormon fördert die Ausscheidung von Natrium und Wasser in der Niere und bewirkt eine Vasodilatation.
- **Spezialisierte Herzmuskelzellen** dienen der **Erregungsbildung** und -leitung. Sie unterscheiden sich von der übrigen Herzmuskulatur: Sie sind sarkoplasmareich, myofibrillenarm und glykogenreich.

Glanzstreifen bzw. Disci intercalares. Die Glanzstreifen, die **quer** zur Verlaufsrichtung der Herzmuskelzellen angeordnet sind, stellen die Zellgrenzen zweier Zellen dar. Die Zellmembranen der beiden Zellen sind hier fingerförmig miteinander verzahnt. Die Disci intercalares, die auf **Höhe der Z-Streifen** liegen, können geradlinig oder **treppenförmig** verlaufen.

Elektronenmikroskopisch finden sich im Bereich der Glanzstreifen **Fasciae adhaerentes**, **Desmosomen** und **Nexus** (Gap Junctions). Das charakteristische Protein für die **Nexus** in der Arbeitsmuskulatur des Herzens ist das **Connexin 43**, das **immunhistochemisch** mit einem Antikörper dargestellt werden kann.

Die Fasciae adhaerentes und die Desmosomen dienen der mechanischen Verbindung der Herzmuskelzellen. Die Nexus sind für die **elektrische Kopplung** der Zellen verantwortlich. Aufgrund der engen Verknüpfung der Herzmuskelzellen durch Glanzstreifen wird die Herzmuskulatur als funktionelles Synzytium aufgefasst. In den Fasciae adhaerentes sind die Aktinfilamente verankert.

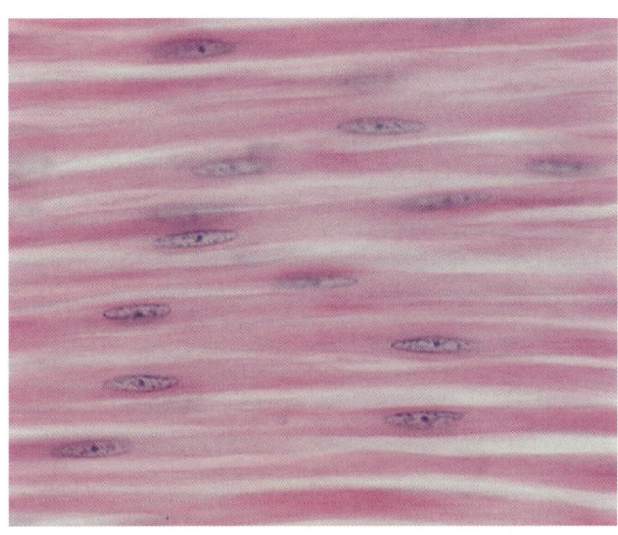

Abb. 2.16 Glatte Muskelzellen aus der Dünndarmwand. (H.E.; Vergr. 600-fach.)

2.5.3 Glatte Muskulatur

Die glatte Muskulatur besteht (im Längsschnitt) aus langgestreckten, **spindelförmigen Zellen** (20–200 µm lang, in Blutgefäßen nur 15–20 µm, im schwangeren Uterus bis zu 800 µm), die selten auch mal verzweigt sind. Der stäbchenförmige **Zellkern** liegt zentral in der Zelle (**Abb. 2.16**). Bei der Kontraktion können die Kerne eine geschlängelte Gestalt annehmen. Die Aktin- und Myosinfilamente sind in diesen Zellen nicht so regelmäßig angeordnet wie in der quer gestreiften Muskulatur, sodass keine Streifung ausgebildet ist.

Die glatte Muskulatur wird vom vegetativen Nervensystem innerviert. Man kann spontanaktive (im Darm) und nicht spontanaktive (in Arteriolen) glatte Muskulatur unterscheiden.

Das Zytoplasma ist zu einem großen Teil vom **kontraktilen Apparat** ausgefüllt: mit **dicken Myosin-** und **dünnen Aktinfilamenten** (wesentlich mehr als Myosinfilamente), **intermediären Filamenten** vom Desmin- und auch Vimentin-Typ und **Verdichtungszonen** (dichte Körper, dense bodies, Areae densae).

Die Verdichtungszonen liegen zum einen zwischen den Filamenten verstreut, zum anderen liegen sie an der Innenfläche der Zellmembran (hier auch als **Anheftungsplaques** oder dense bands bezeichnet). In den Verdichtungszonen sind die **Aktinfilamente** und die Intermediärfilamente verankert, sie entsprechen den Z-Streifen der quer gestreiften Muskelgewebe und nähern sich bei der Kontraktion einander an.

Die Filamente sind zu kleinen Bündeln zusammengelagert, die längs, schräg und quer in der Zelle angeordnet sind. Den Aktinfilamenten ist Tropomyosin zugeordnet; es gibt kein Troponin.

In der glatten Muskelzelle gibt es auch keine T-Tubuli. Ihnen entsprechen funktionell bläschenförmige Einsenkungen (Kaveolen).

Um die glatte Muskelzelle liegt eine Basallamina, die für die Verknüpfung mit retikulären und elastischen Fasern des umgebenden Bindegewebes (Endomysium) verantwortlich ist.

APROPOS
Beim Bluthochdruck (**Hypertonie**) ist die gesteigerte Verengung von Blutgefäßen, bedingt durch einen erhöhten Kontraktionszustand der glatten Muskulatur in der Gefäßwand, von wesentlicher Bedeutung.

> **FAZIT – DAS MÜSSEN SIE WISSEN**
>
> - ! Die Muskelfaser ist ein **Synzytium**. Die zahlreichen Zellkerne liegen dicht unter dem Sarkolemm und sind ein Erkennungsmerkmal der quergestreiften Muskulatur.
> - ! Im Sarkomer kommt **α-Aktinin** vor.
> - ! **Muskelspindeln** bestehen aus **intrafusalen Muskelfasern** und einer **Perineuralkapsel**.
> - ! Die **Herzmuskelzellen** der Vorhöfe synthetisieren das atriale natriuretische Peptid (ANP oder Atriopeptin).
> - ! Glatte Muskelzellen sind im Längsschnitt **spindelförmig**. Ihr Zellkern liegt **zentral**.

2.6 Nervengewebe

Das Nervengewebe bildet die Grundlage des zentralen und peripheren Nervensystems. Es besteht aus **Nervenzellen** (Neurone) und **Gliazellen**. Vereinfacht gesagt, sind die Nervenzellen für die Erregungsleitung und -verarbeitung zuständig, die Gliazellen erfüllen Schutz- oder Stützfunktionen.

2.6.1 Nervenzellen (Neurone)

Neurone bestehen aus einem Zellkörper (**Perikaryon** oder **Soma**) und Zellfortsätzen. Bei den Fortsätzen unterscheidet man **Dendriten**, die der Reizaufnahme dienen, und das **Axon**, das die Erregung zu einer anderen Zelle weiterleitet. An den Endverzweigungen der Axone finden sich **Synapsen**, die die Übertragung der Erregung von einem Neuron auf ein anderes Neuron oder auf nicht neuronale Zielzellen ermöglichen.

Perikaryon/Soma

Die Größe und die Form von Nervenzellkörpern können sehr unterschiedlich sein. Der auffällige Kern ist relativ groß, meist rund und nur schwach gefärbt. Er liegt häufig zentral im Perikaryon und enthält meist einen deutlichen Nucleolus.

Charakteristische Bestandteile des Zytoplasmas sind die **Nissl-Substanz** (raues endoplasmatisches Retikulum in der Nähe der somanahen Abschnitte der Dendriten), **Neurofibrillen** (Intermediärfilamente) und **Lipofuszingranula** (lysosomale Restkörper, deren Zahl mit dem Alter zunimmt) (**Abb. 2.17**).

Elektronenmikroskopisch findet man in Nervenzellen noch viel glattes endoplasmatisches Retikulum, einen ausgeprägten Golgi-Apparat und zahlreiche Mitochondrien. Insgesamt deutet die Organellenausstattung des Perikaryons auf eine **hohe Stoffwechselaktivität** hin.

Dendriten

Dendriten sind der **afferente Teil** des Neurons (**Abb. 2.18**). Sie nehmen Erregungen auf und leiten sie zum Perikaryon weiter. Ein Neuron hat meist mehrere Dendriten, die sich baumartig zu immer dünner werdenden Ästen verzweigen. Häufig zeigen sie in ihrem Verlauf feine, dornenförmige Fortsätze (dendritische Dornen, **spines**), an denen Axone anderer Nervenzellen enden und eine Synapse bilden.

Axon

Jedes Neuron besitzt nur ein Axon, das den **efferenten Teil** des Neurons darstellt (**Abb. 2.18**). Es leitet nämlich die Erregung vom Perikaryon weg. Axone besitzen über ihren gesamten Verlauf einen konstanten Durchmesser und können sehr lang sein (bis zu 1 m). An einem Axon lassen sich verschiedene Abschnitte unterscheiden:

Axonhügel. Hierbei handelt es sich um den verdichteten Axonursprung, der frei von Nissl-Substanz ist.

Initialsegment. An diesem kurzen Abschnitt hat das Axon keine Myelinscheide. Hier befindet sich eine spezielle **subplasmalemmale Verdichtungszone** mit Na$^+$-Kanälen in hoher Dichte. Die Erregungsschwelle der Membran ist sehr niedrig, sodass hier leicht Aktionspotenziale entstehen.

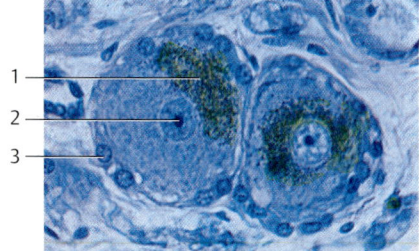

Abb. 2.17 **Lipofuszin.** Die beiden Spinalganglienzellen enthalten in Kernnähe Anhäufungen graubrauner Körperchen (Lipofuszingranula). **1** Lipofuszingranula. **2** Kern einer Ganglienzelle mit Nucleolus. **3** Kerne von Mantelzellen (Satellitenzellen). [aus Kühnel, Taschenatlas Histologie, Thieme, 2014]

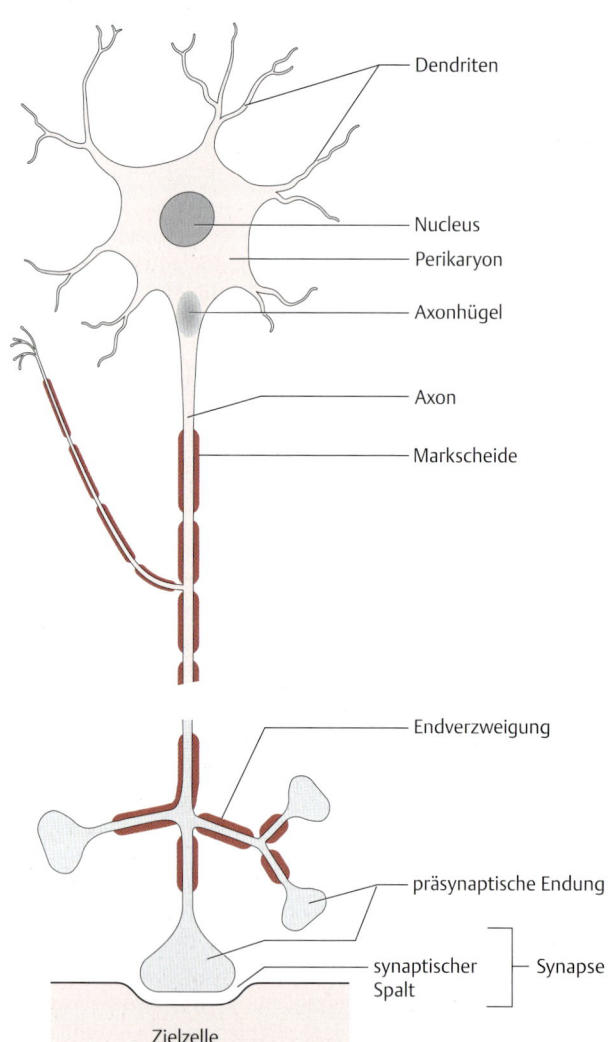

Abb. 2.18 **Schematischer Aufbau eines Neurons.**

Hauptverlaufsstrecke. Hier kommen Mikrotubuli (auch Neurotubuli genannt), Neurofilamente (als Intermediärfilamente) und Aktinfilamente sowie Mitochondrien und Vesikel vor. Die Neurotubuli sind die Grundlage des **axonalen Transportes**, der durch die beiden Proteine **Kinesin** und **Dynein** bewerkstelligt wird. Dabei werden Transmitter und Zellorganellen (Mitochondrien und Vesikel) in die Endigungen des Axons gebracht (anterograder Transport) und an den Axonendigungen aufgenommene Stoffe zum Perikaryon transportiert (retrograder Transport). Vom Axon können rechtwinklig **Kollateralen** abgehen. Diese Kollateralen können zum gleichen Ziel wie das Axon oder zu (auch weit entfernten) anderen Zielzellen ziehen. Sie können auch rückläufig zum eigenen Perikaryon verlaufen.

> **LERNTIPP**
>
> Obwohl das eigentlich nicht direkt hierher gehört, lohnt es sich, sich in diesem Zusammenhang zu merken, dass **Kinesin** vom Zellkern weg (zum Plus-Ende des Mikrotubulus) und **Dynein** zum Zellkern hin (zum Minus-Ende des Mikrotubulus) transportiert.

Endaufzweigungen. In ihrem Zielgebiet zweigen sich die Axone meist in zahlreiche feine Äste auf (**Telodendron**), die am Ende erweiterte Endkolben besitzen. Letztere sind Bestandteile der Synapsen.

2.6.2 Klassifizierungen von Nervenzellen

Klassifizierung nach der Form der Neurone

Die Form der Neurone wird wesentlich von der Anzahl der Fortsätze bestimmt (Abb. 2.19, Tab. 2.4):

Multipolare Nervenzellen. Diese sehr häufig vorkommenden Neurone besitzen viele Dendriten und ein Axon. Sie können markhaltig sein (z. B. Motoneurone im Rückenmark) oder marklos (Neurone in Grenzstrangganglien). Die Anordnung der Dendriten und damit auch die Zellform ist sehr variabel, deshalb werden verschiedene Unterformen der multipolaren Neurone beschrieben; z. B.:

- **Pyramidenzellen** in der Endhirnrinde besitzen ein pyramidenförmiges (dreieckiges) Soma (Tab. 11.2).
- **Purkinje-Zellen** in der Kleinhirnrinde haben an definierten Stellen einen komplexen, spezifischen Dendritenbaum.
- **Sternzellen** in der Kleinhirnrinde.
- **Mitralzellen** im Riechkolben (Bulbus olfactorius) haben ein Perikaryon, das einem Bischofshut ähnelt.

Pseudounipolare Nervenzellen. Diese Neurone haben einen Stammfortsatz, der sich nach kurzem Verlauf T-förmig aufzweigt (in der Regel zum einen in Richtung ZNS und zum anderen in Richtung Peripherie). Pseudounipolare Nervenzellen entwickeln sich aus bipolaren Neuronen, dabei kommt es perikaryonnah zu einer Vereinigung der beiden Fortsätze zum kurzen Stammfortsatz. Dieser Nervenzelltyp findet sich in **sensiblen Ganglien: Spinalganglion** (z. B. **Ganglion superius nervi glossopharyngei**), sensible Kopfganglien (z. B. **Ganglion trigeminale**, **Ganglion inferius nervi vagi**). Einer der beiden Fortsätze zieht in die Körperperipherie und leitet Reize in Richtung Ganglion. Dieser Fortsatz wäre eigentlich der Dendrit; er gleicht jedoch in vielen Aspekten (z. B. durch seine Umhüllung mit einer Myelinscheide) einem Axon, deshalb spricht man von einem dendritischen Axon. Im Ganglion wird die Erregung direkt auf das eigentliche Axon über-

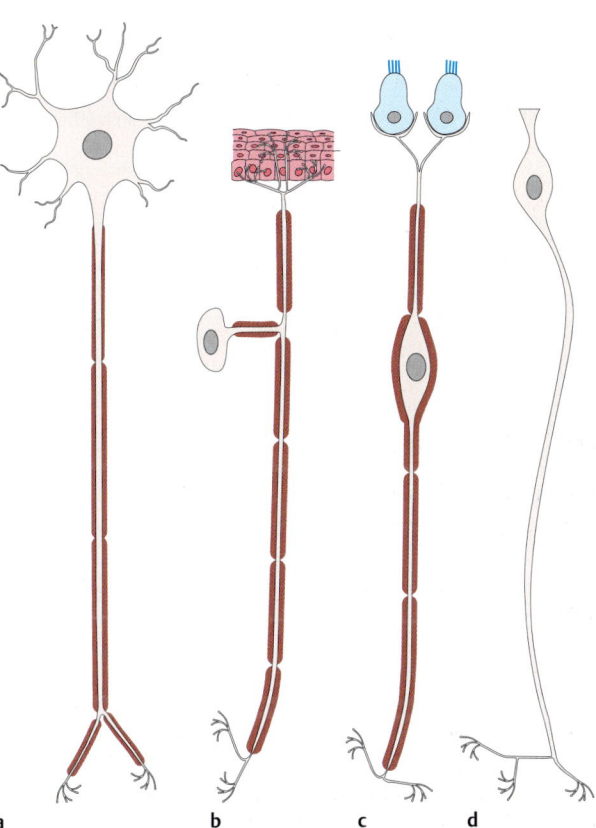

Abb. 2.19 **Verschiedene Nervenzelltypen. a** Multipolares Neuron. **b** Pseudounipolares Neuron. **c** Bipolares Neuron. **d** Unipolares Neuron.

tragen, das der Weiterleitung zum ZNS dient; d. h., die Erregungen durchlaufen nicht das Perikaryon.

> **LERNTIPP**
>
> Die Lage der Zellkörper von pseudounipolaren Nervenzellen ist immer wieder Gegenstand von Physikumsfragen. Als korrekte Antwort wird in der Regel erwartet: „Sie liegen im Spinalganglion." Sie können aber durchaus auch in den sensiblen Kopfganglien liegen (Ganglion trigeminale, Ganglion inferius n. vagi).

Bipolare Nervenzellen. Sie kommen beispielsweise in den **Ganglia vestibulare et cochleare** vor. Bipolare Nervenzellen besitzen zwei Fortsätze (ein Axon und einen Dendriten), die von den gegenüberliegenden Enden der spindelförmigen Perikarya abgehen.

Unipolare Nervenzellen. Diese selten vorkommenden Neurone haben nur ein Axon, aber keine Dendriten. Sie kommen z. B. in der Netzhaut vor.

> **LERNTIPP**
>
> Das IMPP liebt offenbar die verschiedenen Nervenzelltypen und fragt immer wieder danach (obwohl dieses Wissen in der Praxis keine große Relevanz hat). Schauen Sie sich deshalb die zusammenfassende Tab. 2.4 gründlich an.

Tab. 2.4 Die verschiedenen Neurone und ihr Vorkommen.

Beispiel	Charakteristik und Vorkommen
multipolare Nervenzellen	sehr häufiger Zelltyp mit zahlreichen Dendriten und einem Axon
Beispiele:	
▪ Motoneurone	▪ im Vorderhorn des Rückenmarks
▪ sympathische Neurone	▪ in Grenzstrangganglien
Unterformen:	
▪ Pyramidenzellen	▪ in der Endhirnrinde
▪ Purkinje-Zellen	▪ in der Kleinhirnrinde
▪ Sternzellen	▪ in der Kleinhirnrinde
▪ Mitralzellen	▪ im Bulbus olfactorius
pseudounipolare Nervenzellen	vom Zellkörper geht ein Stammfortsatz aus, der sich T-förmig aufteilt in
	▪ den zentralen Fortsatz (eigentliches Axon, efferent)
	▪ den peripheren Fortsatz („dendritisches Axon", afferent)
Beispiel:	
▪ sensible Neurone	▪ in Spinalganglien und sensiblen Hirnganglien (Kopfganglien)
bipolare Nervenzellen	mit einem Axon und einem Dendriten, die von gegenüberliegenden Zellpolen abgehen
Beispiele:	
▪ bestimmte retinale Neurone	▪ in der Retina
▪ Ganglienzellen	▪ im Innenohr (Ganglion vestibulare und Ganglion cochleare)
unipolare Nervenzellen	besitzen nur ein Axon, keinen Dendriten
Beispiel:	
▪ Riechzellen	▪ in der Riechschleimhaut

Klassifizierung unter funktionellen Aspekten

Projektionsneurone. Die Axone der Projektionsneurone leiten die Erregung aus ihrem Ursprungsgebiet heraus in weiter entfernt liegende Areale. Diese Neurone haben also lange Axone und werden auch als Golgi-Typ-1-Zellen bezeichnet. Projektionsneurone sind z. B. die Pyramiden- und Purkinje-Zellen (S. 81) (s. o.).

Interneurone. Sie projizieren zu Neuronen in ihrer unmittelbaren Nachbarschaft. Ihre Axone sind kurz (nicht wesentlich länger als ihre Dendriten). Diese Neurone werden auch als Golgi-Typ-2-Zellen klassifiziert. Zu den Interneuronen gehören die Sternzellen in der Endhirn- und Kleinhirnrinde.

Exzitatorische und inhibitorische Neurone. Je nach Art des Neurotransmitters kann eine Nervenzelle die nachgeschaltete Zelle, mit der sie synaptisch verbunden ist, erregen oder ihre Erregung hemmen. Erregende Transmitter sind z. B. Acetylcholin und Glutamat, hemmende z. B. GABA und Glycin. Durch Neurotransmitternachweis lassen sich also verschiedene Nervenzelltypen definieren.

2.6.3 Synapsen

An Synapsen erfolgt die Erregungsübertragung von einem Neuron auf das nächste Neuron oder auf nicht neuronale Zielzellen. Man unterscheidet elektrische und chemische Synapsen.

Elektrische Synapsen sind Gap Junctions oder Nexus (S. 7). Sie kommen nur sehr selten vor, z. B. in der Netzhaut und im Innenohr. Bei Weitem am häufigsten vorkommender Kontakttyp ist die chemische Synapse (im Folgenden kurz Synapse). Das Axon eines Neurons bildet an seinen Endverzweigungen kolbenförmige Verdickungen, die Boutons (oder Endkolben). In diesen Boutons liegen neben Mitochondrien vor allem **synaptische Vesikel**, die den Neurotransmitter enthalten. Die Vesikel und ihr Inhalt werden im Perikaryon gebildet und gelangen durch axonalen Transport in die Boutons.

Die Synapsen der **Fotorezeptoren der Netzhaut**, der Bipolarzellen der Netzhaut und der **Haarsinneszellen** des Innenohrs und des **Gleichgewichtsorgans** zeigen im Vergleich zu anderen Synapsentypen physiologische und anatomische Besonderheiten: Sie enthalten **synaptische Bänder** oder **Lamellen**, an denen die mit dem Transmitter **Glutamat** beladenen synaptischen Vesikel gebunden sind und somit für die Exozytose bereitstehen. Es handelt sich dabei um elektronendichte bandartige Strukturen **senkrecht** zum synaptischen Spalt. Je höher die Feuerrate einer Synapse, desto mehr solcher Bänder enthält sie, was die außerordentlich hohe Ausschüttungsrate von Vesikeln und die Präzision der Erregungsübertragung erklärt.

Die Boutons treten nahe an die Oberfläche der nachgeschalteten (postsynaptischen) Zelle heran. Zwischen der **präsynaptischen Membran** des Boutons und der subsynaptischen Membran der **postsynaptischen** Zelle findet sich der **synaptische Spalt**. Elektronenmikroskopisch erscheinen die prä- und postsynaptische Membran verdickt, bedingt durch die Anlagerung von Molekülen, die an der Erregungsübertragung beteiligt sind. Erreicht ein Aktionspotenzial den Bouton, öffnen sich Ca^{2+}-Kanäle, durch die Ca^{2+} in die Zelle strömt. Der Anstieg der Ca^{2+}-Konzentration ist das Signal für die Vesikel, mit der präsynaptischen Membran zu fusionieren. Dabei wird der in den Vesikeln gespeicherte **Transmitter** in den **synaptischen Spalt** ausgeschüttet. Der Transmitter diffundiert durch den synaptischen Spalt und bindet an Rezeptoren der subsynaptischen Membran. Diese Bindung führt zu Veränderungen des Membranpotenzials. Solche Potenzialveränderungen können dann beispielsweise ein Aktionspotenzial am Axon der postsynaptischen Zelle auslösen.

Nach seiner Wirkung wird der Transmitter aus dem synaptischen Spalt entfernt. Er wird entweder enzymatisch in Bruchstücke gespalten, die dann wieder in das Axonende aufgenommen werden, oder aber das intakte Transmittermolekül gelangt wieder in das Axonende oder wird in einen Astrozytenfortsatz aufgenommen.

Spezielle Synapsen sind z. B. die **motorischen Endplatten** der Motoneurone an den Muskelfasern (siehe Physiologie).

Auf der Oberfläche sog. **dendritischer Dornen** (dendritic spines) sitzen viele Transmitterrezeptoren, da hier die **Axone** anderer **Neurone enden** und eine axodendritische Synapse bilden. Der Dorn hat somit rezeptive Funktion und dient der Vergrößerung der rezeptiven Oberfläche eines Neurons.

> **LERNTIPP** !
>
> Sie sollten die verschiedenen Nervenzelltypen vorwärts und rückwärts beherrschen. Prägen Sie sich **Tab. 2.4** deshalb gut ein.

> **FAZIT – DAS MÜSSEN SIE WISSEN**
>
> - ! Charakteristische Bestandteile des Zytoplasmas im Soma von Neuronen sind **Lipofuszingranula**. Man erkennt sie als dunkle Anhäufungen in der Nähe des Zellkerns.
> - ! **Dendriten** besitzen oft **dendritische Dornen** (spines), an denen Axone anderer Nervenzellen enden und eine Synapse bilden.
> - ! Auf der Oberfläche der **dendritischen Dornen** kommen viele **Transmitterrezeptoren** vor.
> - ! Am **Initialsegment** des Axons befindet sich eine spezielle **subplasmalemmale Verdichtungszone**.
> - ! Pseudounipolare Nervenzellen kommen u. a. vor im **Ganglion inferius nervi vagi**, im **Ganglion trigeminale** und im **Ganglion superius nervi glossopharyngei**.
> - ! **Elektrische Synapsen** sind Nexus (Gap Junctions).
> - ! Synaptische Nervenendigungen enthalten viele **Mitochondrien**.
> - ! Synaptische Endigungen erkennt man im elektronenmikroskopischen Bild an den vielen **Vesikeln** („Bläschen") im Zytoplasma.
> - ! **Synapsen** mit synaptischen Bändern/Lamellen kommen in den **Haarzellen** des Gleichgewichtsorgans und in den **Fotorezeptoren** der Netzhaut vor.

2.6.4 Gliazellen

Die Zahl der Gliazellen ist 10-mal größer als die der Neurone. Im Gegensatz zu den Neuronen sind Gliazellen teilungsfähig. Man unterscheidet:
- **zentrale Glia** (Gliazellen im ZNS): Astrozyten, Oligodendrozyten, Mikrogliazellen und Ependymzellen
- **periphere Glia** (Gliazellen im PNS): Schwann-Zellen und Satelliten- (oder Mantel-)Zellen.

Zentrale Glia

Astrozyten. Die in der Regel sternförmigen Astrozyten sind die größten Gliazellen. Zwei Unterformen werden unterschieden:
- **Protoplasmatische Astrozyten** sind vor allem in der grauen Substanz des ZNS anzutreffen. Ihre Fortsätze sind kurz, dick und verzweigt.
- **Faserastrozyten** haben lange, dünne Fortsätze mit weniger Verzweigungen (Abb. 2.20). Sie enthalten Bündel von Intermediärfilamenten, die aus dem **sauren Gliafibrillenprotein** (**GFAP**, glial fibrillary acidic protein) bestehen (Abb. 2.20).

Astrozyten stehen untereinander über **Nexus** in Verbindung. Sie sind an der Aufrechterhaltung des Elektrolytgleichgewichtes beteiligt und können z. B. **Kaliumionen** aufnehmen. Außerdem können sie **Neurotransmitter** (Glutamat, GABA, Glycin) aufnehmen und verstoffwechseln. Dabei erfüllen sie z. B. Entgiftungsfunktionen oder führen bestimmte Stoffwechselprodukte Neuronen zu.

Bei Verletzungen oder Erkrankungen (z. B. Entzündungen) können Astrozyten anschwellen (reaktive Astrozyten) und proliferieren (Gliose). Dadurch können sie Parenchymdefekte bedecken; sie bilden also eine Glianarbe. Die **Fasern** der **Glianarbe** können über die immunhistochemische Färbung mit Antikörpern gegen **GFAP** (Gliafaserproteine) nachgewiesen werden.

Auch Hirntumoren können auf diese Weise spezifiziert werden.

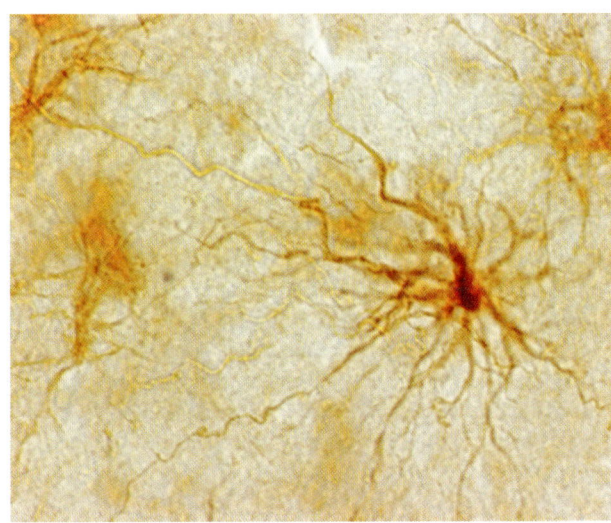

Abb. 2.20 Immunzytochemische Darstellung eines Faserastrozyten (aus der weißen Substanz) mittels eines Antikörpers gegen GFAP. (Vergrößerung 900-fach.)

> **LERNTIPP**
>
> Bei Physikumsfragen werden manchmal histologische Bilder von Faserastrozyten gezeigt, die durch Silberimprägnation sichtbar gemacht worden sind. **Abb. 2.20** zeigt einen immunzytochemisch gefärbten Astrozyten (Antikörper gegen GFAP). In beiden Fällen sind die Astrozyten an ihrer Sternform zu erkennen.

Eine spezielle Form der Astrozyten ist die **Radialglia**. Sie spielt besonders bei der Entwicklung des ZNS eine Rolle: Die Zellen bilden lange Fortsätze, die sich radiär im Neuroepithel ausspannen und im Neuralrohr als Leitschiene für wandernde Neurone und auswachsende Axone dienen. Später differenzieren sich diese Zellen zu Astrozyten. Zur Radialglia gehören die **Bergmann-Glia im Cerebellum** und die Müller-Glia in der Retina.

Oligodendrozyten. Sie bilden im ZNS die Markscheiden. Sie besitzen einen schmalen, dunkel gefärbten Zytoplasmasaum und einen runden, dichten Zellkern. Vom Zellkörper gehen weniger und kürzere Fortsätze (als bei den Astrozyten) ab, außerdem sind Oligodendrozyten kleiner als die Astrozyten und haben **keine Basallamina**.

Mikrogliazellen. Sie sind die kleinsten Gliazellen. Sie kommen sowohl in der grauen als auch in der weißen Substanz vor. Häufig liegen sie in der Nähe von Gefäßen. Die Mikrogliazellen, die einen länglichen Kern aufweisen, haben dünne und lange Fortsätze. Diese Fortsätze verlaufen meist gewellt und sind verzweigt. Sie sind die **Makrophagen** des ZNS, sind wie diese auch amöboid beweglich und werden dem monozytären Phagozytensystem zugeordnet. Sie entstehen aus Vorläuferzellen im Knochenmark und wandern erst später in das ZNS ein. Sie sind also **mesenchymalen** Ursprungs und entstehen nicht, wie die anderen Zellen des Nervensystems, aus der Neuralscheide (ektodermal).

Ependymzellen. Die iso- bis hochprismatischen Ependymzellen kleiden die Hirnventrikel und den Zentralkanal des Rückenmarks aus. Sie bilden einen epithelähnlichen, einschichtigen Zellverband. Ependymzellen stehen über Nexus und Desmosomen miteinander in Verbindung. Sie besitzen meist Kinozilien.

Periphere Glia

Die **Schwann-Zellen** umhüllen Axone und bilden im PNS die Markscheiden (s. u.). Die Mantelzellen (auch Amphizyten oder Satellitenzellen genannt) liegen um die meisten Perikarya der Ganglien im PNS. Sie bilden dabei eine oder mehrere Zellschichten.

> **FAZIT – DAS MÜSSEN SIE WISSEN**
> - ! **Faserastrozyten** enthalten das saure **Gliafaserprotein** (GFAP).
> - !! Die Fasern einer **Glianarbe** lassen sich **immunhistochemisch** mit Antikörpern gegen GFAP nachweisen.
> - ! Zur **Radialglia** gehört die **Bergmann-Glia** im Cerebellum.
> - ! **Astrozyten** exprimieren **Ionenkanäle** (Nexus).
> - ! **Astrozyten** können **Kaliumionen** aufnehmen.
> - ! **Astrozyten** können **Neurotransmitter** (Glutamat, GABA, Glycin) aufnehmen und verstoffwechseln.
> - ! **Mikrogliazellen** sind die Makrophagen des ZNS.
> - ! **Mikrogliazellen** sind mesenchymalen Ursprungs.

2.6.5 Nervenfasern

Eine Nervenfaser ist die Einheit aus einem Axon und seiner Umhüllung aus Gliazellen. Diese Umhüllung unterscheidet sich im PNS von der im ZNS.

Im **PNS** werden die Axone der Nervenzellen von **Schwann-Zellen**, im **ZNS** von **Oligodendrozyten** umhüllt. Je nachdem, wie diese Umhüllung aussieht, spricht man von **markhaltigen** und **marklosen** Nervenfasern (Tab. 2.5).

Markhaltige Nervenfasern im PNS

Markhaltige Nervenfasern haben eine lamellenartige Myelinscheide. Der Aufbau dieser lamellären Myelinscheide lässt sich aus seiner Entwicklung verstehen (**Abb. 2.21**). Zunächst bildet die **Schwann-Zelle** eine längs verlaufende Rinne, die ein Axon aufnimmt. Das Axon gelangt zunehmend tiefer in die Schwann-Zelle, indem die Schwann-Zelle mit lippenförmigen Vorwölbungen das Axon immer mehr umfasst. Schließlich berühren sich die Membranen der lippenförmigen Vorwölbungen und verschmelzen zum Mesaxon. Das Axon liegt jetzt innerhalb der (jetzt röhrenförmigen) Schwann-Zelle. Im nächsten Schritt wickelt sich das **Mesaxon** viele Male um das Axon. Nach Abschluss dieses Prozesses erkennt man ein äußeres Mesaxon, das eine Verbindung zur Oberfläche der Schwann-Zelle darstellt, und ein inneres Mesaxon, das mit der Axonoberfläche verbunden ist. Die Umwicklungen des Mesaxons bilden die Lamellen der Myelinscheide, die elektronenmikroskopisch ein charakteristisches Bild hat (**Abb. 2.22**). Es werden dunkle Hauptlinien erkennbar, zwischen denen jeweils eine helle Zwischenlinie (Intermediärlinie) liegt. Die dunklen Hauptlinien sind die verschmolzenen Zellmembranteile des Mesaxons.

Ein einzelnes Axon lagert sich während der Entwicklung in zahlreiche Schwann-Zellen, die hintereinander entlang des Axons angeordnet sind.

Ranvier-Schnürringe. Der Ranvier-Schnürring (Knoten, Nodium) ist der Bereich zwischen zwei aufeinanderfolgenden Schwann-Zellen. An dieser Stelle ist die Markscheide unterbrochen und die Nervenfaser nicht isoliert. Hier können also Aktionspotenziale entstehen, die mit hoher Geschwindigkeit saltatorisch von Schnürring zu Schnürring weitergeleitet werden. Der Abschnitt zwischen zwei benachbarten Ranvier-Schnürringen wird als **Internodium** bezeichnet. Das Internodium entspricht also der Länge einer Schwann-Zelle. Je größer der Axondurchmesser, desto dicker ist die Myelinscheide und desto länger sind die Internodien.

Schmidt-Lantermann-Einkerbungen (Myelininzisuren). Dabei handelt es sich um lichtmikroskopisch erkennbare schmale, schräg verlaufende Einkerbungen (Aufhellungen des Myelins), die von der Außenseite der Markscheide bis zum Axon reichen. Im Bereich dieser **Inzisuren** finden sich gegenüber dem kompakten Myelin besonders **viele Nexus** sowie Zytoplasmareste der Schwann-Zelle (nicht kompaktes Myelin).

Akustikusneurinom. Neurone sind postmitotische Zellen. Sie können deshalb keine Tumoren bilden. ZNS-Tumoren des Erwachsenen sind Gliome, die sich aus Gliazellen ableiten, es gibt fibrilläre und protoplasmatische Astrozytome, Oligodendrogliome, Ependymome und Glioblastome.

Ein **Akustikusneurinom** z. B. ist ein gutartiger Tumor (**Schwannom**), der aus den Schwann-Zellen des VIII. Hirnnervs entsteht (Vestibularis-Schwannom). Es wächst sehr langsam und

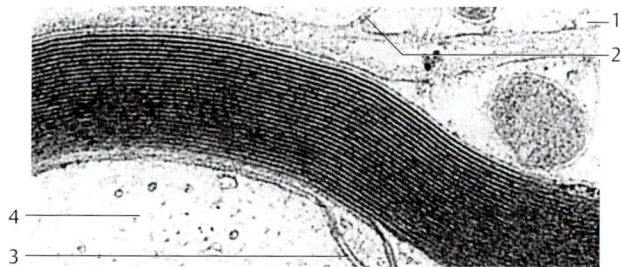

Abb. 2.22 **Myelinscheide einer markhaltigen Nervenfaser.** 1 Schwann-Zelle. 2 Äußeres Mesaxon. 3 Inneres Mesaxon. 4 Axon. (Elektronenmikroskopische Aufnahme, Vergr. 51 000-fach.) [aus Kühnel, Taschenatlas Histologie, Thieme, 2014]

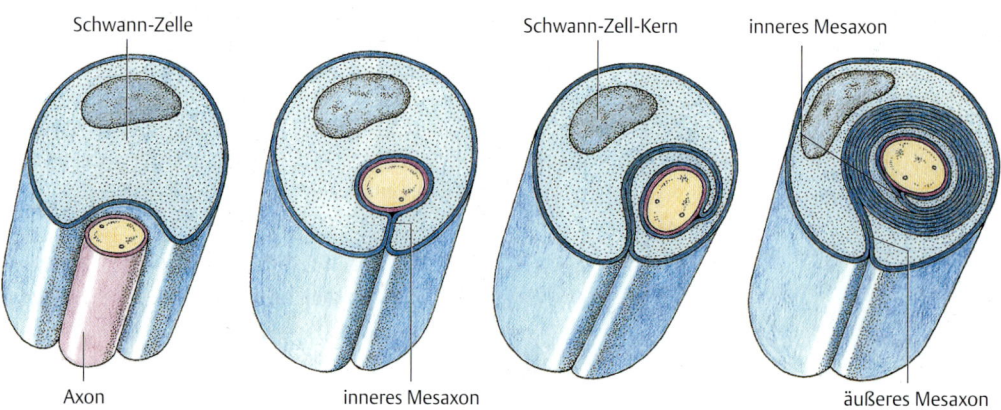

Abb. 2.21 **Stadien der Markscheidenentwicklung im peripheren Nervensystem.**

kann im frühen Stadium durch Bestrahlung und in späteren Stadien mikrochirurgisch entfernt werden.

Marklose Nervenfasern im PNS

Bei diesen marklosen Nervenfasern liegen in der Regel mehrere Axone in einer Schwann-Zelle. Dabei sind zwar meist **Mesaxone** ausgebildet, doch sind diese Mesaxone kurz und wickeln sich nicht um das Axon (Abb. 2.23). Weniger tief in die Schwann-Zelle eingelagerte Axone besitzen kein Mesaxon. Ranvier-Schnürringe fehlen, die Schwann-Zellen liegen dicht beieinander. Die Erregungsleitung ist langsam und nicht saltatorisch, sondern kontinuierlich.

Marklose Nervenfasern sind typisch für das vegetative Nervensystem.

Markhaltige Nervenfasern im ZNS

Die Markscheiden im ZNS sind im Prinzip ähnlich aufgebaut wie die im PNS. Es lassen sich jedoch folgende Unterschiede herausstellen:

Tab. 2.5 Nervenfasern und ihre Gliazellen.

Typ	Gliazellen	Aufbau
peripheres Nervensystem		
markhaltige Nervenfaser	Schwann-Zelle	ein Axon pro Schwann-Zelle, Lamellenstruktur der Markscheide
marklose Nervenfaser	Schwann-Zelle	mehrere Axone in einer Schwann-Zelle, ohne Lamellenstruktur
zentrales Nervensystem		
markhaltige Nervenfaser	Oligodendrozyt	mehrere Axone pro Oligodendrozyt
marklose Nervenfaser	Astrozyt	Astrozytenfortsätze fassen mehrere Axone zu Bündeln zusammen

- Die Markscheiden im ZNS werden von **Oligodendrozyten** gebildet.
- Im ZNS erfolgt keine Umhüllung des Axons durch den Zellkörper der Markscheidenbildner. Vielmehr umhüllt der Oligodendrozyt mit seinen Fortsätzen jeweils einen Abschnitt des Axons. Das bedeutet, dass ein Oligodendrozyt Internodien von mehreren Axonen bildet.
- Schmidt-Lantermann-Einkerbungen fehlen im ZNS.
- Im ZNS befindet sich keine Basallamina um die Nervenfaser.

APROPOS
Bei der **Multiplen Sklerose** gehen die Markscheiden der Axone in der weißen Substanz des Rückenmarks zugrunde. Es treten fleckenförmig verstreute Entmarkungsherde auf, die vermutlich durch eine Autoimmunreaktion zustande kommen. Da diese Entmarkungsherde im gesamten ZNS auftreten können, können die dabei entstehenden neurologischen Störungen sehr unterschiedlich sein.

Marklose Nervenfasern im ZNS

Im ZNS werden die marklosen Fasern nicht von Oligodendrozyten umhüllt. Vielmehr treten Astrozytenfortsätze zum Teil an diese Axone.

2.6.6 Der periphere Nerv

Die Nerven im PNS bestehen aus Nervenfaserbündeln (Axone und ihre Markscheiden) und bindegewebigen Strukturen. Bei diesen **bindegewebigen Hüllstrukturen** unterscheidet man drei verschiedene (Abb. 2.24):

- Jede einzelne Nervenfaser wird vom **Endoneurium** (lockeres Bindegewebe) umhüllt. Die Basalmembran der Schwann-Zelle und das Endoneurium bilden gemeinsam die Endoneuralscheide.
- Einige bis mehrere Hundert Nervenfasern werden durch das **Perineurium** zu Bündeln zusammengefasst.
- Viele Bündel bilden dann den gesamten Nerv, der schließlich vom **Epineurium** umhüllt wird. Durch diese Hülle ist der Nerv verschieblich in seine Umgebung eingebaut. Von der Hülle ziehen Bindegewebesepten zwischen die Nervenfaserbündel.

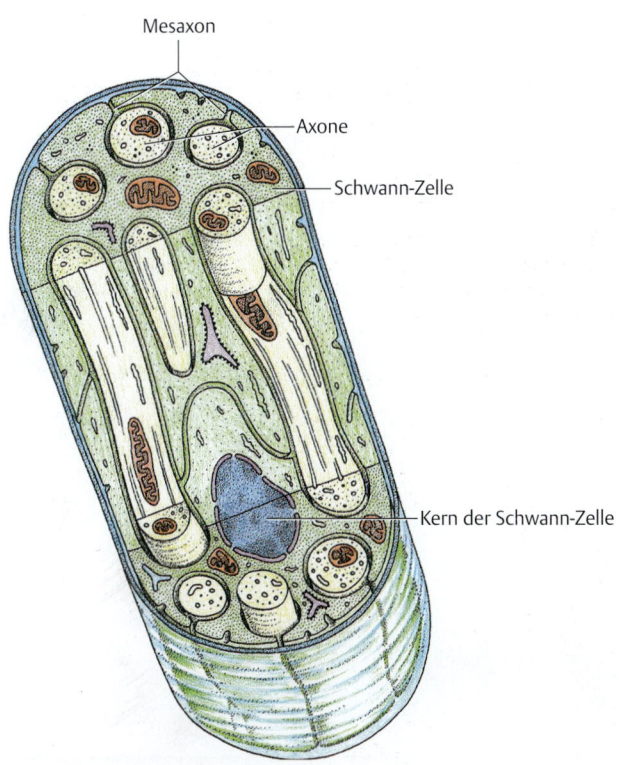

Abb. 2.23 **Marklose Nervenfaser.**

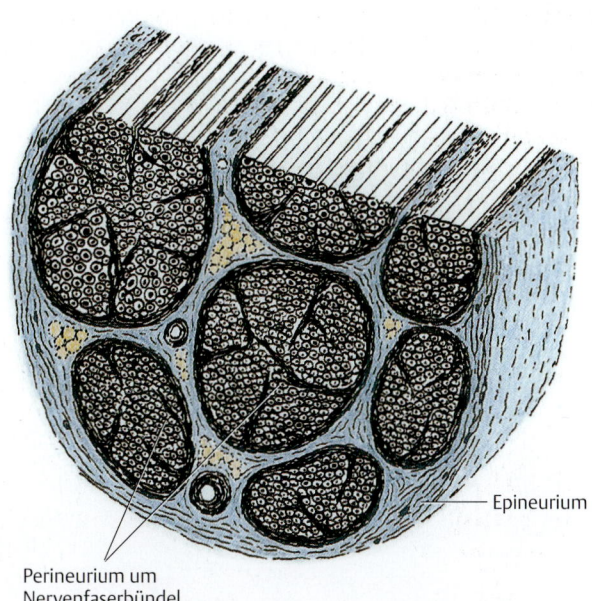

Abb. 2.24 **Peripherer Nerv.**

2.6.7 Spinalganglion

Die Kennzeichen von Spinalganglien sind auffällig große, runde Nervenzellen (Abb. 2.25), auch der Zellkern ist groß, hell, mit kräftig gefärbtem Nucleolus, das Zytoplasma ist gleichmäßig gefüllt mit fein verteilter Nissl-Substanz, eventuell Lipofuszin. Charakteristisch für Spinalganglien ist auch, dass sie von Kapselgewebe umgeben sind. Die Nervenzellen des Spinalganglions liegen in Gruppen zwischen Bündeln von meist längs getroffenen Nervenfasern. Sie sind meist von einem Kranz aus Mantelzellen (Amphizyten) umgeben. Die Mantelzellen enthalten kleine dunkle Kerne. Um einzelne Nervenzellen findet sich ein artifizieller Schrumpfspalt. Außerdem findet man in Spinalganglien auch die markhaltigen Axone der pseudounipolaren Neurone.

2.6.8 Das vegetative (autonome) Ganglion

Die efferente Leitungsbahn des vegetativen Nervensystems besteht aus zwei hintereinandergeschalteten Neuronen. Das erste Neuron liegt im Rückenmark oder Hirnstamm (**präganglionäres Neuron**); sein Axon zieht zu vegetativen Ganglien. Hier erfolgt die Umschaltung auf das zweite Neuron. Dieses **postganglionäre Neuron** schickt sein Axon zu den Erfolgsorganen. Vegetative Ganglien sind z. B. entlang der Wirbelsäule als paravertebrale Ganglien zu finden.

Bei den Nervenzellen der **vegetativen Ganglien** handelt es sich um **multipolare Neurone**. Ihre Perikarya sind kleiner als die in den Spinalganglien, sie werden von **Satellitenzellen** umhüllt.

> **FAZIT – DAS MÜSSEN SIE WISSEN**
>
> – ! Ein **Akustikusneurinom** entsteht aus den Schwann-Zellen des VIII. Hirnnervs.
> – !!! **Spinalganglien** erkennt man an den großen, runden Nervenzellkörpern, die von **Mantelzellen** umgeben sind. In Spinalganglien findet man auch **pseudounipolare Neurone** mit ihren Fasern.
> – ! **Vegetative Ganglien** erkennt man an den **Satellitenzellen**, die die multipolaren Neurone umgeben.

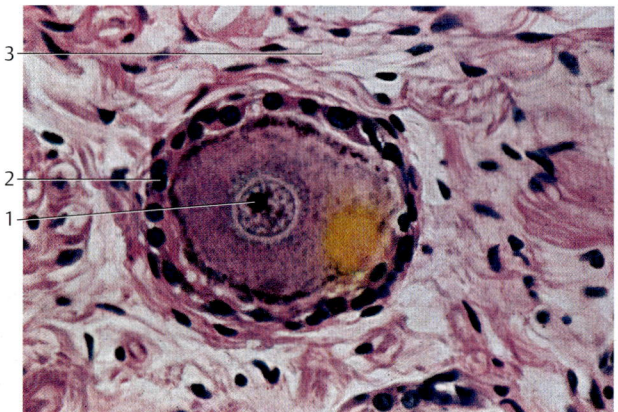

Abb. 2.25 Pseudounipolare Nervenzelle aus dem Spinalganglion.
1 Kern mit deutlichem Nucleolus, **2** Kern einer Mantelzelle, **3** Nervenfasern. (H.E.; Vergr. 600-fach.) [aus Kühnel, Taschenatlas Histologie, Thieme, 2014]

> **GESCHAFFT** ✓
>
> Mit der Zytologie und den Geweben haben Sie nun schon mehr als ein Drittel der Histologie geschafft! Im nächsten Lernpaket folgt die Histologie des Herz-Kreislauf-Systems und anderer Organsysteme. Halten Sie zum besseren Verständnis einen Anatomie-Atlas bereit, um sich regelmäßig einen Eindruck von der Makroskopie machen zu können.

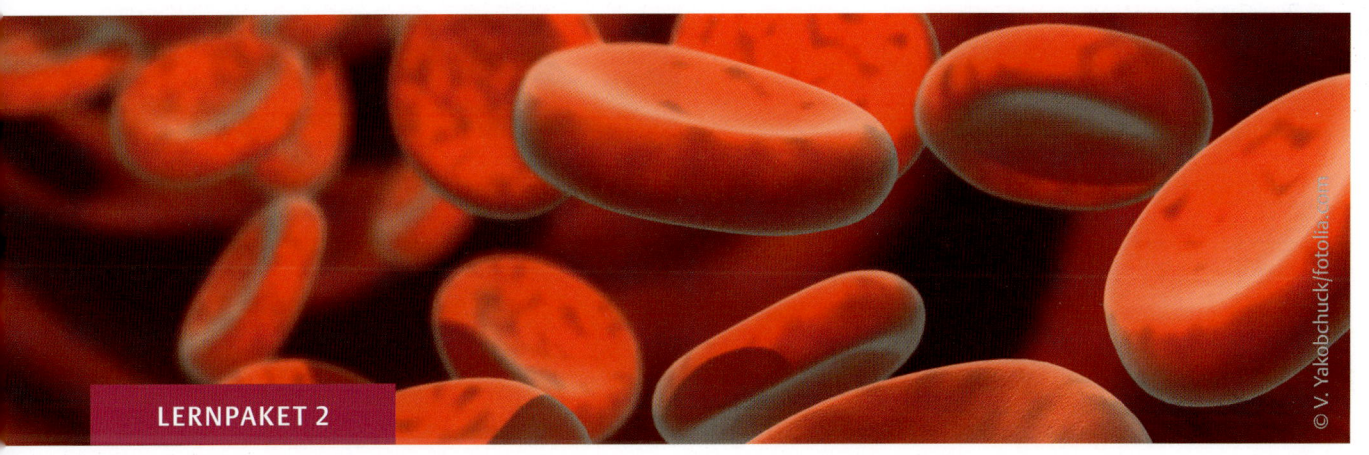

LERNPAKET 2

3 Herz-Kreislauf-System und Blut

3.1 Blutgefäße

3.1.1 Allgemeiner Aufbau

Die Wand der **Arterien** und **Venen** ist prinzipiell gleich aufgebaut (**Abb. 3.1**). Man unterscheidet drei Schichten (von innen nach außen). Zwischen den Schichten kann jeweils eine elastische Membran liegen (**Membrana elastica interna** bzw. **externa**).

Tunica intima (Intima). Sie besteht aus Endothel und einer subendothelialen Bindegewebeschicht. Die flachen Endothelzellen bilden einen einschichtigen, lückenlosen Verband, der auf einer Basalmembran liegt. Die Endothelzellen sind durch Tight Junctions untereinander verbunden. Die schmale subendotheliale Bindegewebeschicht enthält nur wenige Zellen.

Tunica media (Media). Sie ist in der Regel die breiteste Schicht. Sie besteht aus **glatten Muskelzellen** und (**elastischen** und **kollagenen**) **Fasern**. Die glatten Muskelzellen sind überwiegend zirkulär angeordnet und stehen über Gap Junctions miteinander in Verbindung.

Tunica adventitia (Adventitia). Hierbei handelt es sich um die außen gelegene Bindegewebeschicht, die das Gefäß in seiner Umgebung verankert. Sie enthält **kollagene** und **elastische Fasern**, **Fibroblasten** sowie **Blutgefäße (Vasa vasorum)** und **Nerven**. Bei den Nerven handelt es sich vorwiegend um Fasern des Sympathikus, die das Gefäß netzartig innervieren und die die Weite des Gefäßes regulieren können.

3.1.2 Unterschiede zwischen Arterien und Venen

Prinzipiell haben die **Venen** ein größeres Lumen und eine dünnere Wand als die entsprechenden Arterien. Die **Dreischichtigkeit im Wandaufbau** ist bei den **Venen weniger** deutlich sichtbar. Die **Media** ist häufig **dünner** und enthält **weniger Muskelzellen** (auch longitudinal verlaufend), zwischen denen **viel Bindegewebe** vorkommt. Außen liegt eine breite Adventitia. Die Venen der Extremitäten besitzen **Venenklappen**. Sie haben Ventilfunktion für den Blutfluss, d. h., sie lassen nur den Blutfluss in Richtung Herz zu.

Im histologischen Präparat weisen die **Arterien** in der Regel einen **rundlichen Querschnitt** auf (**Abb. 3.2**), während die Venen aufgrund ihrer geringen Wanddicke meist unregelmäßig zusammengedrückt erscheinen.

3.1.3 Arterien vom elastischen Typ

Zu diesem Typ gehören die großen, herznahen Arterien, wie z. B. die **Aorta** (**Abb. 3.2**) und ihre Hauptäste (z. B. A. carotis communis) sowie der **Truncus pulmonalis** oder auch der **Truncus brachiocephalicus**. Sie besitzen eine relativ dicke subendotheliale Schicht. In der Media sind zahlreiche **Membranen aus elastischem Material** meist konzentrisch angeordnet, die ein **Lamellensystem** bilden, das von glatten Muskelzellen verspannt wird.

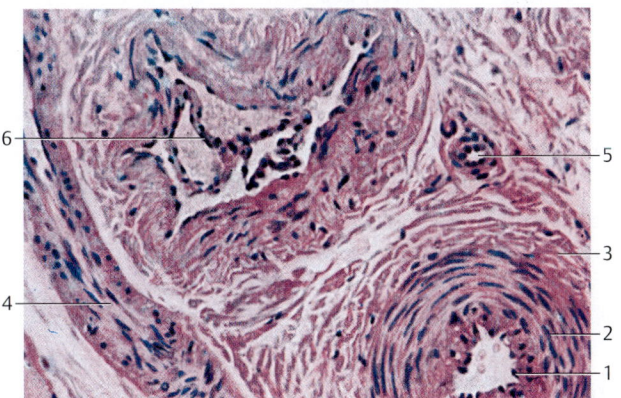

Abb. 3.1 **Arterie und Vene.** Präparat aus der Tela submucosa des Magens mit quer geschnittener Arterie (rechts unten) und Vene. **Arterie: 1** Endothelzellkerne der Intima, **2** zirkulär verlaufende Muskelzellen in der Media, **3** Adventitia, **4** Arteriole im Längsschnitt, **5** Arteriole im Querschnitt. **Vene: 6** Venenklappe. Die Dreischichtigkeit der Gefäßwand ist in der Vene nicht so ausgeprägt wie in der Arterie. (Hämalaun-Eosin; Vergr. 300-fach.) [aus Kühnel, Taschenatlas Histologie, Thieme, 2014]

3.1.4 Arterien vom muskulären Typ

Zu diesem Arterientyp gehören herzfernere mittlere und kleinere Arterien. Sie enthalten in ihrer Media dicht gepackte glatte Muskelzellen, die meist zirkulär angeordnet sind. Die sub-

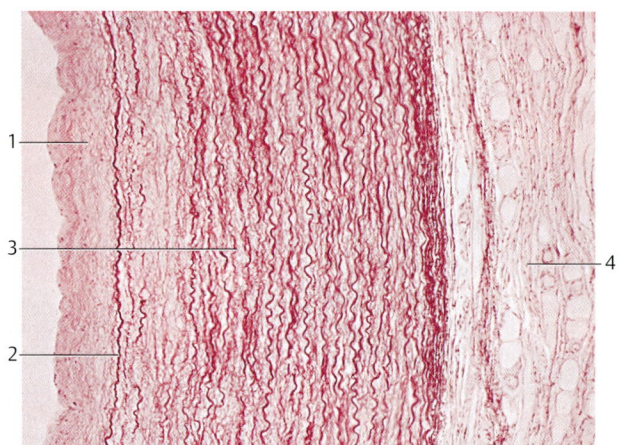

Abb. 3.2 **Aorta descendens.** Querschnitt durch die Wand der Brustaorta als Beispiel für eine Arterie vom elastischen Typ. **1** Intima mit **2** Membrana elastica interna (oft nur schlecht abgrenzbar), **3** Media mit konzentrisch angeordnetem Lamellensystem aus elastischen Fasern, **4** Adventitia. (Hämatoxylin-Eosin-Resorzinfuchsin; Vergr. 80-fach.) [aus Kühnel, Taschenatlas Histologie, Thieme, 2014]

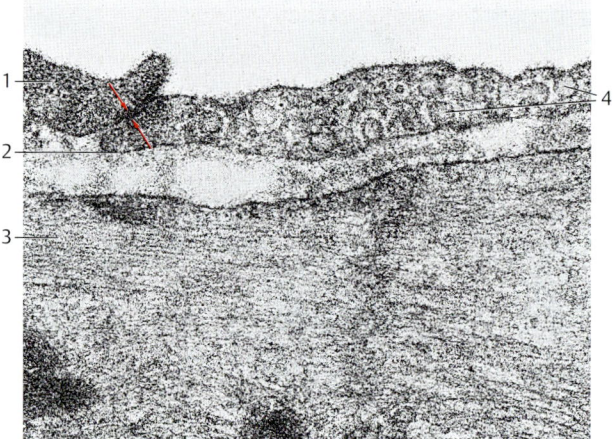

Abb. 3.4 **Querschnitt durch die Wand einer Arteriole. 1** Endothelzelle, **2** Basallamina, **3** glatte Muskelzelle, **4** Caveolae. Die Pfeile zeigen auf einen Zell-Zell-Kontakt zwischen zwei Endothelzellen. (Elektronenmikroskopische Aufnahme; Vergr. 36 000-fach.) [aus Lüllmann-Rauch, Taschenlehrbuch Histologie, Thieme, 2012]

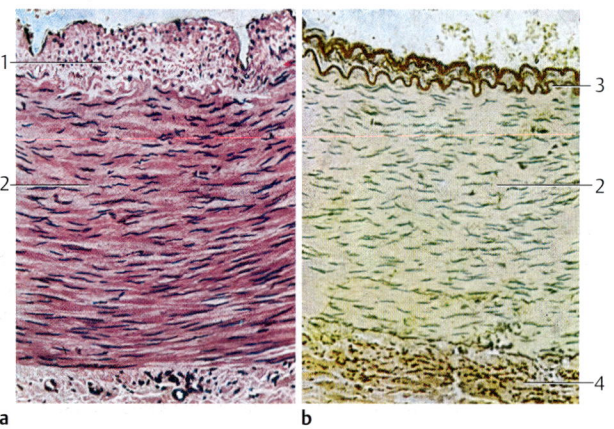

Abb. 3.3 **Querschnitt durch die Wand der Arteria radialis. 1** Intima, **2** Media mit dicht gefügten spindelförmigen Myozyten, **3** Membrana elastica interna, **4** Adventitia. (**a** Hämalaun-Eosin. **b** Hämalaun-Orezin. Beide Vergr. 120-fach.) [aus Kühnel, Taschenatlas Histologie, Thieme, 2014]

endotheliale Schicht ist dünn. Eine deutliche Membrana elastica interna ist vorhanden; eine dünne Membrana elastica externa kann vorkommen (**Abb. 3.3**).

APROPOS
Bei der **Arteriosklerose** handelt es sich um die häufigste Erkrankung des Gefäßsystems. Wahrscheinlich kommt es durch Endothelschäden zu Intimaverdickungen, die durch Plaques in der subendothelialen Schicht hervorgerufen werden. In solchen Plaques finden sich u. a. Ablagerungen von Fettsubstanzen aus dem Blut, vermehrtes Auftreten von glatten Muskelzellen (aus der Media), vermehrte Extrazellulärmatrix, Calciumablagerungen. Durch die Intimaverdickung kommt es zu einer Stenose, wodurch das nachgeschaltete Gewebe nur noch schlecht durchblutet wird. Bildet sich auf dem veränderten Endothel eines Plaques ein Thrombus, so können ein Gefäßverschluss und ein Infarkt resultieren.

3.1.5 Arteriolen

Die Media größerer Arteriolen besteht aus zwei geschlossenen Muskelzellschichten, die Media der meisten Arteriolen nur noch aus **einer** geschlossenen Muskelschicht. Arteriolen haben von allen Blutgefäßen relativ zum Lumen die **dickste Wand**. In der luminalen und basalen Plasmamembran der Endothelzellen findet man zahlreiche **Caveolae**, die zur Vergrößerung der Zelloberfläche dienen (**Abb. 3.4**).

3.1.6 Kapillaren

Die Wand der Kapillaren (Durchmesser ca. 4–15 µm) besteht aus Endothelzellen, **Basallamina** und **Perizyten**. Es gibt drei verschiedene Arten von Kapillaren, die sich im Aufbau ihres Endothels unterscheiden:

Geschlossene (kontinuierliche) Kapillaren. Hier bildet das Endothel eine dünne Zytoplasmaschicht ohne Unterbrechungen. Der Durchtritt von Molekülen erfolgt unter Beteiligung von zytoplasmatischen Vesikeln (**Transzytose**). Solche Kapillaren kommen z. B. in der Herz- und Skelettmuskulatur sowie in der **Lunge** und im **ZNS** vor. Die Hirnkapillaren weisen kaum Transzytose-Vesikel auf. Zudem sind die Zellkontakte (**Tight Junctions**) zwischen den Endothelzellen hier fest und undurchlässig. Aufgrund dieser Merkmale spricht man von der **Blut-Hirn-Schranke**.

Gefensterte (fenestrierte) Kapillaren. Die Endothelzellen dieses Kapillartyps sind siebartig gefenstert. Diese Fenster sind bis auf sehr kleine Öffnungen durch Diaphragmata verschlossen. Solche Kapillaren kommen z. B. in **endokrinen Organen**, der **Area postrema** der Wand des **IV. Hirnventrikels**, der **Glomusorgane** oder in der **Darmschleimhaut** vor. Am höchsten ist der Anteil von Kapillaren mit fenestriertem Epithel in den **Darmzotten**.

Kapillaren mit diskontinuierlichem Endothel. In der **Leber** und in der **Niere** kommen Endothelzellen mit offenen Fenstern ohne Diaphragma vor. In der Leber fehlt dort zudem die Basalmembran (freier Durchtritt von fast allen Plasmabestandteilen).

3.1.7 Postkapilläre Venolen

Die Kapillaren münden in **postkapilläre Venolen**. An dieser Stelle ist die Permeabilität des Gefäßsystems durch „undichte" Stellen im Endothel besonders hoch, sodass Flüssigkeit und Plasma leicht in das Gewebe übertreten kann. Hier verlassen auch die Leukozyten das Gefäßsystem.

FAZIT – DAS MÜSSEN SIE WISSEN

- **!** Die Media der **Venen** ist **dünner** als die der Arterien und enthält weniger Muskelzellen. In der Media der **Arterien vom elastischen Typ** bilden Membranen aus elastischen Fasern ein konzentrisch angeordnetes **Lamellensystem**.
- **!!** Arterien weisen im histologischen Präparat in der Regel einen **rundlichen Querschnitt** auf.
- **!** **Venen** erscheinen im histologischen Präparat aufgrund ihrer geringen Wanddicke meist unregelmäßig **zusammengedrückt**.
- **!!** Zu den Arterien vom **elastischen Typ** gehören u. a. die **Aorta** und ihre Hauptäste (z. B. A. carotis communis).
- **!** In den Membranen der Endothelzellen von Arteriolen kommen **Caveolae** vor. Sie sollten diese im elektronenmikroskopischen Bild erkennen können.
- **!** **Geschlossene Kapillaren** kommen u. a. in der **Lunge** und im **ZNS** vor.
- **!** **Tight Junctions** im **Gefäßendothel** des ZNS sind die wichtigste Barriere der **Blut-Hirn-Schranke**.
- **!** Kapillaren mit **diskontinuierlichem Endothel** kommen u. a. in der **Leber** vor.
- **!** **Leukozyten** verlassen das Gefäßsystem hauptsächlich in den **postkapillären Venolen**.

3.2 Lymphgefäße

Im Histologie-Kurs gibt es häufig kein direktes Präparat zu den Lymphgefäßen. Lymphgefäße erkennt man im mikroskopischen Bild daran, dass sie klein und dünnwandig sind und Klappen enthalten.

3.3 Herz

In der Histologie müssen Sie am Herzen hauptsächlich den dreischichtigen Aufbau aus Endokard, Myokard, Epikard (siehe Anatomie) sowie den Aufbau der Herzmuskulatur (S. 27) kennen. Deshalb gehen wir hier auch nicht weiter darauf ein.

3.4 Blut

Das Blut besteht aus den **Blutzellen** und dem flüssigen, gerinnungsfähigen **Blutplasma**. Zu den Blutzellen gehören die **Erythrozyten** (rote Blutkörperchen), **Leukozyten** (weiße Blutkörperchen) und **Thrombozyten** (Blutplättchen). Die Leukozyten werden weiter unterteilt in **Granulozyten**, **Lymphozyten** und **Monozyten**. Die Blutzellen werden im **Knochenmark** gebildet.

Blutausstrich. Blutzellen werden in Blutausstrichen untersucht. Dazu wird ein Blutstropfen auf einen Objektträger aufgebracht und ausgestrichen, sodass ein dünner Blutfilm entsteht. Die in der Regel dann angewandte Färbung ist die May-Grünwald-Giemsa-Färbung (Farbstoffgemisch) nach Pappenheim. In diesen Präparaten sind basophile Strukturen blau, azidophile rot (Abb. 3.5).

3.4.1 Hämatopoese

Blutzellen haben nur eine relativ kurze Lebenszeit. Das bedeutet, dass sie ständig neu gebildet werden müssen. Dies geschieht im Knochenmark.

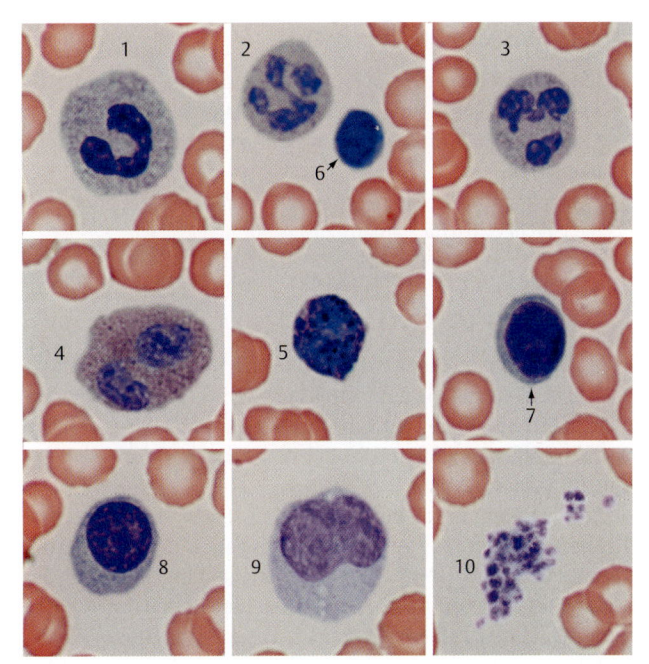

Abb. 3.5 **Zellen im menschlichen Blutbild. 1** Stabkerniger neutrophiler Granulozyt, **2 + 3** segmentkerniger neutrophiler Granulozyt, **4** eosinophiler Granulozyt, **5** basophiler Granulozyt, **6** kleiner Lymphozyt, **7** mittelgroßer Lymphozyt, **8** großer Lymphozyt, **9** Monozyt, **10** Thrombozyten. (May-Grünwald-Giemsa-Färbung nach Pappenheim, Vergr. 1200-fach.)

Man unterscheidet rotes und gelbes Knochenmark. Insgesamt besitzt der junge Erwachsene ca. **2,6 kg Knochenmark** (4 % des Körpergewichts), die sich zu **gleichen Teilen** auf das **rote** und das **gelbe** Knochenmark verteilen. Rotes Knochenmark ist das blutbildende, aktive Knochenmark; beim Erwachsenen findet es sich in den Epiphysen der Röhrenknochen sowie in kurzen und platten Knochen. Beim **Kleinkind** findet man auch in der **Diaphyse der langen Röhrenknochen** noch **rotes Knochenmark**. Dort findet ebenfalls Blutbildung statt. Nach abgeschlossenem Körperwachstum hat sich das rote Knochenmark der Diaphysen in gelbes Knochenmark umgewandelt und besteht nun vorwiegend aus Fettzellen (= Platzhalter). Bei gesteigertem Blutzellbedarf kann gelbes in rotes Mark umgewandelt werden.

Rotes Knochenmark besteht aus dem Stroma (mit **retikulärem Bindegewebe** und zahlreichen Fettzellen = lipidhaltige Retikulumzellen und Makrophagen), den Sinusoiden (in die die reifen Blutzellen gelangen) und den verschiedenen Zellen der Blutbildung (Hämatopoese).

Alle Blutzellen leiten sich von einer **pluripotenten hämatopoetischen Stammzelle** ab. Aus den Stammzellen gehen die frühen **Progenitorzellen** (Vorläuferzellen) für alle Blutzellen hervor.

In der **Embryonalphase** findet die Blutbildung in der **Leber** statt. Schon früh während der Leberentwicklung differenzieren sich im Mesenchym der Leber Inseln der Blutbildung. Im 6. und 7. Monat erreicht die Blutbildung ihren Höhepunkt. Danach bilden sich die Inseln schnell zurück und die Blutbildung wird ins Knochenmark verlegt. Bei verschiedenen **Erkrankungen** (z. B. chronisch myeloproliferative Erkrankungen), kann auch **bei Erwachsenen** eine wieder eine **Hämatopoese** in der Leber (und der Niere) zu beobachten sein.

> **FAZIT – DAS MÜSSEN SIE WISSEN**
> - **!** **Lymphgefäße** erkennt man im mikroskopischen Bild daran, dass sie klein und dünnwandig sind und **Klappen** enthalten.
> - **!** **Rotes Knochenmark** enthält typischerweise **retikuläres Bindegewebe**.
> - **!** Unter krankhaften Bedingungen kann beim Erwachsenen wieder eine **hepatische Hämatopoese** auftreten.

3.4.2 Erythrozyten

Die roten Blutkörperchen machen die ganz überwiegende Masse aller Blutzellen aus. Sie besitzen keinen Kern und keine Zellorganellen. Ihr Inhalt besteht größtenteils aus dem eisenhaltigen Blutfarbstoff **Hämoglobin** (Hb), das dem Sauerstoff- und Kohlendioxidtransport dient.

Erythrozyten erscheinen im Blutausstrich als runde rote Scheiben mit zentraler Aufhellung (geringere Dicke). Die Gestalt und die Verformbarkeit der Erythrozyten ist durch ein spezielles Membranskelett bedingt. Spektrinfilamente werden durch kurze Aktinfilamente zu einem Netzwerk verbunden, das über Ankyrin und Protein 4.1 an Transmembranproteinen der Plasmamembran befestigt ist.

Mit der Alterung der Erythrozyten lässt ihre Membranflexibilität nach. Sie werden dann in der **Milz**, in der **Leber** und im **Knochenmark** von Makrophagen **abgebaut**.

Die Glykokalix der Erythrozyten enthält die Blutgruppenantigene, die die Blutgruppe (z. B. AB0-System) bestimmen.

Einige Zahlen zu den Erythrozyten:
- Anzahl: **4–5 Mio./mm³ (µl)** *Längste Verweildauer von allen Blutzellen im Blutkreislauf*
- Durchmesser: **7,5 µm**
- Lebensdauer: **120 Tage** →
- Dicke: 2,5 µm im Randbereich, 1 µm im Zentrum
- Gehalt an Hämoglobin: 30 pg pro Erythrozyt
- Hämoglobinmenge: 140 g/l (Männer), 120 g/l (Frauen)
- Gesamtanzahl im Körper: mehr als 25 Billionen
- Gesamtoberfläche aller Erythrozyten: 3 800 m²

Erythropoese. Erythrozyten entstehen, wie alle Blutzellen, im Knochenmark. Die Entwicklung vom Proerythroblasten bis zum fertigen Erythrozyten dauert ca. 8 Tage.

Die Proerythroblasten werden kleiner und verlieren schließlich den Zellkern und die Zellorganellen. Die Menge an Hämoglobin nimmt dabei immer weiter zu und der Erythroblast wird immer azidophiler. Das letzte Stadium, bevor der Erythroblast seinen Kern verliert, heißt **Normoblast**. Darauf folgt der **Retikulozyt**. Er hat keinen Kern mehr. Der **Anteil von Retikulozyten** im Blut gibt Auskunft über die **erythropoetische Aktivität** des Knochenmarks. Drei Tage später hat sich der Retikulozyt zum fertigen Erythrozyten entwickelt, der das Knochenmark verlässt und sofort ins Blut gelangt.

Die **Regulation** der Erythropoese erfolgt durch **Erythropoetin**, das in der Niere gebildet wird.

APROPOS
Bei der **Polyglobulie** handelt es sich um eine Erhöhung der Erythrozytenzahl, d. h. um einen Anstieg des Hämatokritwertes. Sie kann beispielsweise durch chronische Lungenerkrankungen oder Aufenthalte in größeren Höhen bedingt sein. Dabei löst der Sauerstoffmangel eine vermehrte Erythropoetinausschüttung und damit eine Steigerung der Erythropoese aus.

> **FAZIT – DAS MÜSSEN SIE WISSEN**
> - **!** **Erythrozyten** erscheinen im Blutausstrich als runde **rote Scheiben** mit **zentraler Aufhellung**.
> - **!** In 1 µl Blut sind **4–5 Mio. Erythrozyten** enthalten.
> - **!** Erythrozyten haben einen Durchmesser von **7,5 µm**.

3.4.3 Leukozyten

Die Leukozyten (weiße Blutzellen) sind die kernhaltigen Zellen des Blutes. Sie erfüllen ihre Aufgaben meist außerhalb des Blutes. Die amöboid beweglichen Zellen verlassen die Gefäße (Diapedese) und wandern in Gewebe ein. Dort spielen sie eine wesentliche Rolle bei der Abwehr von Krankheitserregern und Fremdkörpern.

Einige Zahlen zu den Leukozyten
- Anzahl: **4 300–10 000/mm³**.

Im Differenzialblutbild wird der prozentuale Anteil der einzelnen Leukozytentypen bestimmt:
- neutrophile Granulozyten: **60 %** (45–75 %)
- eosinophile Granulozyten: **3 %** (1–7 %)
- basophile Granulozyten: **1 %** (0–2 %)
- Lymphozyten: **30 %** (16–45 %)
- Monozyten: **6 %** (4–10 %)

> **LERNTIPP**
> Ein guter Merksatz zur Leukozytenverteilung ist:
> **N**ever (**N**eutrophile 60 %)
> **L**et (**L**ymphozyten 30 %)
> **M**onkeys (**M**onozyten 6 %)
> **E**at (**E**osinophile 3 %)
> **B**ananas (**B**asophile 1 %)

Granulozyten

Granulozyten haben zahlreiche Granula im Zytoplasma, die je nach Granulozytentyp unterschiedlich angefärbt werden können. So unterscheidet man neutrophile, eosinophile und basophile Granulozyten. Außerdem unterscheiden sich die Granula in Größe, Form, Ultrastruktur und Inhalt.

Die Kerne der Granulozyten haben ebenfalls sehr unterschiedliche Formen. Man bezeichnet die Granulozyten deshalb auch als polymorphkernige Leukozyten – im Gegensatz zu den mononucleären Leukozyten (Lymphozyten und Monozyten).

Neutrophile Granulozyten. Der Name rührt daher, dass sich ihre (sehr feinen) Granula sowohl mit sauren als auch mit basischen Farbstoffen anfärben lassen. Sie haben einen Durchmesser von etwa 12 µm. Etwa 90 % der Neutrophilen sind im Knochenmark gespeichert. Die restlichen befinden sich im Blut und als freie Bindegewebezellen im Gewebe. Im Blut halten sich Neutrophile meist nur 6–8 Stunden auf.

Jugendliche Formen der neutrophilen Granulozyten haben einen **stabförmigen Zellkern** (stabkernige Granulozyten). Bei reifen Neutrophilen besteht der Kern aus meist 3–4 Segmenten, die über dünne, fadenförmige Brücken miteinander verbunden sind. Neutrophile, die mehr als fünf Segmente aufweisen, bezeichnet man als **hypersegmentiert**. Sie gelten als alte Zellen.

Bei Frauen weisen einige **Neutrophile** einen sog. **Drumstick** (trommelschlägelartiges Anhängsel am Zellkern) auf. Hierbei handelt es sich um ein **inaktives X-Chromosom** (Barr-Körperchen).

Man unterscheidet zwei Typen von Granula:
- **Spezifische Granula (Sekundärgranula):** enthalten im Wesentlichen bakterizide Substanzen, u. a. Laktoferrin, Lysozym, alkalische Phosphatase. (Lysozym daut Bakterienwände an. Lactoferrin bindet Eisen, das von Bakterien für das Wachstum benötigt wird.) Sie entstehen während der **Granulopoese**.
- **Azurophile Granula:** Sie sind etwas **größer** und es handelt sich im Prinzip um **Lysosomen**, die lysosomale Enzyme (saure Hydrolasen) und **bakterizide** Stoffe enthalten.

Die Neutrophilen spielen eine wesentliche Rolle bei **akuten Entzündungen**, insbesondere bei bakteriellen Entzündungen; sie phagozytieren Fremdkörper und Bakterien. Nach entsprechender **Stimulation** bilden sie toxische Sauerstoffradikale („**respiratory burst**"), durch die Bakterien abgetötet werden.

Eosinophile Granulozyten. Sie sind etwas größer als die Neutrophilen. Ihr **Kern** ist zweigelappt, d. h., zwei Kernsegmente sind über eine Zytoplasmabrücke verbunden (**Abb. 3.5 [4]**). Die Granula dieser Zellen binden aufgrund ihres Gehaltes an basischen Proteinen an den sauren **Eosinfarbstoff** und erscheinen deshalb im histologischen Bild **rot**. Sie sind deutlich größer als die Granula der Neutrophilen. Die Granula werden als modifizierte Lysosomen aufgefasst. Sie enthalten kein Lysozym mehr. Dafür besitzen sie das zytotoxische **Major Basic Protein** (MBP), das **Parasiten** abtöten kann. Man findet eosinophile Granulozyten deshalb auch vermehrt bei parasitären und allergischen Erkrankungen im Blut (Eosinophilie). Ihr normaler Aufenthaltsort ist im **Gewebe**, z. B. in der **Lamina propria** der **Magen-Darm-Wand**.

Basophile Granulozyten. Die unregelmäßig großen **Granula** sind kräftig blauschwarz (violett) gefärbt. Sie enthalten Histamin, Heparin, Prostaglandin und chemotaktische Faktoren, also im Wesentlichen Entzündungsmodulatoren. Diese bewirken Gefäßerweiterung, vermehrte Kapillarpermeabilität (Austritt von Blutplasma) und lokale Verhinderung der Blutgerinnung (durch Heparin).

Die Basophilen sind kleiner als die Neutrophilen. Ihr **Kern** ist groß und kaum gelappt (**Abb. 3.5 [5]**). Er wird von den Granula meist verdeckt. Basophile ähneln (in morphologischer und funktioneller Hinsicht) den Mastzellen des Bindegewebes. An ihrer Oberfläche besitzen sie IgE-Rezeptoren.

Granulopoese. Die frühen **Progenitorzellen** (S. 37), aus denen alle Blutzellen entstehen, differenzieren sich in lymphatische und myeloische Progenitorzellen. Aus den myeloischen Progenitorzellen entwickeln sich Myeloblasten, die sich u. a. in neutrophile Granulozyten differenzieren. Myeloblasten haben einen rundlichen Kern, der während der Granulopoese zuerst eine Eindellung bekommt, sich dann über verschiedene Stadien (bohnenförmig, nierenförmig, stabförmig bei Neutrophilen) immer weiter verdichtet und schließlich zum segmentierten Kern wird. Zu Beginn der Entwicklung treten zuerst unspezifische und später die spezifischen Granula auf. Eosinophile und basophile Granulozyten entwickeln sich aus den lymphatischen [*myeloisch*] Vorläuferzellen.

> **FAZIT – DAS MÜSSEN SIE WISSEN**
> - !! Nach entsprechender Stimulation bilden **neutrophile Granulozyten** toxische Sauerstoffradikale („**respiratory burst**").
> - ! Sie sollten **eosinophile Granulozyten** im mikroskopischen Bild erkennen können (man erkennt sie an ihrem **zweigelappten** Kern). Sie erscheinen **rot**, da ihre Granula **Eosinfarbstoff** binden.
> - ! **Myeloblasten** sind Vorläuferzellen für **Granulozyten**.

Monozyten

Monozyten sind die **größten Leukozyten** (Durchmesser: bis zu 20 µm). Ihr **Zellkern erscheint hell** und liegt meist **exzentrisch**. Er ist oval oder nierenförmig, häufig eingebuchtet. Im Zytoplasma finden sich feinste **azurophile Granula**, die Lysosomen entsprechen.

Die im **Knochenmark** gebildeten Monozyten befinden sich nur kurze Zeit (ca. 1 Tag) im Blut; sie wandern dann in verschiedene Organe aus. Hier können sie sich zu verschiedenen (langlebigen) Zelltypen weiterentwickeln. Diese Zelltypen, die in der Regel eine ausgeprägte Fähigkeit zur Phagozytose haben (= **Makrophagen**), werden zum **mononukleären Phagozyten-System** (**MPS**) zusammengefasst. Zum MPS gehören:
- Gewebemakrophagen im Bindegewebe fast aller Organe
- Langerhans-Zellen der Epidermis
- Makrophagen in lymphatischen Organen und im Knochenmark
- **Alveolarmakrophagen** in der Lunge
- Peritonealmakrophagen im Bauchfell
- Pleuramakrophagen im Lungenfell
- **Kupffer-(Stern-)Zellen** in der Leber
- Hofbauer-Zellen in der Plazenta
- Osteoklasten im Knochen
- Mikroglia im Gehirn

Die Makrophagen dienen auch als **antigenpräsentierende Zellen** im Immunsystem.

Monopoese. Monozyten entstehen aus **Monoblasten**.

Lymphozyten

Lymphozyten sind die spezifischen Zellen des Immunsystems. Der Großteil ist in den lymphatischen Organen, im Knochenmark und im Bindegewebe anzutreffen.

Die **kleinen Lymphozyten** sind die (im Blut) ganz überwiegende Form. Sie sind gekennzeichnet durch einen runden dunklen Kern und einen schmalen Zytoplasmasaum. Sie sind kaum größer als Erythrozyten (**Abb. 3.5 [6]**). Bei den kleinen Lymphozyten handelt es sich um die B- und T-Lymphozyten des Immunsystems.

Die **großen Lymphozyten** weisen mehr Zytoplasma auf. Ihr manchmal eingedellter Zellkern liegt exzentrisch (**Abb. 3.5 [7, 8]**). Die großen Lymphozyten sind die zytotoxischen Killerzellen (Non-T-non-B-Lymphozyten).

Lymphopoese. Aus Lymphozyten-Stammzellen entstehen **Lymphoblasten**. Aus diesen gehen zum einen Pro-T-Lymphozyten hervor, die in undifferenziertem Zustand das Knochenmark durchlaufen. Sie siedeln sich im Thymus an, wo ihre weitere Entwicklung erfolgt. Zum anderen entstehen Pro-B-Lymphozyten, die sich im Knochenmark differenzieren und als B-Lymphozyten lymphatische Organe (Milz, Lymphknoten, Mandeln u. a.) besiedeln.

Thrombozyten

Thrombozyten (Blutplättchen) sind kernlose, scheibenförmige Zellfragmente. Sie entstehen als Zytoplasmaabschnürungen aus Knochenmark-Riesenzellen (Megakaryozyten, s. u.). Ihr Durchmesser beträgt nur etwa 1–4 µm. **Pro µl Blut** kommen **150 000 bis 350 000** Thrombozyten vor. Nach 5–10 Tagen Lebenszeit werden sie abgebaut, vor allem in der Milz. Bei starker Vergrößerung erkennt man lichtmikroskopisch ein dunkles Zentrum, das von einer hellen Zone umgeben ist.

Tab. 3.1 Übersicht über die Blutzellen.

Blutzelle	Kern	Merkmal	Größe
Erythrozyt	–	rund, mit zentraler Aufhellung	7,5 µm
neutrophiler Granulozyt	mehrere Kernsegmente	zartrosa gefärbte, feine Granula	12 µm
eosinophiler Granulozyt	zwei Kernsegmente	grobe, dicht gepackte (rote) Granula	über 12 µm
basophiler Granulozyt	u- oder s-förmig	unregelmäßige, große, violette Granula	unter 12 µm
Monozyt	oval, hell, exzentrisch gelegen	feine azurophile Granula	bis 20 µm
kleiner Lymphozyt	rund, dunkel	schmaler Zytoplasmasaum	etwas größer als Erythrozyt
großer Lymphozyt	rund, dunkel, exzentrisch gelegen	mehr Zytoplasma	
Megakaryozyt	unregelmäßig gelappter Kern	größer als alle anderen Blutzellen	35–150 µm
Thrombozyten	–	kleine, bläuliche Körnchen	sehr klein

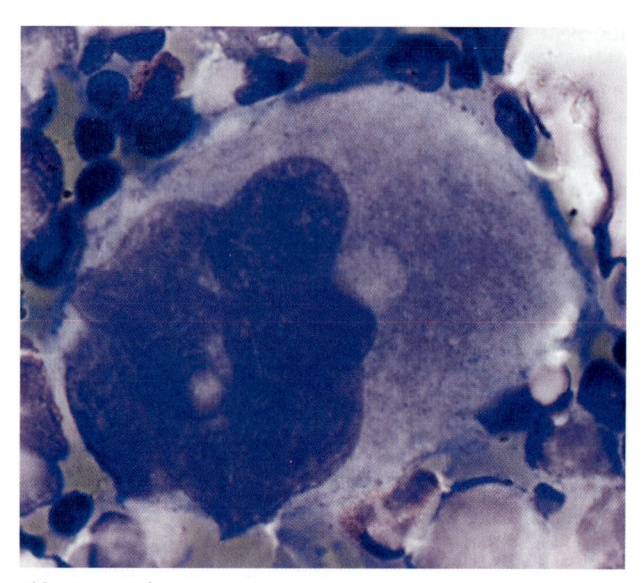

Abb. 3.6 **Megakaryozyt.** (Färbung nach Pappenheim; Vergrößerung 600-fach.)

Die Granula der Thrombozyten enthalten u. a. Fibrinogen, Fibronektin, Thrombospondin, Von-Willebrand-Faktor, Plättchenfaktor 4 (Anti-Heparin), den Wachstumsfaktor PDGF (**P**latelet-**d**erived **G**rowth **F**actor) und Serotonin.

Thrombopoese. Über Megakaryoblasten und Promegakaryozyten entstehen die sog. Knochenmark-Riesenzellen, die **Megakaryozyten** (Abb. 3.6).

Die Megakaryozyten erkennt man an ihrer **Größe** (Durchmesser 35–150 µm) und ihrem **unregelmäßig gelappten Kern** (Abb. 3.6). Der Kern ist polyploid; er enthält bis zu 64 Chromosomensätze. Im Zytoplasma der Megakaryozyten bilden sich die Granula der Thrombozyten. An der Oberfläche bilden sich fingerförmige Fortsätze (durch Löcher der Sinusoide hindurch) aus. Durch Abschnürung der Fortsätze entstehen die Thrombozyten. Die Megakaryozyten werden durch **Thrombopoetin** (aus der Leber) stimuliert.

> **LERNTIPP**
>
> Monozyten und große Lymphozyten können leicht verwechselt werden. Monozyten haben aber einen weniger stark gefärbten Kern, der in der Regel auch stärker eingebuchtet ist. **Achtung:** Thrombozyten können mit Verunreinigungen verwechselt werden!

> **FAZIT – DAS MÜSSEN SIE WISSEN**
>
> - ! **Monozyten** sind die **größten Leukozyten** (Durchmesser: bis zu 20 µm). Ihr **Zellkern erscheint hell** und liegt meist **exzentrisch**. Sie können sich zu **Makrophagen** weiterentwickeln.
> - ! **Kupffer-Zellen** sind die Makrophagen der Leber.
> - ! Sie sollten im histologischen Bild **Megakaryozyten** erkennen können: Sie sind **größer** als die anderen Blutzellen und haben einen **gelappten Kern**.
> - ! Aus den Megakaryozyten entstehen **Thrombozyten** durch Abschnürung von Zytoplasma.

3.4.4 Zusammenfassung: Merkmale der Blutzellen

> **LERNTIPP**
>
> Bei den Blutzellen ist es wichtig, dass Sie die morphologischen Merkmale kennen. Die Wahrscheinlichkeit, dass Sie spezifische Blutzellen auf Bildern erkennen müssen, ist relativ hoch. Oft ist es dann auch noch relevant zu wissen, welche Funktion die entsprechende Zelle hat. Dazu finden Sie alles beim Immunsystem in der Biochemie und Physiologie.

Hier nochmals ein tabellarischer Überblick über die Blutzellen (Tab. 3.1).

4 Lymphatisches Gewebe und Immunsystem

4.1 Überblick

Unser Körper verliert ständig Flüssigkeit. Durch den hydrostatischen Druck im Kapillargebiet dringt Plasma aus den Gefäßen ins umgebende Gewebe. Ein Teil dieser Flüssigkeit wird durch den kolloidosmotischen Druck wieder zurückgeholt. Der Rest, der zurückbleibt, ist die sogenannte **Lymphe**. Diese wird durch das **Lymphsystem** wieder aufgesammelt und in das Kreislaufsystem zurückgeführt.

Die Bahnen des Lymphsystems beginnen blind in der Peripherie und vereinigen sich immer weiter. Die Lymphe aus den unteren Körperregionen sammelt sich in der **Cisterna chyli** und fließt dann über den **Ductus thoracicus** weiter zum **linken Venenwinkel** in das Blutgefäßsystem. Auch die Lymphe aus der linken oberen Körperhälfte mündet über den Ductus thoracicus in den Blutkreislauf. Nur die Lymphe aus der rechten oberen Region fließt über den **Ductus lymphaticus dexter** in den **rechten Venenwinkel**.

Auf ihrem Weg durch dieses System nimmt die Lymphe alles mit, was ihr begegnet, und kommt so mit fast allen Substanzen im Körper in Kontakt – auch mit Fremdstoffen, Tumorzellen und Krankheitserregern. Diese werden dabei in den Lymphknoten erfolgreich aus dem System herausgefiltert.

So verwundert es nicht, dass das Lymphsystem auch gleichzeitig das **Immunsystem** beherbergt. Zum Immunsystem gehören die
- **primären lymphatischen Organe** und die
- **sekundären lymphatischen Organe**.

> **LERNTIPP**
>
> In den Prüfungsfragen zu Histologie finden sich häufig Fragen, in denen eine Abbildung gezeigt und nach der Funktion des gezeigten Gewebes oder der Zellregion gefragt wird. Dazu muss man erst einmal das Gewebe erkennen (das lernen Sie hier) und dann aber auch wissen, welche Funktion dieses Gewebe hat. Beim lymphatischen Gewebe handelt es sich dabei um Funktionen des Immunsystems, zu dem eine ganze Reihe von Zellen (B-Lymphozyten, T-Lymphozyten, Makrophagen usw.) gehört. Hier lernen Sie, wo im lymphatischen Gewebe sich diese Zellen befinden. Die Funktion dieser Zellen lernen Sie in der Biochemie bzw. Physiologie beim Immunsystem kennen. Sie wird hier nicht besprochen.

4.2 Primäre lymphatische Organe

Zu den primären lymphatischen Organen zählen das **Knochenmark** und der **Thymus**. Hier entstehen und reifen die Immunzellen (**B-Zellen und T-Zellen**) heran. Die B-Zellen differenzieren sich bereits im Knochenmark, während die T-Zellen in den Thymus wandern und dort entsprechend „geprägt" werden.

4.2.1 Knochenmark

Zum Bau des Knochenmarks und der Entstehung der Immunzellen siehe Kap. 3.4.1.

4.2.2 Thymus

Der Thymus besteht aus zwei unterschiedlich großen Lappen, Lobus dexter und Lobus sinister, die untereinander verbunden sind. & *Liegt innerhalb des Mediastinums*

Aufbau des juvenilen Thymus

Der juvenile Thymus ist oberflächlich in Läppchen gegliedert. Die Läppchen sind deutlich in eine dunkle **Rinde** und in ein helles **Mark** gegliedert (Abb. 4.1). Rinde und Mark gehen fließend ineinander über. Die Rinde enthält viele kleine **Lymphozyten** und ist deshalb dunkel gefärbt. Im Mark befinden sich deutlich weniger Lymphozyten. Die Lymphozyten sind in ein hohes Schwammwerk eingelagert, das von den **Thymusepithelzellen** gebildet wird. Im Mark des Thymus liegen auffällige (hellrot gefärbte) **Hassall-Körperchen** (s. u.).

Thymusepithelzellen. Die verzweigten Thymusepithelzellen bilden ein netzartiges **Zellretikulum**. Sie besitzen lange Fortsätze, die untereinander durch Desmosomen verbunden sind, und bilden **keine** retikulären Fasern.

Besonders im Rindenbereich bilden die Thymusepithelzellen mit ihren dünnen Fortsätzen eine kontinuierliche Trennschicht um die Blutgefäße, die Blut-Thymus-Schranke. Die funktionelle Bedeutung dieser Schranke ist nicht geklärt.

Hassall-Körperchen. Im Mark des Thymus liegen kugelige Hassall-Körperchen. Ihr Durchmesser beträgt im Durchschnitt 20–50 µm. Sie bestehen aus abgeflachten, scheibenförmig zusammengelagerten Thymusepithelzellen. Im Zentrum der Hassall-Körperchen sind häufig degenerative Veränderungen zu erkennen. Die genaue Funktion der Hassall-Körperchen kennt man bisher noch nicht.

Funktion des Thymus

Im Thymus differenzieren sich aus dem Knochenmark eingewanderte T-Lymphozyten zu reifen T-Zellen. Dabei werden die T-Zellen, die es auf körpereigene Antigene abgesehen haben, elimi-

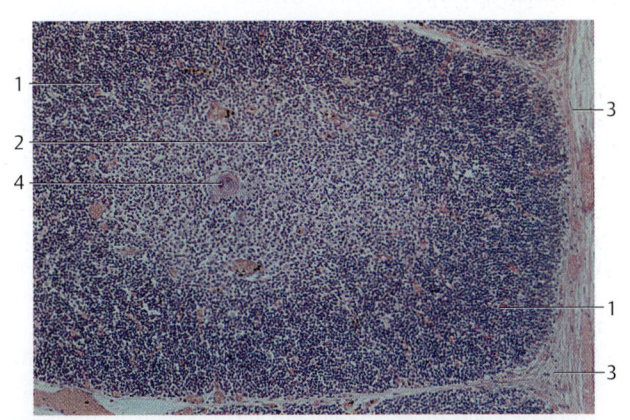

Abb. 4.1 Querschnitt durch ein Läppchen des juvenilen Thymus. **1** Rinde, **2** Mark, **3** Kapsel, **4** Hassall-Körperchen. (H.E., Vergrößerung 80-fach.)

niert (**negative Selektion**): Sogenannte **dendritische Zellen** im **Mark** des Thymus präsentieren körpereigene **Antigene**. Die T-Zellen, die an diese körpereigenen Antigene binden, werden durch **Makrophagen** phagozytiert und unschädlich gemacht.

Außerdem finden sich in der Rinde sogenannte **Ammenzellen**, die Lymphozyten mit ihrem Plasma umschließen und möglicherweise an der Lymphozytenreifung beteiligt sind.

Näheres dazu siehe beim Immunsystem in der Biochemie oder Physiologie.

Der Thymus des Erwachsenen

Nach der Pubertät bildet sich der Thymus zurück (**Thymusinvolution**). Die Rückbildung betrifft vor allem die Rinde, weniger das Mark. An die Stelle des atrophierten Gewebes tritt Fettgewebe (retrosternaler Thymusfettkörper). Der Thymus wird nicht ganz abgebaut; es bleiben stets Reste von funktionstüchtigem Thymusgewebe.

In Präparaten des adulten Thymus finden sich große Mengen Fettgewebe, Inseln von Thymusparenchym und große Hassall-Körperchen. Mark und Rinde sind kaum noch zu unterscheiden.

> **FAZIT – DAS MÜSSEN SIE WISSEN**
> - ! Das **Knochenmark** zählt zu den **primären** lymphatischen Organen.
> - !!! Sie sollten einen **Querschnitt** durch den **Thymus** im Bild erkennen können (**Abb. 4.1**). Wichtige Erkennungsmerkmale sind:
>   - Die Läppchen des juvenilen Thymus gliedern sich in eine dunklere **Rinde** und ein helleres **Mark**.
>   - Die Rinde erscheint **dunkel**, weil dort viele kleine **Lymphozyten** sitzen.
>   - Im Mark des juvenilen Thymus finden sich hellrot gefärbte kugelige **Hassall-Körperchen**.
> - ! Die **Thymusepithelzellen** bilden ein **Netzwerk**, in das die Lymphozyten eingelagert sind.

4.3 Sekundäre lymphatische Organe

Zu den sekundären lymphatischen Organen gehören **Lymphknoten**, **Mandeln**, **Milz** und mukoassoziierte Lymphfollikel, in ihrer Gesamtheit auch als **MALT** (S. 50) bezeichnet. Hier gehen die fertig differenzierten Immunzellen aus Knochenmark und Thymus ihren jeweiligen Aufgaben nach.

4.3.1 Allgemeines zum Aufbau

Das Grundgerüst der sekundären lymphatischen Organe besteht aus **retikulärem Bindegewebe** mit fibroblastischen Retikulumzellen und retikulären Fasern, die dem Organ mechanische Stabilität verleihen. Allgemein kann man die sekundären lymphatischen Organe in eine **B-Zone** und eine **T-Zone** einteilen. Die Zonen haben unterschiedliche Funktionen.

B-Zone. Sie ist, wie man aus dem Namen bereits schließen kann, das Revier der B-Lymphozyten. Man findet die B-Lymphozyten innerhalb von knötchenförmigen Ansammlungen, den sogenannten **Lymphfollikeln**. Es gibt Primär- und Sekundärfollikel:
- **Primärfollikel:** Hier sind die Lymphozyten gleichmäßig dicht verteilt. Außer B-Lymphozyten kommen T-Helferzellen, Makrophagen und antigenpräsentierende follikuläre dendritische Zellen (S. 43) vor.

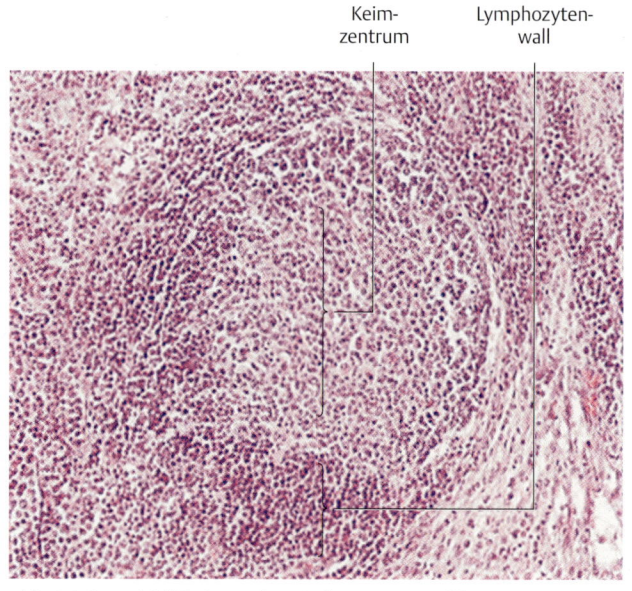

Abb. 4.2 Lymphfollikel aus der Rinde eines Lymphknotens. (H.E., Vergrößerung 150-fach.)

- **Sekundärfollikel:** Sie entstehen nach Kontakt mit Antigenen. Es entwickelt sich ein helles **Keimzentrum**, das von einem dunklen **Lymphozytenwall** aus dicht gepackten kleinen B-Lymphozyten umgeben wird (**Abb. 4.2**).

Im **Keimzentrum** proliferieren die B-Lymphozyten (Zentroblasten) zu **Zentrozyten**. Hier präsentieren die follikulären dendritischen Zellen den Zentrozyten aus der Lymphe oder dem Blut aufgenommene Antigene. Zentrozyten, die das präsentierte Antigen nicht oder nur schwach binden, gehen apoptotisch zugrunde und werden durch Makrophagen phagozytiert. Die überlebenden Zellen differenzieren sich zu Plasmazellen. Bei einer Infektion kann es durch eine sehr starke Vermehrung der Zentroblasten zur schmerzhaften **Lymphknotenvergrößerung** kommen.

Im **Lymphozytenwall** findet man auswandernde Lymphozyten oder nicht aktivierte „durchreisende" Lymphozyten.

T-Zone. Die an die Follikel angrenzende Zone (**parafollikuläre Zone**, **Parakortex**) ist die T-Zone, in der sich die T-Lymphozyten aufhalten. Durch die gleichmäßige Verteilung der T-Zellen erscheint die T-Zone sehr homogen. Innerhalb der verschiedenen lymphatischen Organe erkennt man die T-Zone an ihrer typischen Lokalisation. Charakteristisch für die **T-Zone** sind außerdem:
- **Interdigitierende dendritische Zellen:** Sie gehören zu den antigenpräsentierenden Zellen (MHC-II-gekoppelte Präsentation) und stehen in engem Kontakt mit T-Zellen.
- **Hochendotheliale Venolen:** Diese Venolen besitzen ein außergewöhnlich hohes Endothel (**Abb. 4.3**), dessen Zellen mit **Selektinen** besetzt sind, die es den T-Lymphozyten ermöglichen, aus dem Blut ins lymphatische Gewebe einzuwandern (**Rezirkulation der Lymphozyten**).

4.3.2 Allgemeines zur Funktion

In den sekundären Lymphorganen wird den Lymphozyten beigebracht, gegen welche Antigene sie spezifisch vorzugehen haben. Sie müssen dazu mit diesen Antigenen in Berührung kom-

4.3 Sekundäre lymphatische Organe

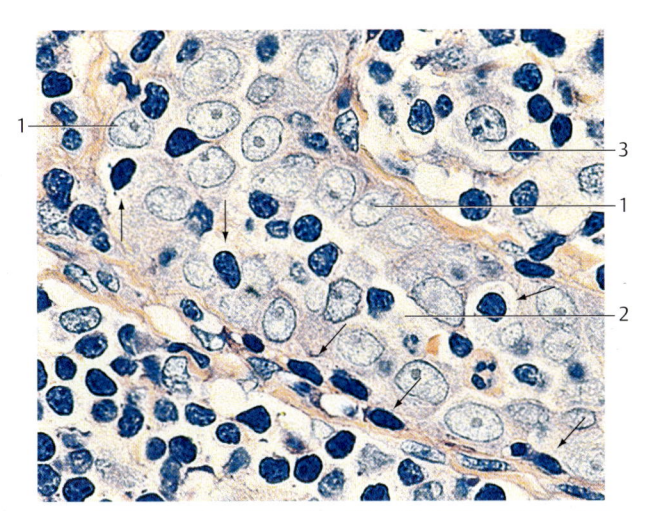

Abb. 4.3 Hochendotheliale Venole in der T-Zone. 1 Hohe Endothelzelle, **2** Lumen, **3** Extravasalraum der T-Zone. Pfeile weisen auf einige Lymphozyten, die die Gefäßwand durchdringen. (Giemsa-Färbung, Vergrößerung 640-fach.) [aus Lüllmann-Rauch, Taschenlehrbuch Histologie, Thieme, 2012]

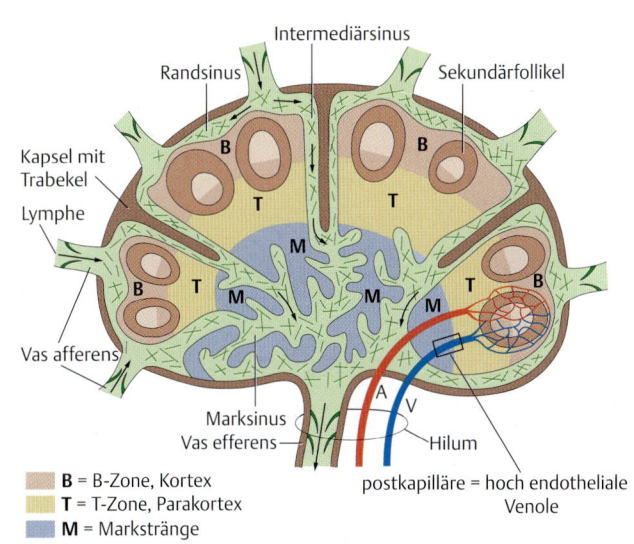

Abb. 4.4 Aufbau eines Lymphknotens und Durchfluss der Lymphe durch den Lymphknoten. [nach Bommas-Ebert u.a., Kurzlehrbuch Anatomie, Thieme, 2011]

- **B** = B-Zone, Kortex
- **T** = T-Zone, Parakortex
- **M** = Markstränge

men. Die Antigene gelangen auf verschiedenen Wegen in die lymphatischen Organe:
- **Lymphknoten:** über die **Lymphe**
- **Milz:** über das **Blut**
- **Mandeln und mukosaassoziiertes Gewebe:** über das **Oberflächenepithel**.

Den **B-Lymphozyten** werden die Antigene in der B-Zone durch **follikuläre dendritische Zellen** präsentiert. Sie entwickeln sich dann zu **Plasmazellen**, die spezifische Antikörper gegen „ihr" Antigen bilden.

Den **T-Lymphozyten** präsentieren in der T-Zone **interdigitierende dendritische Zellen** die Antigene. Die T-Lymphozyten differenzieren sich dann u. a. zu **zytotoxischen T-Zellen** (Killerzellen), die spezifisch Zellen angreifen, die „ihr" Antigen auf der Zelloberfläche tragen (hauptsächlich viral infizierte Zellen).

Grundsätzlich verlassen Lymphozyten das lymphatische Gewebe nur über die Lymphe. In die Lymphfollikel hinein gelangen sie über die hochendothelialen Venolen in der parafollikulären Zone (s.o.). Durch deren Endothel gelangen sie aus dem Blut in das lymphatische Gewebe (Rezirkulation der Lymphozyten).

> **FAZIT – DAS MÜSSEN SIE WISSEN**
>
> – !!! **Hochendotheliale Venolen** im **Parakortex** eines Lymphfollikels dienen der **Rezirkulation** der Lymphozyten, man erkennt sie an ihrem hohen Endothel.

4.3.3 Lymphknoten

Der Mensch besitzt etwa 600–700 Lymphknoten. Große Ansammlungen von Lymphknoten finden sich z. B. am Hals, in der Leistengegend, in der Achselhöhle sowie neben der Aorta.

Aufbau

Lymphknoten sind oval oder bohnenförmig. Sie besitzen eine **Bindegewebekapsel**, von der Bindegewebesepten (**Trabekel**) in das Innere ziehen und den Lymphknoten in kleinere Kompartimente untergliedern (Abb. 4.4). Die Lymphe tritt in Gefäßen durch die Organkapsel in den Lymphknoten ein und fließt dann durch ein System von Lymphkanälen (**Sinussystem**). Sie verlässt den Lymphknoten wieder am Hilum durch ein efferentes Lymphgefäß. Am **Hilum** treten auch Blutgefäße ein und aus.

Lymphknoten gliedern sich in eine dunkel erscheinende **Rinde** und ein helleres, locker gebautes **Mark**. In der Rinde finden sich zahlreiche Lymphfollikel (s. o., B-Zell-Region), im Mark findet man die **Markstränge**. Zwischen den Lymphfollikeln und den Marksträngen liegt die **parafollikuläre Zone** (Parakortex, T-Zell-Region). Der Parakortex ist nicht scharf begrenzt!

Sinussystem

Das Sinussystem ist das Lymphgefäßsystem der Lymphknoten. Hier fließt die Lymphe über die zuleitenden **Vasa afferentia** zunächst in den **Randsinus**, der zwischen der Kapsel und den Lymphfollikeln der Rinde liegt (Abb. 4.4). Von dort fließt sie weiter durch die **Intermediärsinus**, die jeweils zwischen einem **Bindegewebetrabekel** und dem angrenzenden **Lymphfollikel** liegen. Weiter geht es durch die miteinander anastomosierenden **Marksinus**, die zwischen den Marksträngen liegen und schließlich zum **Vas efferens** zusammenfließen.

Die Sinus des Lymphknotens werden von Endothelzellen ausgekleidet, die auch als **Uferzellen** (Sinuswandzellen) bezeichnet werden. Die Sinuswandung weist zahlreiche Poren und Spalten auf, durch die Lymphozyten und Makrophagen zwischen Lymphe und Lymphknotenparenchym hin und her wechseln können. In den **Intermediärsinus** filtern **Makrophagen** Fremdstoffe aus der Lymphe.

Funktion

Die Lymphknoten haben die Aufgabe, die Lymphe einer bestimmten Körperregion zu filtern und von Antigenen zu befreien. In der Rinde proliferieren **B-Lymphozyten** zu **Plasmazellen**, die dann Antikörper gegen die Antigene bilden können. In der parakortikalen Zone können aus T-Lymphoblasten **T-Killerzellen** gebildet werden, die über die Lymphe in den Blutkreislauf gelangen. In den Marksträngen (verzweigte Bänder) finden sich vor allem B-Lymphozyten und Plasmazellen, die hier Antikörper bilden.

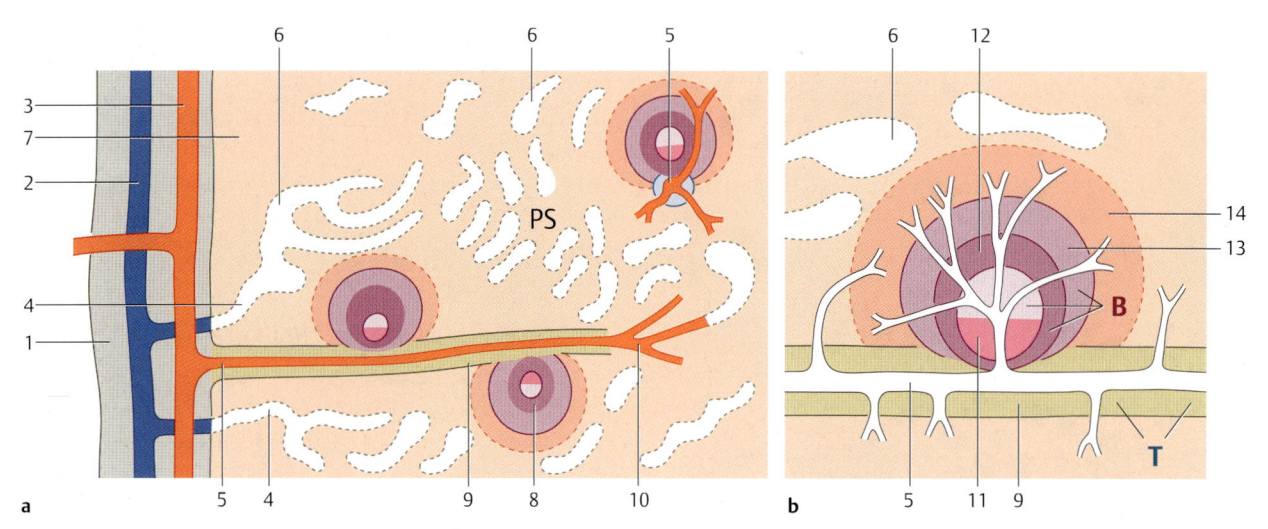

Abb. 4.5 **Histologische Organisation der Milz. a** Übersicht. **b** Vergrößerung. **1** Trabekel, **2** Trabekelvene, **3** Trabekelarterie, **4** Pulpavene, **5** Zentralarterie, **6** Sinusoid, **7** rote Pulpa, **8** Follikel, **9** PALS (periarterielle Lymphscheide), **10** Pinselarterie, **11** Keimzentrum, **12** Lymphozytenmantel, **13** Marginalzone, **14** perifollikuläre Zone. **T** T-Zone; **B** B-Zone. [aus Lüllmann-Rauch, Taschenlehrbuch Histologie, Thieme, 2012]

4.3.4 Milz

> **LERNTIPP**
>
> Bisher wurden zur Milz nur „Erkennungsfragen" gestellt: Man musste auf einem histologischen Bild bestimmte Strukturen erkennen. Es hilft in diesem Fall, sich klarzumachen, wie die Milz funktioniert. Dann wird man auf den Bildern relativ schnell vertraute Strukturen wiederfinden.

Die Milz hat die Besonderheit, dass sie nicht in den Lymphkreislauf, sondern in den **Blutkreislauf** eingebunden ist. Sie ist sozusagen ein großer Lymphknoten (ca. 150–200 g) im Blutkreislauf. Ihre Aufgaben sind sehr verschieden:
- Sie „bildet" Lymphozyten „aus" (wie die anderen sekundären lymphatischen Organe).
- Sie sammelt alte und kranke Erythrozyten ein und baut sie ab.
- Sie speichert Thrombozyten in größeren Mengen.

Die Milz liegt im linken Oberbauch auf der Höhe der 9.–11. Rippe. Sie hat ebenfalls ein Hilum, an dem Gefäße und Nerven ein- und austreten. Die Milz liegt intraperitoneal und ist beim Gesunden nicht tastbar. Die Milz ist von einer derben **Kapsel** umhüllt, die neben Kollagenfasern auch elastische Fasern und einige glatte Muskelzellen enthält. Kräftige, unregelmäßig gestaltete **Trabekel** ziehen in das Organinnere (**Abb. 4.5**) und bilden ein grobes Gerüst. Das Grundgewebe der Milz ist **retikuläres Bindegewebe**. Das Gewebe der Milz wird in die rote und die weiße Milzpulpa eingeteilt. In der roten Pulpa werden alte Erythrozyten abgebaut (deshalb die rote Farbe), die weiße Pulpa ist das lymphatische Gewebe, in dem sich die B- und T-Lymphozyten aufhalten.

Milzgefäße

Die Trabekel enthalten die **Trabekelarterien** und **Trabekelvenen**. Die Trabekelarterien entspringen aus den Hauptästen der A. splenica, die am Hilum in die Milz eintreten. Sie geben Seitenäste ab, die **Zentralarterien**, die in die weiße Milzpulpa hineinziehen. Die Zentralarterien sind von einer **periarteriellen Lymphscheide** umgeben. Sie verzweigen sich weiter in die **Pinselarterien**, die in die rote Pulpa übertreten. Die Pinselarterien spalten sich in **Kapillaren**, die streckenweise von einer sogenannten „Hülse" umhüllt sein können. Sie werden dann als **Hülsenkapillaren** bezeichnet.

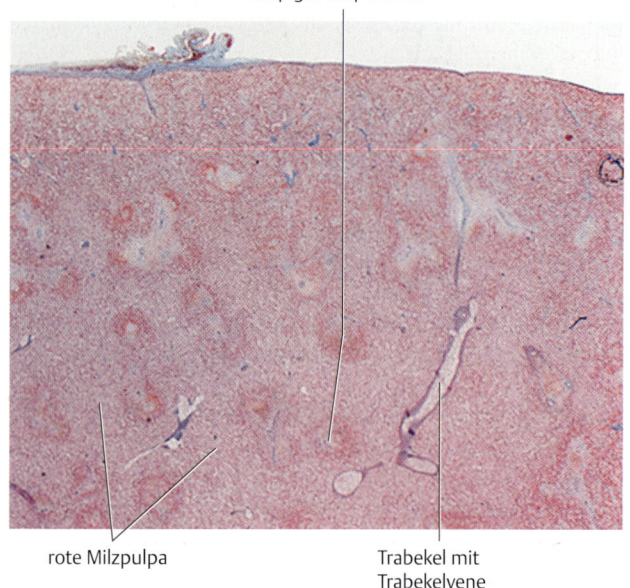

Abb. 4.6 **Ausschnitt aus einer Milz.** (Azan, Vergrößerung 12,5-fach.)

Diese Kapillaren können ohne Unterbrechung in **Milzsinus** übergehen (geschlossener Kreislauf). Einige enden jedoch offen im retikulären Bindegewebe (offener Kreislauf, s. u.). Aus den Marksinus fließt das Blut in die **Pulpavenen**, die auch in der roten Milzpulpa liegen. Die Pulpavenen münden in die Trabekelvenen, die schließlich zur V. splenica zusammenfließen.

Rote Milzpulpa

Die rote Milzpulpa ist von zahlreichen **Sinus** durchsetzt, die wie kleine Risse aussehen (**Abb. 4.6**). Um sie herum verdichten sich die Retikulumzellen des Bindegewebes zu den **Pulpasträngen**. Das Blut, das im offenen Kreislauf aus den Kapillaren ins Gewebe fließt, wird durch die **Pulpastränge** zu den Sinuswänden geleitet. Die Wände der **weitlumigen Milzsinus** bestehen aus lang gestreckten Endothelzellen, die parallel zur Längsrichtung angeordnet sind. Sie besitzen keine Basalmembran. Die Blutzellen gelangen aus den Pulpasträngen durch Spalten zwischen den Endothel-

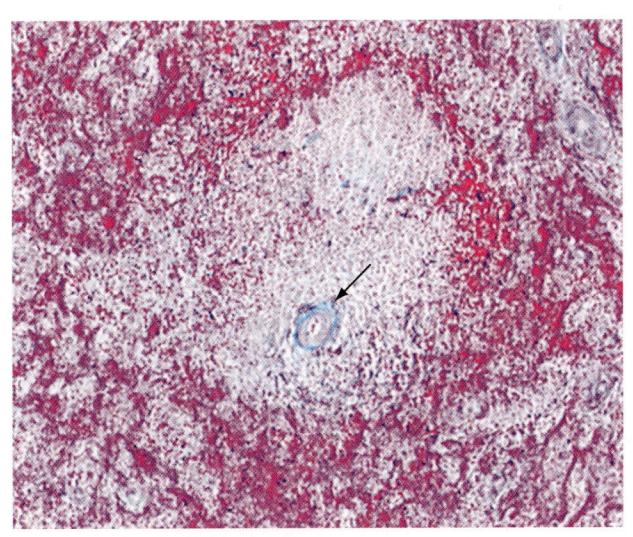

Abb. 4.7 Malpighi-Körperchen mit Zentralarterie. (Pfeil; Azan, Vergrößerung 125-fach.)

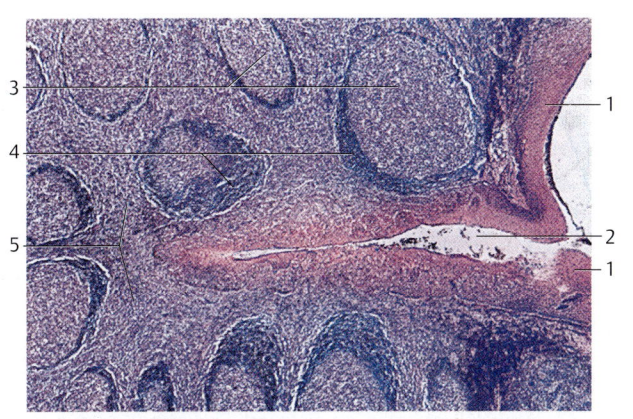

Abb. 4.8 Längsschnitt durch die Tonsilla palatina. 1 Mundhöhlenepithel, **2** Krypte, **3** Reaktionszentrum, **4** Randwall, Lymphozytenkappe, **5** interfollikuläre Areale. (Hämalaun-Eosin, Vergr. 75-fach.) [aus Kühnel, Taschenatlas Histologie, Thieme, 2014]

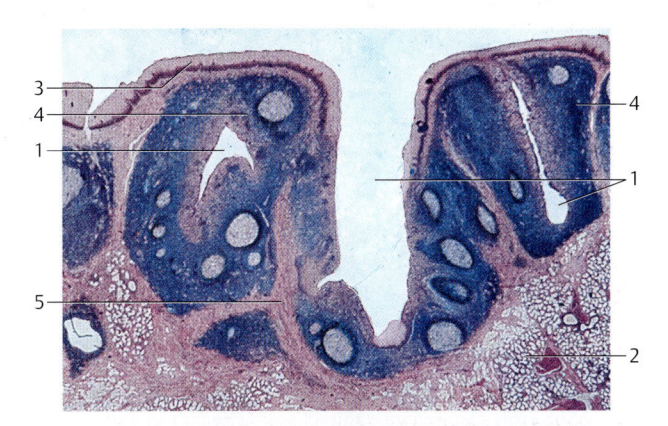

Abb. 4.9 Schnitt durch die Tonsilla lingualis. 1 Tonsillarkrypte, **2** muköse Drüsen des Zungengrundes (Gll. linguales posteriores), **3** Epithel der Zungenschleimhaut, **4** lymphoretikuläres Gewebe, **5** Bindegewebeschale. [aus Kühnel, Taschenatlas Histologie, Thieme, 2014]

zellen in die Sinus. In den Pulpasträngen sind neben den Blutzellen zahlreiche **Makrophagen** anzutreffen. Nicht mehr verformbare (alte) Erythrozyten gelangen nicht mehr durch Endothelspalten und werden von den Makrophagen abgebaut. Makrophagen erkennen überalterte Erythrozyten auch schon in den Pulpasträngen an veränderten Oberflächenstrukturen der Erythrozyten.

Weiße Milzpulpa

Die weiße Milzpulpa ist das lymphatische Gewebe der Milz. Sie setzt sich aus den Milzknötchen (**Malpighi-Körperchen**) und den periarteriellen lymphatischen Scheiden (**PALS**) zusammen. Weiße und rote Milzpulpa werden durch die Marginalzone voneinander getrennt.

Periarterielle (periarterioläre) lymphatische Scheide (PALS). Sie sind charakteristisch für die Milz und kommen in keinem anderen lymphatischen Organ vor. Sie sind die **T-Zell-Region** der Milz. Sie umgeben die **Zentralarterien** und enthalten hauptsächlich T-Lymphozyten (vorwiegend T-Helferzellen). Stellenweise ziehen die Zentralarterien in primäre oder sekundäre Lymphfollikel, die **Malpighi-Körperchen**. Als T-Zell-Region enthalten die PALS **interdigitierende dendritische Zellen**.

Malphigi-Körperchen. Sie sind die B-Zell-Region der Milz. In ihnen findet man **follikuläre dendritische Zellen.** Sie liegen häufig seitlich der strangförmigen PALS wie Perlen an. Im Malpighi-Körperchen verläuft die Zentralarterie (trotz ihres Namens) allerdings eher exzentrisch (**Abb. 4.7**).

Marginalzone

Die Marginalzone lagert sich der PALS und besonders ausgeprägt den Malpighi-Körperchen außen an (**Abb. 4.5**). Sie trennt also B- und T-Zell-Areale und enthält überwiegend B-Lymphozyten (besonders Gedächtniszellen) und Makrophagen.

4.3.5 Mandeln (Tonsillen)

Im Übergangsbereich von der Mund- und Nasenhöhle zum Rachen enthält die Schleimhaut reichlich lymphatisches Gewebe. Dieses lymphatische Gewebe hat eine enge Beziehung zum Epithel, weshalb man auch von **lymphoepithelialen Organen** spricht. Zu diesen Organen gehören die Gaumenmandel (Tonsilla palatina), die Rachenmandel (Tonsilla pharyngealis), die Zungenmandel (Tonsilla lingualis) und die Seitenstränge mit der Tonsilla tubaria. Die Tonsillen werden insgesamt als Waldeyer-Rachenring zusammengefasst. Sie zählen zum mukosaassoziierten lymphatischen Gewebe, dem MALT (S. 50).

> **LERNTIPP**
>
> Das **MALT** (mukosaassoziiertes lymphatisches Gewebe) besteht aus Regionen lymphatischen Gewebes, die vor allem in **epithelialem** Gewebe vorkommen. Sie sind grundsätzlich nach demselben Schema aufgebaut: retikuläres Grundgerüst mit einer **B-Zone** (Follikel) und einer **T-Zone** zwischen den Follikeln.
>
> Außer den **Mandeln** gibt es noch andere prominente Mitglieder des MALT: die **Peyer-Plaques** (S. 54) und die Lymphfollikel in der **Appendix vermiformis** (S. 55).

Aufbau. Die Tonsillen weisen (unterschiedlich hohe) Epitheleinsenkungen (Krypten) auf (**Abb. 4.8**, **Abb. 4.9**). Unter dem Epithel finden sich **Lymphfollikel** (B-Zell-Regionen) und **parafollikuläres lymphatisches Gewebe** (T-Zell-Region). Die häufig sehr großen Sekundärfollikel weisen zum Epithel hin eine dunkle halbmondförmige **Lymphozytenkappe** auf. Das Epithel der Tonsillen ist aufgelockert. In den Lücken des Epithels liegen Lymphozyten und Monozyten (**Durchdringungszone**). In den Krypten kommen

Pfröpfe (**Detritus**) aus geschilferten Epithelzellen, Schleim und Leukozyten vor.

Die **Antigene** werden in den **Tonsillarkrypten** aufgenommen und durch die Epithelbarriere hindurchgeschleust. Auch die **Prozessierung** und **Präsentation** der Antigene findet dort statt.

Die Mandeln lassen sich im histologischen Bild folgendermaßen unterscheiden:

- **Tonsilla palatina (Gaumenmandel):**
  - mehrschichtiges unverhorntes Plattenepithel
  - tiefe verzweigte Krypten
- **Tonsilla lingualis (Zungenmandel):**
  - mit flacheren, weiter auseinanderliegenden Krypten
  - In der Tiefe der Krypten münden Drüsen.
  - Manchmal kann man im Präparat Skelettmuskulatur und Fettzellen erkennen.
- **Tonsilla pharyngealis (Rachenmandel):**
  - keine Krypten, sondern flache Buchten, in die Drüsen münden
  - **Flimmerepithel** mit Becherzellen (respiratorisches Epithel)
  - schwach ausgeprägte Kapsel
  - begrenzte dünne Schicht lymphatischen Gewebes

> **FAZIT – DAS MÜSSEN SIE WISSEN**
>
> - **!** Mukosaassoziiertes lymphatisches Gewebe (**MALT**) kommt hauptsächlich in **Epithelien** vor.
> - **!!** Sie müssen Strukturen der Milz auf dem histologischen Bild erkennen können. Sie erkennen die Milz an der roten Pulpa (**Sinus**, **Pulpastränge** und **Blutzellen**) und der weißen Pulpa (**Lymphfollikel** mit **Zentralarterie** und **PALS**), einer deutlichen **Kapsel** und kräftigen **Trabekeln** mit Gefäßen. Prägen Sie sich Abb. 4.6 genau ein.
> - **!** Die periarterielle Lymphscheide (**PALS**) ist **charakteristisch** für die **Milz**. Sie kommt in keinem anderen Lymphorgan vor.
> - **!** Die **Tonsilla palatina** erkennt man im Querschnitt an **mehrschichtigem unverhorntem Plattenepithel** und **tiefen verzweigten Krypten**.
> - **!** Auch die **Tonsilla lingualis** sollten Sie in einem Schnitt erkennen können. Sie hat **kürzere Krypten** als die Tonsilla palatina.

5 Respirationssystem

5.1 Überblick

Die Aufgabe des Respirationssystems ist der Gasaustausch. Es sorgt ganz grob gesprochen dafür, dass frische Luft in den Körper gelangt und die Abgase hinaustransportiert werden.

- Der physikalische Transport geschieht in den **luftleitenden Wegen**: Nasenhöhle, Rachen, Luftröhre, Bronchien und Bronchioli terminales. Hier gibt es noch keinen Gasaustausch.
- Der **Gasaustausch** findet dann in den **Bronchioli respiratorii** und den **Alveolen** statt. Dort diffundiert der Sauerstoff von der Atemluft ins Blut und Kohlendioxid vom Blut in die Atemluft.

Anatomisch gliedert sich das Respirationssystem in:
- **obere Atemwege:** Nasenhöhle und Rachen und
- **untere Atemwege:** Kehlkopf, Luftröhre und Lungen.

> **LERNTIPP**
>
> Merken Sie sich: Strukturen aus dem **Respirationstrakt** – dazu gehört auch die Rachenmandel (S. 46) – haben immer ein **Flimmerepithel**. Einzige Ausnahme: Der respiratorische Trakt des Bronchialbaums (Bronchioli respiratorii, Ductus alveolares und Alveolen) hat **keine** Kinozilien mehr.

5.2 Nasenhöhle (Cavum nasi)

Nach dem Aufbau der Schleimhaut gliedert sich die Nasenhöhle in drei Regionen, die **Regio cutanea**, die **Regio respiratoria** und die **Regio olfactoria**.

Regio cutanea. Sie befindet sich im Vestibulum nasi (Nasenvorhof). Sie weist mehrschichtiges verhorntes Plattenepithel, Talgdrüsen, apokrine Knäueldrüsen und dicke Haare (Vibrissen) auf. Am Rand des Nasenvorhofs geht das verhornte Plattenepithel in Flimmerepithel über und es beginnt die Regio respiratoria.

Regio respiratoria. Sie nimmt den größten Teil der Nasenhöhle ein und liegt auf der mittleren und unteren Nasenmuschel sowie auf der gegenüberliegenden Fläche des Septum nasi. Sie besitzt ein mehrreihiges Flimmerepithel (**respiratorisches Epithel**), in das Becherzellen eingestreut sind. Die **Aufgaben** der Regio respiratoria sind Reinigung, Befeuchtung und Erwärmung der Atemluft.

Regio olfactoria. Sie ist die eigentliche **Riechschleimhaut** und nimmt beim Menschen nur eine kleine Fläche der Nasenhöhle ein. Ihr mehrreihiges Epithel ist etwas dicker als das der Regio respiratoria und enthält **Riechzellen, Stützzellen** (am häufigsten) und **Basalzellen** (Ersatzzellen). Aus Letzteren erfolgt die Regeneration des Epithels.

5.3 Kehlkopf (Larynx)

Details zum Kehlkopf finden Sie in der makroskopischen Anatomie.

5.4 Luftröhre (Trachea)

Die Trachea ist ein elastisches Rohr, das vom Kehlkopf bis zu ihrer Aufzweigung in die Hauptbronchien reicht. Sie wird durch 16–20 hufeisenförmige Knorpelspangen stabilisiert, deren Öffnungen nach hinten gerichtet sind und die Lichtung der Trachea offen halten.

Die Wand der Trachea besteht aus drei Schichten:

Tunica mucosa. Die innere Schleimhautschicht besitzt ein **mehrreihiges Flimmerepithel** (**respiratorisches Epithel**) mit Becherzellen (sowie Sinneszellen und endokrinen Zellen). In der Lamina propria liegen seromuköse Drüsen (Glandulae tracheales). Außerdem finden sich in der Lamina propria histaminbildende Mastzellen.

Tunica fibromusculocartilaginea. Die auffällige Struktur dieser Schicht ist die hufeisenförmige hyaline Knorpelspange. Ihre freien Enden werden durch den quer verlaufenden M. trachealis verschlossen.

Tunica adventitia (Adventitia). Das lockere Bindegewebe dieser Schicht ermöglicht Verschiebungen der Trachea beim Schlucken und beim Husten.

> **LERNTIPP**
>
> Sie erkennen die Trachea im histologischen Bild an den typischen Knorpelspangen und dem respiratorischen Flimmerepithel mit Becherzellen.

5.5 Lunge (Pulmo)

Die Lunge besteht im Wesentlichen aus den **Verzweigungen des Bronchialbaumes**, den Lungenbläschen (Alveolen) und den Ästen der Lungenarterien und Lungenvenen.

Die Luftröhre teilt sich in die beiden **Hauptbronchien** (Bronchi principales dexter und sinister), die sich extrapulmonal in mehrere **Lappenbronchien** (Bronchi lobares, rechts 3, links 2) aufspalten. Innerhalb der Lunge verzweigen sich die Bronchien (dichotom) weiter in die **Bronchi segmentales** (Segmentbronchien) und dann in mittlere und in kleine Bronchien. Die kleinen Bronchien gehen in die **Bronchioli** terminales und weiter in die **Bronchioli respiratorii** über. Daran schließen sich dann die **Ductus alveolares** und **Alveolen** an.

5.5.1 Aufbau der Bronchien

Der Wandaufbau der Hauptbronchien entspricht dem der Trachea (S. 46). In den nachfolgenden **(Segment-)Bronchien** finden sich dann anstelle der hufeisenförmigen Knorpelspangen unregelmäßig geformte Knorpelplatten. Die Wand enthält folgende Schichten (Abb. 5.1):

Tunica mucosa. Infolge fixierungsbedingter Kontraktur der glatten Muskulatur erscheint die Schleimhaut im histologischen Schnitt gefaltet (sternenförmiges Lumen!). Die Schleimhaut setzt sich zusammen aus dem respiratorischen Epithel und der Lamina propria, die **seromuköse Bronchialdrüsen** (Glandulae bronchiales) und Becherzellen enthält.

Tunica fibromusculocartilaginea. Hier liegen die hyalinen Knorpelplatten, glatte Muskelzellen und Bindegewebe. In den kleinen Bronchien befinden sich kleine elastische Knorpelstücke. Die unregelmäßig geformten Knorpelstücke liegen außen in der Tunica fibromusculocartilaginea, innen findet sich eine durchgängige ringförmige Muskelzellschicht (Tunica muscularis). Zwischen den Knorpelstücken kommen seromuköse Glandulae bronchiales sowie venöse Plexus vor.

Tunica adventitia (Adventitia). Sie wird durch peribronchiales lockeres Bindegewebe gebildet.

5.5.2 Aufbau der Bronchioli

Die **Bronchioli** (Abb. 5.2) unterscheiden sich von den Bronchi folgendermaßen. Sie besitzen (im Gegensatz zu den Bronchi):
- **keine** Knorpelstücke
- **keine** Drüsen
- ein **einschichtiges** (meist isoprismatisches) Flimmerepithel
- **keine** Becherzellen
- einen Durchmesser von unter 1 mm

Charakteristisch für das **Querschnittsbild** eines **Bronchiolus** sind weiterhin:
- ein **sternförmiges Lumen**
- eine stark entwickelte **zirkuläre Muskelschicht**
- **elastische Fasern** (umschließen die Muskelschicht, Tunica fibromuscularis)
- peribronchioläres lockeres Bindegewebe

Bronchioli terminales. Sie sind die Endaufzweigungen der Bronchioli und das Ende des luftleitenden Bronchialbaums. Das Epithel der Bronchioli terminales enthält Clara-Zellen (s. u.).

Azini. Dies sind alle Lufträume, die von einem Bronchiolus terminalis abgehen.

Bronchioli respiratorii. Mit ihnen beginnt der Teil des Bronchialbaumes, in dem Gasaustausch stattfindet. Die Bronchioli respiratorii haben Lücken in ihrer Wand, in denen Alveolen liegen. Ansonsten findet man in der Wand glatte Muskelzellen, elastische Fasernetze und ein einschichtiges isoprismatisches Epithel **ohne Kinozilien**. Das Epithel der Bronchioli respiratorii enthält **Clara-Zellen**. Diese zilienlosen Zellen wölben sich mit keulenförmigen Ausbuchtungen in das Lumen vor. Gegen Ende des Respirationstrakts werden sie immer mehr. Clara-Zellen sezernieren u. a. die **Surfactantproteine** SP-A und SP-D (s. u.).

5.5.3 Ductus alveolares

Die Ductus alveolares entstehen durch Aufzweigungen der Bronchioli respiratorii (Abb. 5.2). Auch hier **fehlen** dem Epithel die **Kinozilien**. Die Wände der Ductus alveolares bestehen aus dicht stehenden Alveolen, d. h., die Alveolen öffnen sich in die Ductus alveolares. Stellenweise liegen mehrere Alveolen in einer Gruppe zusammen und besitzen eine gemeinsame Öffnung in den Ductus alveolaris. In den Öffnungen der Alveolen in den Ductus alveolares liegen elastische Faserringe (im Anfangsteil des Ductus zudem glatte Muskelzellen).

5.5.4 Gasaustausch in den Alveolen

Die Alveolaren sind der letzte Abschnitt im Bronchialbaum der Lunge. Ihre Wände sind die sogenannten **Interalveolarsepten**. Über sie hinweg findet der Gasaustausch statt. Sie bestehen aus

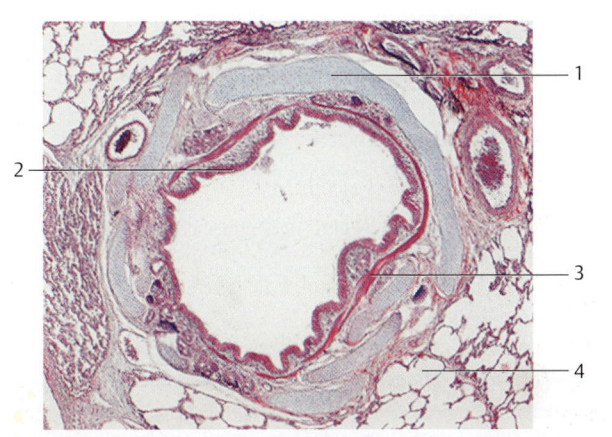

Abb. 5.1 **Querschnitt durch einen Bronchus. 1** Knorpelspange, **2** Tunica mucosa, **3** glatte Muskelzellen, **4** Ductus alveolaris. (H.E., Vergrößerung 40-fach.)

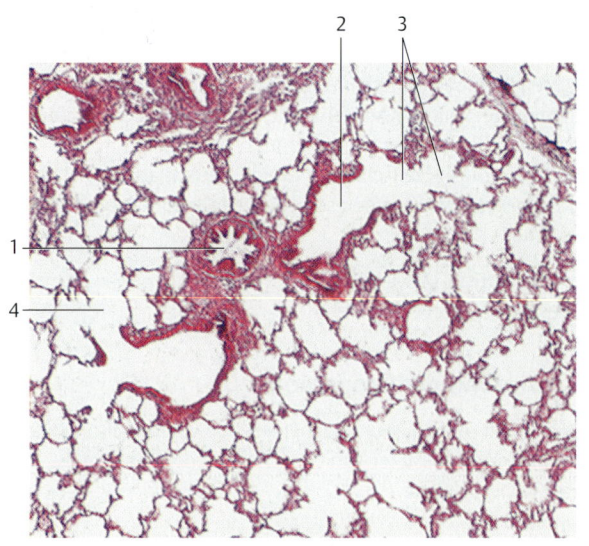

Abb. 5.2 Querschnitt durch die Lunge. 1 Bronchiolus, **2** Bronchiolus terminalis, **3** Bronchiolus respiratorius, **4** Ductus alveolaris und zahlreiche Alveolen.

Die Diffusionsstrecke für die Atemgase ist also sehr kurz!

Surfactant. Das Surfactant dient der Herabsetzung der Oberflächenspannung der Alveolen. Es wird von den Alveolarepithelzellen Typ II gebildet und besteht zu 90 % aus Phospholipiden und 10 % aus Proteinen. Abgebaut wird das Surfactant unter anderem durch die Alveolarmakrophagen.

APROPOS
Feten produzieren erst ab ca. der 30. SSW ausreichend Surfactant. Kommen sie zu früh auf die Welt, kommt es aus Mangel an Surfactant zum **Atemnotsyndrom**. Als Komplikation tritt außerdem typischerweise eine Akkumulation von Plasmaproteinen in den Alveolen auf, weil das Alveolarepithel und Kapillarendothel ohne den Schutz des Surfactants geschädigt werden. Behandeln kann man das Atemnotsyndrom durch Surfactant-Substitution.

Alveolarmakrophagen. Sie sitzen im Bindegewebe der Alveolarsepten und in den Alveolen. Im elektronenmikroskopischen Bild kann man sie an ihren vielen Lysosomen im Plasma erkennen. Sie phagozytieren totes Material wie z. B. eingedrungene Staubpartikel. Über den Flimmerschlag werden sie in Richtung Pharynx transportiert und über das Sputum ausgeschieden („ausgehustet"). Bei **Herzkranken** können die Alveolarmakrophagen auch mit **Hämosiderin** aus zugrunde gegangenen Erythrozyten beladen sein, die durch den Rückstau von Blut in der Lunge in die Alveolen übertreten. Im Sputum der Patienten werden sie als sogenannte **Herzfehlerzellen** nachgewiesen.

5.5.5 Blutgefäße der Lunge

In diesem Zusammenhang soll nur erwähnt werden, dass die **Kapillaren** der Lunge zum **nicht fenestrierten (kontinuierlichen) Typ** (S. 36) gehören.

Der Blutkreislauf der Lungen wird in der allgemeinen Anatomie besprochen.

einem dünnen Bindegewebegerüst aus Fibrozyten, Kollagenen und zahlreichen **elastischen Fasern, die für die Retraktionskraft der Lunge verantwortlich sind.** Außerdem sind in den Interalveolarsepten ausgedehnte Kapillarnetze anzutreffen. Die **Basallamina** der **Kapillarendothelzellen** und der **Alveolarepithelzellen** (s. u.) sind miteinander **verschmolzen**. Beide Strukturen haben also eine gemeinsame Basallamina.

Auf beiden Seiten der Interalveolarsepten liegt eine dünne Epithelbedeckung aus sehr dünnen plattenartigen Zytoplasmaausläufern der kleinen **Alveolarepithelzellen (Pneumozyten) Typ I**, auch Deckzellen genannt. Die dünnen Fortsätze benachbarter Zellen sind durch **Tight Junctions** fest miteinander verbunden. Die Tight Junctions bilden die wichtigste Barriere gegen das Eindringen von Gewebeflüssigkeit aus dem Lungen-Interstitium in die Alveolen.

Zwischen den flachen Alveolarepithelzellen Typ I liegen größere **Alveolarepithelzellen (Pneumozyten) Typ II**. Charakteristisch für **Typ-II-Zellen**, die zahlreiche Organellen enthalten, sind **Lamellenkörperchen** (mit **Phospholipiden** für Surfactant). Die Typ-II-Zellen produzieren und sezernieren das **Surfactant** (s. u.). Typ-II-Zellen bilden zudem **Ersatz für Pneumozyten Typ I**.

LERNTIPP
Manchmal wird **ein elektronenmikroskopisches** Bild in der Prüfung vorgelegt, auf dem man **Pneumozyten Typ I** und **Pneumozyten Typ II** erkennen und voneinander unterscheiden muss:
- **Typ-I-Pneumozyten** haben einen kleinen Zellkörper, in dem der Kern liegt, und sehr lange **plattenförmige Ausläufer**, die das **Epithel** der Interalveolarsepten bilden.
- **Typ-II-Pneumozyten** sind größer, haben keine Ausläufer und liegen **zwischen** den Typ-I-Zellen. Sie enthalten **Lammellenkörperchen**, die mit **Phospholipiden** gefüllt sind. Ihre Aufgabe ist die Synthese und Sezernierung von **Surfactant**.

Blut-Luft-Schranke. Sie besteht aus (von der Alveole zur Kapillare):
1. **Surfactant-Film**,
2. einem dünnem Fortsatz der **Alveolarepithel**-Typ-I-Zelle,
3. verschmolzenen **Basalmembranen** von Alveolarepithelzelle und Endothel und
4. **Endothelzellen**.

FAZIT – DAS MÜSSEN SIE WISSEN

- ! In der **Lamina propria** der **Trachea** gibt es histaminbildende **Mastzellen**.
- ! In den **Segmentbronchien** kommen **seromuköse Drüsen** vor.
- ! Einen **Bronchiolus** erkennt man im Querschnittsbild an seinem **sternförmigen Lumen** und einer **ausgeprägten zirkulären Muskelschicht**.
- !! In der Wand der **Bronchioli respiratorii** kommen **elastische Fasern** vor.
- ! Die **elastischen Fasern** der **Alveolarsepten** sind für die **Retraktionskraft** der Lunge verantwortlich.
- ! **Clara-Zellen** sezernieren die **Surfactantproteine SP-A** und **SP-D**.
- ! Die Tight Junctions zwischen den Alveolarepithelzellen verhindern das Eindringen von Flüssigkeit aus dem **Interstitium** in die **Alveolen**.
- ! Sie müssen **Alveolen** in einem Lungenquerschnitt (Abb. 5.2) erkennen können.
- ! **Pneumozyten Typ II** erkennt man im elektronischen Bild an ihren **Lamellenkörperchen**.
- !! **Pneumozyten Typ II** bilden und sezernieren **Surfactant**.
- ! **Alveolarmakrophagen** erkennt man im elektronenmikroskopischen Bild an ihren vielen **Lysosomen** im Plasma.
- ! Die **Kapillarendothelien** in der **Lunge** sind vom **kontinuierlichen** (lückenlosen, nicht fenestrierten) Typ.

6 Verdauungsapparat

6.1 Überblick

Der Verdauungsapparat hat die Aufgabe, die Nahrung, die wir zu uns nehmen, zu zerkleinern, zu transportieren und die in ihr enthaltenen Nährstoffe für den Körper zugänglich zu machen. Außerdem muss er unerwünschte Eindringlinge fernhalten. Um diese Aufgaben zu erledigen, stehen ihm verschiedene Werkzeuge zur Verfügung.

- Für die erste mechanische Zerkleinerung sorgen die **Zähne**. In der Mundhöhle wird die Nahrung auch für den Weitertransport mit **Speichel** gleitfähig gemacht. Außerdem wird die Nahrung hier thermisch überprüft („Vorsicht, heiß!") und chemisch kontrolliert – sie könnte ja ungenießbar oder giftig sein.
- Für den Transport der Nahrungsbestandteile ist die **Peristaltik** zuständig, die charakteristische Bewegungsform des Darms. Sie wird durch den Aufbau der Wand und das **enterische Nervensystem** gewährleistet.
- Im Speichel, im Magen und im Darm gibt es verschiedene **Verdauungsenzyme**, die die Nahrung in ihre Bestandteile zerlegen (siehe Physiologie). Die einzelnen Bestandteile werden dann durch die **Darmmukosa** ins Blut aufgenommen und zur Leber weitertransportiert.
- Zu guter Letzt gibt es im Darm auch eine Abteilung des Immunsystems, das **MALT** (S. 50), welches Eindringlinge und Fremdkörper abweist.

Der Verdauungsapparat lässt sich in zwei verschiedene Bereiche einteilen:
- In den **Verdauungskanal** mit Mundhöhle, Rachen, Speiseröhre, Magen und Darm
- und in die **Drüsen**, die in den Verdauungskanal einmünden: Mundspeicheldrüsen, Leber und Bauchspeicheldrüse.

6.2 Verdauungskanal

6.2.1 Mundhöhle und Rachen

> **LERNTIPP**
> Zur Histologie der Mundhöhle und des Rachens wurden bisher keine Fragen gestellt, deshalb werden wir dazu hier nicht weiter in die Tiefe gehen.

6.2.2 Der gemeinsame Wandaufbau des Verdauungskanals

Alle Abschnitte des Verdauungskanals – von der Speiseröhre bis zum Enddarm – haben prinzipiell den gleichen Wandaufbau. In den einzelnen Abschnitten finden sich leichte Modifikationen oder spezifische Charakteristika in den einzelnen Schichten, an denen sich diese unterscheiden lassen.

> **LERNTIPP**
> In der Prüfung werden Sie immer wieder histologische Schnitte durch die Wand verschiedener Abschnitte des Verdauungstrakts zu sehen bekommen. Sie müssen erkennen können, aus welchem Teil des Verdauungstrakts der Schnitt stammt. Es empfiehlt sich also, ganz besonders auf die Unterschiede in den Abschnitten zu achten. Dazu muss man aber erst einmal wissen, wie der allgemeine Aufbau aussieht. Deshalb kommt hier eine kurze Zusammenfassung.

Am Querschnitt durch den Ösophagus lassen sich die einzelnen Schichten und Unterschichten der Wand des Verdauungstrakts gut erkennen (von innen nach außen, Abb. 6.1):

- **Tunica mucosa** mit Lamina epithelialis, Lamina propria und Lamina muscularis mucosae. Das Epithel kann je nach Abschnitt unterschiedlich sein. Es ruht auf einer bindegewebigen Lamina propria. Die darunter gelegene Lamina muscularis mucosae (aus glatten Muskelzellen) ermöglicht eine Eigenbeweglichkeit der Schleimhaut.
- **Tela submucosa.** Verschiebeschicht aus lockerem Bindegewebe mit Blutgefäßen, Nervenfasern und -zellen (Ganglienzellen, **Plexus submucosus, Meißner-Plexus**).
- **Tunica muscularis:** besteht fast immer aus glatten Muskelzellen, die in zwei Schichten angeordnet sind: innerer Ringmuskelschicht (Stratum circulare) und äußerer Längsmuskelschicht (Stratum longitudinale). Die Muskelschicht dient der

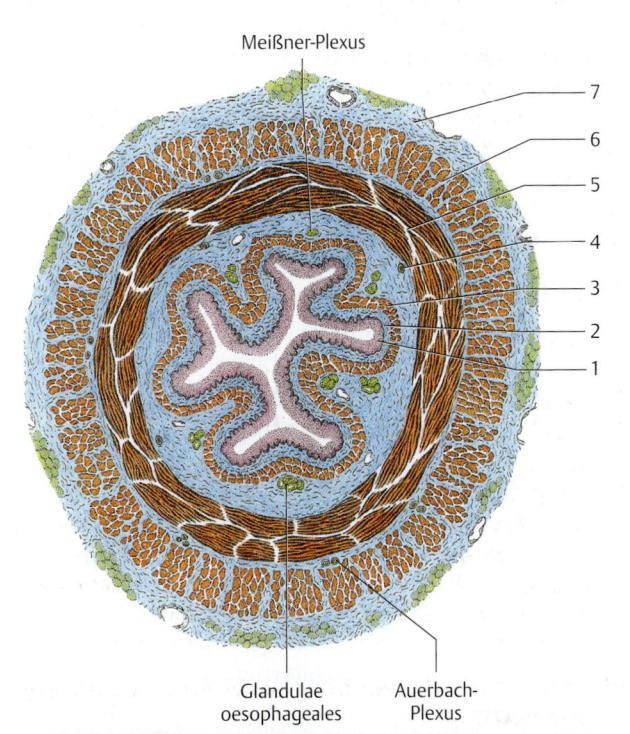

Abb. 6.1 **Querschnitt durch den Ösophagus (unteres Drittel).** Beachte den allgemeinen Aufbau, d. h. die Schichtung des Verdauungskanals: **Tunica mucosa** mit 1 Lamina epithelialis, 2 Lamina propria, 3 Lamina muscularis mucosae, 4 Tela submucosa. **Tunica muscularis** mit 5 Stratum circulare, 6 Stratum longitudinale, 7 Tunica adventitia.

Durchmischung und Fortbewegung des Speisebreis. Ist ein Organ nicht von Bauchfell (Peritoneum) überzogen, besitzt es eine **Tunica adventitia** aus lockerem Bindegewebe (zum Einbau in die Umgebung). Hat ein Organ einen Bauchfellüberzug, so erkennt man außen ein einschichtiges Peritonealepithel (**Tunica serosa**) mit einer Bindegewebeschicht darunter (**Tela subserosa**).

> **LERNTIPP**
>
> Es ist nicht notwendig, streng zwischen den Begriffen „Tela" und „Tunica" zu differenzieren. Häufig spricht man auch einfach nur von Mukosa, Submukosa usw.

Enterisches Nervensystem

Damit die Peristaltik zum Weitertransport der Nahrung auch gut koordiniert funktioniert, gibt es in der Darmwand dafür ein eigenes Nervensystem (enterisches Nervensystem). Dieses Nervensystem steuert auch die Abgabe der Verdauungssekrete aus den verschiedenen Drüsen der Mukosa. Seine Hauptkomponenten sind:

- **Plexus myentericus (Auerbach-Plexus):** im Bindegewebestreifen zwischen Ring- und Längsmuskelschicht der Tunica muscularis, steuert hauptsächlich die Motilität des Magen-Darm-Trakts.
- **Plexus submucosus (Meißner-Plexus):** in der Submukosa, steuert hauptsächlich die Sekretion der Verdauungssekrete.

In der **Tunica muscularis** finden sich auch die interstitiellen Zellen von **Cajal**. Dies sind verzweigte Zellen, die Kontakt sowohl zu **Axonen** als auch zu glatten **Muskelzellen** haben und zwischen ihnen „vermitteln". Ihnen wird eine Schrittmacherfunktion bei der Darmmotorik zugeschrieben.

Mukosaassoziiertes lymphatisches Gewebe (MALT)

Der Teil des Immunsystems, der im Darm die Abwehrfunktion wahrnimmt, ist das mukosaassoziierte lymphatische Gewebe (MALT). Es besteht aus Herden von lymphatischem Gewebe sowie diffus verteilten Zellen der spezifischen Abwehr in der **Lamina propria**. Hier kommen z. B. auch **eosinophile Granulozyten** vor, die Parasiten abtöten können. Im darüberliegenden Epithel kommen M-Zellen vor, welche Antigene aufnehmen und an die Zellen des Immunsystems weitergeben. Im **MALT** werden vorwiegend **IgA-Antikörper** gebildet.

MALT kann auch in Form von eigenständigen Organen oder definierten Organbestandteilen vorkommen:
- im Rachen sind es die **Tonsillen** (S. 45),
- im terminalen Ileum die **Peyer-Plaques** (S. 54).

> **FAZIT – DAS MÜSSEN SIE WISSEN**
>
> - ! Allgemeiner Wandaufbau des Verdauungstrakts: **Tunica mucosa – Tela submucosa – Tunica muscularis**. Ist ein Organ nicht von Bauchfell (Peritoneum) überzogen, besitzt es eine **Tunica adventitia**. Hat ein Organ einen Bauchfellüberzug, so erkennt man außen die **Tunica serosa** (einschichtiges Peritonealepithel) und darunter die **Tela subserosa** (Bindegewebeschicht).
> - ! Die interstitiellen Zellen von Cajal haben eine **Schrittmacherfunktion** bei der **Darmmotorik**.

6.2.3 Speiseröhre (Ösophagus)

Die Speiseröhre (Ösophagus) zeigt den typischen Wandaufbau des Verdauungskanals (Abb. 6.1). Die verschiebliche, dehnbare Schleimhaut bildet mehrere **Längsfalten**. Daher sieht man auf Querschnitten ein sternförmiges Lumen.

Die Lamina epithelialis der **Tunica mucosa** besteht aus einem mehrschichtigen, unverhornten Plattenepithel. In der **Tela submucosa** finden sich muköse Glandulae oesophageales (keine Becherzellen!) sowie (besonders im unteren Teil der Speiseröhre) Venennetze.

An lymphatischem Gewebe gibt es hier einzelne Lymphfollikel.

APROPOS
Die **Refluxösophagitis** entsteht durch einen Rückfluss von saurem Magensaft in das untere Drittel des Ösophagus. Dabei kommt es zu Epithelnekrosen, die dann durch hochprismatisches Epithel (als Ersatz für Plattenepithel) bedeckt werden. Da das hochprismatische Epithel aber weniger widerstandsfähig ist, können in diesen Bereichen Ulzera (Geschwüre) entstehen.

6.2.4 Magen

Von der Speiseröhre gelangt die Nahrung in den Magen. Dort wird sie chemisch zersetzt und dann weiter in den Dünndarm abgegeben. Für die chemische Zersetzung der Nahrung produziert die Magenschleimhaut **Salzsäure** und **Verdauungsenzyme**. Um sich dabei nicht selbst zu verdauen, schützt sie sich durch eine **Schleimschicht**, die sie ebenfalls selbst produziert. Salzsäure und Enzyme werden in den **Haupt- und Belegzellen** der Hauptdrüsen gebildet, der Schleim wird in den **Nebenzellen** der Drüsenhälse produziert.

> **LERNTIPP**
>
> In den Prüfungsfragen wird deshalb auch besonders auf die verschiedenen Zellen und Drüsen der Magenschleimhaut abgehoben. Es lohnt sich also, sich anzuschauen, welche dieser Strukturen in welchem Magenabschnitt vorkommen.

Der Wandaufbau des Magens entspricht dem allgemeinen Wandaufbau im Verdauungstrakt. Allerdings gibt es eine Ausnahme, die Tunica muscularis. Sie ist dreischichtig: **Stratum longitudinale**, **Stratum circulare** und als innerste Schicht **Fibrae oblique**.

Betrachtet man die **Schleimhaut** des Magens mit bloßem Auge, erkennt man Vorwölbungen der Tela submucosa (**Plica gastricae**). Bei Lupenvergrößerung werden felderförmige Areale (**Areae gastricae**, durch Furchen begrenzte Felder) sichtbar. Als feine Punkte erkennt man auf den Areae gastricae mündende **Foveolae gastricae** (Magengrübchen), die durch Einsenkungen der Magenschleimhaut entstehen. Im ganzen Magen ist das Epithel einschichtig zylindrisch.

Der Magen gliedert sich in 4 Teile:
- den Mageneingang (**Pars cardiaca**),
- die Magenkuppel (**Fundus ventriculi**),
- den Magenkörper (**Corpus ventriculi**) und
- den Magenpförtner (**Pylorus**).

Kardia

Die Pars cardiaca ist ein schmaler, ringförmiger Schleimhautstreifen am Mageneingang. Hier sind die Foveolae gastricae länger. In die Foveolae münden die mukösen Kardiadrüsen. Diese tubulären Drüsen liegen nicht so dicht wie die Magendrüsen in Fundus und Korpus, sie sind stark verzweigt und gewunden, haben ein größeres Lumen und besitzen nur einen Zelltyp, der Schleim produziert.

> **LERNTIPP**
>
> Meist bekommt man in Prüfungen Präparate des Übergangsbereichs von Ösophagus und Kardia gezeigt. Dabei geht das mehrschichtige unverhornte Plattenepithel abrupt in das einschichtige Epithel des Magens über. Gelegentlich kommen zystische Erweiterungen der Kardiadrüsen vor.

Fundus und Korpus

Fundus und Korpus machen den größten Teil des Magens aus. Hier sind die **Foveolae gastricae** relativ kurz. Sie nehmen nur etwa ⅓ bis ¼ der Schleimhautdicke ein. Im Grund der Foveolae gastricae münden jeweils bis zu sieben **tubulöse Magendrüsen**, die **Glandulae gastricae propriae**. Die unverzweigten Drüsen verlaufen größtenteils gestreckt bis zur Lamina muscularis mucosae. Die Magendrüsen liegen dicht beieinander in der Lamina propria, sodass nur wenig Bindegewebe in der Lamina propria vorhanden ist (**Abb. 6.2**). Sie enthalten **Hauptzellen**, **Nebenzellen**, **Belegzellen** und **enteroendokrine Zellen**. Im Isthmusbereich der Magendrüsen liegen **Stammzellen**, die sich zeitlebens teilen und sich zu allen Zelltypen des Epithels differenzieren können.

In den einzelnen Abschnitten der Magendrüsen kommen die verschiedenen Zelltypen jeweils in unterschiedlicher Häufigkeit vor.

Basophile Hauptzellen. Sie befinden sich vor allem im **Hauptteil der Drüsen** und im **Drüsengrund**. Sie enthalten basal viel raues endoplasmatisches Retikulum und sezernieren **Pepsinogene**, die in apikalen Sekretgranula (sog. **Zymogengranula**) gespeichert sind. An diesen Granula sind die **Hauptzellen** gut zu erkennen Abb. 6.3). Im unteren Bereich des Hauptteils verlaufen die Magendrüsen häufig etwas gewunden.

Nebenzellen. Die relativ kleinen Nebenzellen kommen vorwiegend im Halsbereich der Magendrüsen vor. Sie liegen eingekeilt zwischen den Belegzellen und **produzieren** einen **Schleim** (**Muzine**), der sich von dem des Oberflächenepithels unterscheidet. Sie werden auch als muköse Halszellen bezeichnet.

Belegzellen (Parietalzellen). Die großen, pyramidenförmigen Belegzellen erscheinen im Präparat meist **dreieckig** (mit kugeligem Kern). Die **Spitze** der pyramidenförmigen Belegzelle zeigt zum **Lumen** der Magendrüse; ihre **Basis** wölbt sich in das **Bindegewebe** vor. Sie sind leicht zu erkennen, da sie sich aufgrund ihrer **vielen Mitochondrien** mit sauren Farbstoffen, wie **Eosin**, leuchtend **rot** anfärben.

Die Aufgabe der Belegzellen ist die **Produktion der Salzsäure**. Damit die Säure einen relativ kurzen Weg ins Magenlumen hat, sitzen die Belegzellen hauptsächlich im Hals- und Hauptteil der Magendrüsen. Elektronenmikroskopisch kann man an aktivierten Belegzellen tiefe kanälchenförmige Einsenkungen der apikalen Zellmembran erkennen, sog. **intrazelluläre Sekretkanälchen** (**Canaliculi**). An den Einsenkungen weist die Membran zahlreiche **Mikrovilli** auf, in denen eine **H⁺/K⁺-ATPase** sitzt. Diese **H⁺-Ionenpumpe** befördert unter ATP-Verbrauch (deshalb die vielen Mitochondrien!) und im Austausch gegen K⁺-Ionen H⁺-Ionen in das Lumen der Drüse. Mit jedem abgegebenen H⁺-Ion gelangt ein Cl⁻-Ion (durch einen Cl⁻-Kanal) in das Lumen. Hier entsteht dann

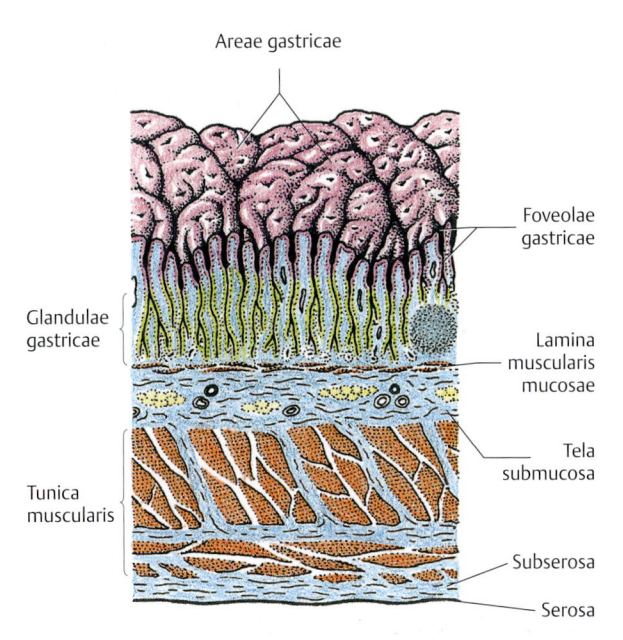

Abb. 6.2 Schleimhautrelief und Schichtung der Magenwand (Korpus/Fundus).

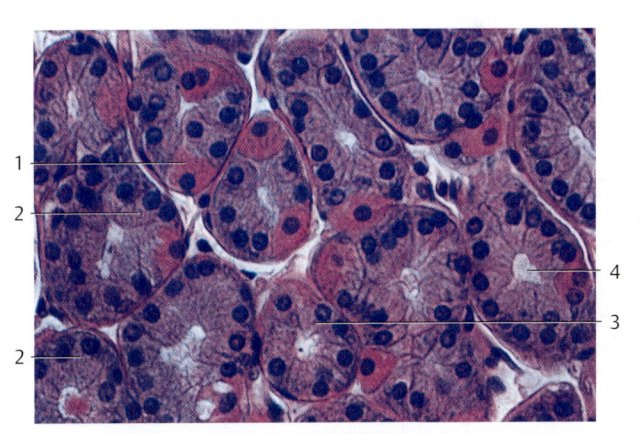

Abb. 6.3 Querschnitt durch die Magendrüsen. Die azidophilen Belegzellen heben sich leuchtend rot von den übrigen, stark basophilen Hauptzellen ab. Die Belegzellen sind im Querschnitt häufig dreieckig geformt. In den Hauptzellen sind die Sekretionsgranula gut zu erkennen. **1** Belegzelle, **2** Hauptzelle, **3** Nebenzelle, **4** Drüsenlumen. [aus Kühnel, Taschenatlas Histologie, Thieme, 2014]

aus H⁺ und Cl⁻ die Salzsäure. Im inaktiven Zustand können die Belegzellen die für die Salzsäureproduktion benötigten Transportproteine der Membran durch Endozytose aufnehmen und in **tubulovesikulären Strukturen** innerhalb des Zytoplasmas speichern. Werden die Zellen aktiviert (durch **Acetylcholin**, **Gastrin** oder **Histamin**), fusionieren diese Speichervesikel wieder mit der apikalen Zellmembran.

Die Belegzellen sind nicht nur für die Salzsäureproduktion verantwortlich, sie sezernieren auch den **Intrinsic Factor**, der für die Resorption von Vitamin B₁₂ (im Ileum) erforderlich ist.

> **LERNTIPP**
>
> Einen Querschnitt durch die Magenwand erkennt man an den großen, dunkel gefärbten Hauptzellen mit Sekretgranula und an den dreieckigen, sich hervorwölbenden, leuchtend roten Belegzellen in den unverzweigten Magendrüsen (**Abb. 6.3**).

Pylorus

Die Pars pylorica liegt am Magenausgang, am Übergang zum Duodenum (wird auch meist als Übergangspräparat „Pylorus–Duodenum" vorgestellt, **Abb. 6.4**) und ist breiter als die Pars cardiaca. Die **Foveolae** der Pars pylorica sind sehr viel **tiefer** als im Fundus-Korpus-Bereich. Sie sind auch besser erkennbar. In die Foveolae münden die **Pylorusdrüsen**. Diese sind kurz, gewunden (aufgeknäuelt) und verzweigt (Verzweigungen besonders am Drüsengrund), haben ein weites Lumen, sind nicht so dicht gelagert (zwischen reichlich Bindegewebe der Lamina propria), haben **helle** Zellen (nur ein Zelltyp), ähneln den Kardiadrüsen und produzieren einen schwach sauren Schleim, der die Gleitfähigkeit des Chymus erhöht.

In der **Pars pylorica** kommen auch endokrine Zellen vor, besonders **G-Zellen** (gastrinproduzierend). Die Tunica muscularis ist als kräftiger Ringmuskel (Sphinkter) ausgebildet. Ihre mittlere Schicht, das **Stratum circulare**, ist im Pylorusbereich kräftig verdickt zum **M. sphincter pylori**.

> **LERNTIPP**
>
> Die Pylorusschleimhaut und die Schleimhaut des Fundus/Korpus lassen sich durch die unterschiedliche Struktur der Foveolae und der darin vorkommenden Drüsen unterscheiden. In den Fundus münden unverzweigte Drüsen mit mehreren Zelltypen in relativ kurze Foveolae, im Pylorus sind die Drüsen verzweigt und aufgeknäuelt (erscheinen hell im Gewebeschnitt), bestehen aus nur einem Zelltyp und münden in relativ lange Foveolae (**Abb. 6.4**).

> **FAZIT – DAS MÜSSEN SIE WISSEN**
>
> - ‼ Der Ösophagus besitzt in seiner **Tela submucosa** muköse Glandulae oesophageales.
> - ! Das Epithel des Ösophagus ist ein **mehrschichtiges, unverhorntes Plattenepithel**.
> - ! **Hauptzellen** finden sich im Hauptteil und im Drüsengrund der Magendrüsen. Sie speichern Pepsinogen in **Zymogengranula**. An diesen sind sie im histologischen Schnitt gut erkennbar.
> - ‼ Die großen, pyramidenförmigen **Belegzellen** erscheinen im Präparat meist dreieckig. Die Spitze zeigt zum Lumen der Magendrüse, die Basis wölbt sich in das Bindegewebe vor. Man erkennt sie auch an ihrer hellroten Farbe (azidophil!).
> - ! Sie sezernieren neben Salzsäure auch den **Intrinsic Factor**.
> - ! Zellen, die viele **Mitochondrien** enthalten (wie z. B. Belegzellen), färben sich intensiv mit **sauren Farbstoffen**.
> - ! Aktivierte Belegzellen besitzen **intrazelluläre Sekretkanälchen (Canaliculi)**, in denen eine **H⁺/K⁺-ATPase** sitzt.
> - ! Die Schleimhaut des **Pylorus** erkennt man an ihren tiefen Foveolae und den hellen, aufgeknäuelten, kurzen und verzweigten Pylorusdrüsen, die ein weites Lumen haben.
> - ! In der Pars pylorica kommen auch **endokrine Zellen** vor. Die häufigste endokrine Zelle in der Schleimhaut der **Pars pylorica** ist die **G-(Gastrin-)Zelle**.

6.2.5 Dünndarm

Allgemeines zum Dünndarm

Die Hauptfunktion des Dünndarms ist es, Nahrungsbestandteile zu resorbieren. Um diese Aufgabe effektiv meistern zu können, hat der Dünndarm eine Oberfläche, die durch Ringfalten (Plicae circulares), Zotten, Krypten und Mikrovilli auf mehr als 100 m² vergrößert ist.

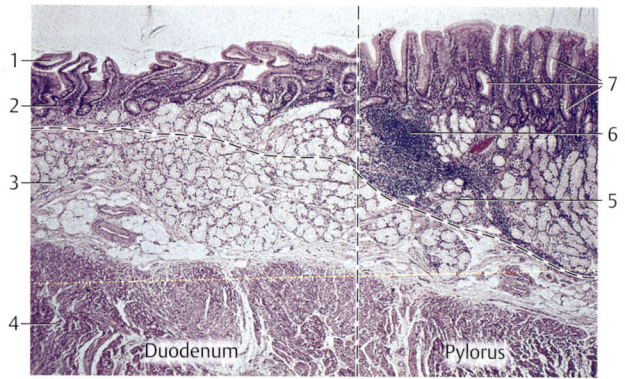

Abb. 6.4 Übergang Pylorus/Duodenum. Die Grenze zwischen den beiden Abschnitten ist durch eine senkrecht gestrichelte Linie markiert. Der Verlauf der Lamina muscularis mucosae (gestrichelte Linie) zeigt die Grenze zwischen Mukosa und Submukosa. Beachte die tiefen Foveolae im Pylorus und die vielen Brunner-Drüsen (S. 53) im Duodenum. **1** Zotten, **2** Mukosa, **3** Submukosa, **4** Ringmuskelschicht, **5** Pylorusdrüsen, **6** Lymphfollikel, **7** Foveolae. [aus Lüllmann-Rauch, Taschenlehrbuch Histologie, Thieme, 2012]

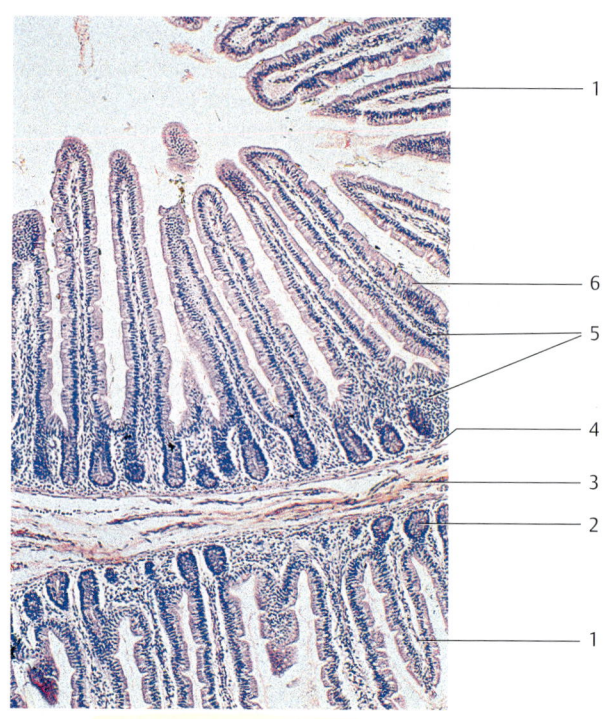

Abb. 6.5 Teil einer Ringfalte (Jejunum). Der Kern besteht aus der bindegewebigen Submukosa, der von Mukosa überzogen ist. Zotten und Krypten sind eine Bildung der Mukosa unter Beteiligung von Epithel und Lamina propria, jedoch nicht der Tunica muscularis. Die Zotten ragen als Fortsätze in das Darmlumen, die Krypten sind in die Lamina propria eingebettet. **1** Zotte, **2** Krypte, **3** Tela submucosa, **4** Lamina muscularis mucosae, **5** Lamina propria, **6** Epithel. (H.E., Vergrößerung 50-fach.)

Die **Plicae circulares (Ringfalten oder Kerckring-Falten)** entstehen durch Vorwölbungen von Tunica mucosa und Tela submucosa. Die Tunica muscularis ist an den Falten nicht beteiligt.

Bei den **Zotten (Villi intestinalis)** handelt es sich um fingerförmige Ausstülpungen der Lamina epithelialis und der Lamina propria (**Abb. 6.5**). Aus der Lamina muscularis mucosae dringen einige Muskelzellen in die Zotten ein. Durch deren Kontraktion verkürzen sich die Zotten, wodurch der venöse und der Lymphabfluss wesentlich gefördert werden (**Zottenpumpe**). Die verkürzten Zotten werden durch den Einstrom von Blut wieder auf-

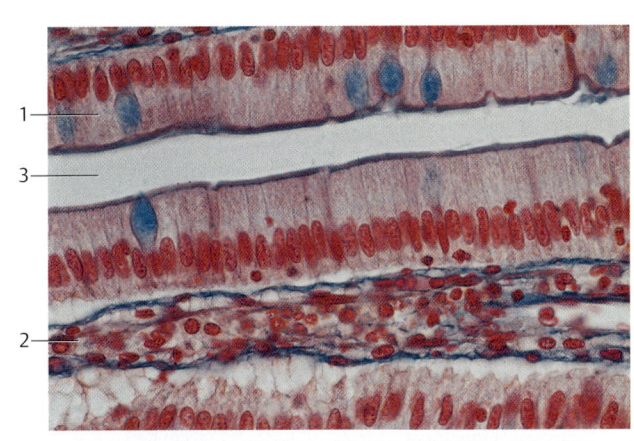

Abb. 6.6 Saumepithel zweier benachbarter Dünndarmzotten im Querschnitt. Die hochprismatischen Enterozyten (Saumzellen) tragen am luminalen Zellpol einen deutlichen Bürstensaum aus Mikrovilli. Ihre längsovalen Kerne liegen im unteren Drittel der Zelle. Zwischen den Enterozyten liegen vereinzelte Becherzellen (blau gefärbt). Dort ist der Bürstensaum unterbrochen. 1 Enterozyten, 2 Lamina propria, 3 Darmlichtung. (Azan; Vergrößerung 400-fach.) [aus Kühnel, Taschenatlas Histologie, Thieme, 2014]

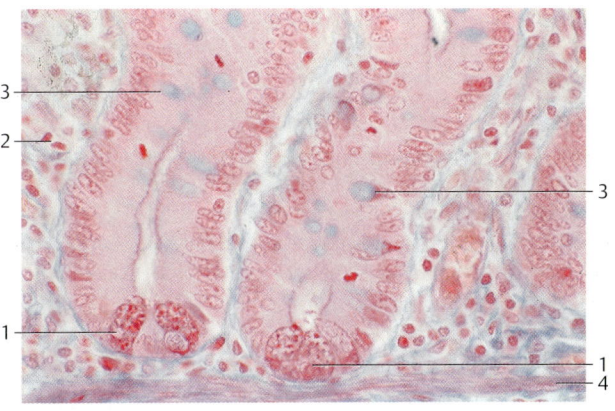

Abb. 6.7 Querschnitt durch Krypten mit Paneth-Zellen. Die Paneth-Zellen liegen als Gruppen am Grund der Krypten. Sie sind gut erkennbar an ihren apikal gelegenen Granula. Die Granula enthalten Lysozym und verschiedene Peptidasen. 1 Paneth-Zellen, 2 Lamina propria, 3 Becherzellen, 4 Lamina muscularis mucosae. (Azan; Vergrößerung 400-fach.) [aus Kühnel, Taschenatlas Histologie, Thieme, 2014]

gerichtet. Im Stroma der Zotten liegen außerdem sog. **Chymusgefäße**, die die aus dem Interstitium gesammelte Lymphe mit den resorbierten Fetten transportieren.

Die **Krypten** (Lieberkühn-Krypten, **Glandulae intestinales**) sind tubulöse Epitheleinsenkungen in die Lamina propria, die bis zur Lamina muscularis mucosae reichen.

Mikrovilli sind fingerförmige Ausstülpungen der Epithelzellmembran.

Das **Dünndarmepithel** ist ein **einschichtiges** Epithel. Der überwiegend darin vorkommende Zelltyp sind die hochprismatischen **Enterozyten** (**Saumzellen**, Abb. 6.6). Sie sind die Resorptionszellen, die als typische Oberflächendifferenzierung einen Stäbchensaum (Bürstensaum) aufweisen. Dieser Stäbchensaum wird durch dicht stehende Mikrovilli gebildet. Die Enterozyten sind apikal durch **Schlussleisten** (Zonula occludens, Zonula adhaerens, Desmosom) miteinander verbunden.

Zwischen den Enterozyten sind sezernierende **Becherzellen** eingestreut. Ihr Sekret bildet eine schützende Schleimschicht, die zudem das Gleiten des Darminhalts erleichtert. Das Sekret wird luminal über **Exozytose** abgegeben.

> **LERNTIPP**
>
> Achtung bei Becherzellen: Man kann sie leicht erkennen und denkt deshalb schnell an das Darmepithel. Becherzellen kommen aber auch im Epithel der Trachea vor! Allerdings ist das Epithel der **Trachea** mehrreihig und man kann oft Knorpelspangen erkennen. Ein Charakteristikum der **Darmschleimhaut** ist die **Lamina muscularis mucosae**.
>
> Sie sollten in der Prüfung auch den **runden Querschnitt der Darmzotten** im Bild erkennen. Diesen verwechselt man schnell mit Querschnitten durch Hodenkanälchen (**Abb. 9.3**), den Nebenhodengang (**Abb. 9.5**) oder Plazentazotten (**Abb. 9.16**).

Am Grunde der Krypten liegen im Epithelverband **Paneth-Zellen**. Diese Zellen sind durch apikale Granula gekennzeichnet (Abb. 6.7). Wegen ihres färberischen Verhaltens werden sie auch als **oxyphile Zellen** bezeichnet. Die Paneth-Körnerzellen bilden das antibakteriell wirkende **Lysozym** und geben es zusammen mit verschiedenen Peptidasen ab. Wie die Becherzellen sind sie exokrine Zellen.

Über Lymphozytenansammlungen kommen im Darmepithel **M-Zellen** vor, die Antigene transportieren können.

Die **Regeneration** des Darmepithels geht von **Stammzellen** im unteren Drittel der Krypten aus. Die neu gebildeten Zellen wandern zur Zottenspitze, wo sie abgestoßen werden. Ihre Lebensdauer beträgt etwa 5 Tage.

Die Charakteristika der drei Dünndarmabschnitte

Der etwa 6 m lange Dünndarm gliedert sich in drei Abschnitte: **Duodenum**, **Jejunum** und **Ileum**.

Das C-förmige Duodenum umfasst den Kopf der Bauchspeicheldrüse und geht an der Flexura duodenojejunalis in das Dünndarmkonvolut über. Das Jejunum bildet etwa ⅔ des Dünndarmkonvoluts, es geht ohne deutlich erkennbare Grenze in das Ileum über. Jejunum und Ileum bilden das frei bewegliche Dünndarmkonvolut.

Duodenum. Es besitzt breite, sehr hohe und dicht stehende Plicae circulares. Seine Zotten sind kräftig ausgebildet; sie erscheinen plump oder blattförmig. Charakteristisch für das Duodenum sind die **Glandulae duodenales**, **Brunner-Drüsen**, in der Tela submucosa (vgl. Abb. 6.4). Die mukoiden Brunner-Drüsen sind verzweigte, aufgeknäuelte tubuloalveoläre Drüsen. Sie nehmen ausgedehnte Bereiche der Submukosa ein, auch in den Plicae circulares (Abb. 6.8).* Das Zytoplasma der Drüsenzellen erscheint im histologischen Präparat auffallend hell. Als lymphatisches Gewebe kommen in der Lamina propria vereinzelt **Solitärfollikel** vor.

> **LERNTIPP**
>
> Sie erkennen das Duodenum daran, dass viele Brunner-Drüsen (helles Zytoplasma im H.E.-Präparat) in der Submukosa vorkommen, ferner an breiten und hohen Plicae circulares, blattförmigen und langen Zotten sowie flachen Krypten.
>
> Im **Jejunum** und **Ileum** nehmen Anzahl und Höhe der Plicae circulares und die Höhe und Breite der Zotten kontinuierlich ab, gleichzeitig nimmt die Tiefe der Krypten zu. Zudem werden die Becherzellen zahlreicher.

* Oberhalb der Tela Submucosa liegende Lamina muscularis mucosae wird im Duodenum von den sekretabführenden Anteilen der Brunner-Drüsen durchzogen.

Jejunum. Es ist gekennzeichnet durch deutlich ausgeprägte Plicae circulares, die noch dicht stehen, sowie fingerförmige Zotten. Brunner-Drüsen fehlen. Gelegentlich finden sich Solitärfollikel.

> **LERNTIPP**
>
> Das Jejunum erkennen Sie an dicht stehenden, schlanken und hohen Plicae circulares, schlanken und langen Zotten, tiefer werdenden Krypten sowie Solitärfollikeln. Gegenüber dem Duodenum fehlen die Brunner-Drüsen.

Ileum. In diesem Darmabschnitt sind die Plicae circulares niedrig und weiter auseinanderstehend (d. h. weniger zahlreich) als in Jejunum und Duodenum (Abb. 6.9) Die Zotten sind kurz, während die Krypten an Tiefe zunehmen. Typisch für das Ileum sind Ansammlungen von Lymphfollikeln, die **Peyer-Plaques (Noduli lymphatici aggregati)**, die von der Lamina propria in die Tela submucosa hineinreichen, wodurch die Lamina muscularis mucosae unterbrochen ist. Die Peyer-Plaques liegen **gegenüber** dem **Mesenterialansatz** und wölben die Schleimhaut vor. Zum Darmlumen hin besitzen sie sog. **Domareale**, die zahlreiche Lymphozyten enthalten.

> **LERNTIPP**
>
> Wenn Ihnen in der Prüfung die Peyer-Plaques begegnen, denken Sie immer daran, dass es sich dabei um lymphatisches Gewebe handelt – mit allen charakteristischen Merkmalen dieses Gewebes: In den **Sekundärfollikeln** kommen hauptsächlich **B-Lymphozyten** vor, und sie besitzen **hochendotheliale Venolen** (HEV).

> **LERNTIPP**
>
> Sie erkennen das Ileum an weniger dicht stehenden, flachen Plicae circulares, weniger dicht stehenden, flachen Zotten, tiefen Krypten und Peyer-Plaques.

> **FAZIT – DAS MÜSSEN SIE WISSEN**
>
> - ! Im Stroma der **Darmzotten** liegen die sog. **Chymusgefäße**.
> - ! Der **Schlussleistenkomplex** der Enterozyten besteht (wie jeder Schlussleistenkomplex) aus **Zonula occludens, Zonula adhaerens** und **Desmosom**.
> - ! **Paneth-Zellen** liegen am Grund der Krypten des Dünndarms.
> - !! **Paneth-Zellen** sind durch apikale Granula gekennzeichnet.
> - ! **Paneth-Zellen** geben das antibakteriell wirkende **Lysozym** ab.
> - !! Die **Regeneration** des Darmepithels geht von Stammzellen im unteren Drittel der Krypten aus.
> - ! Die **Glandulae duodenales** (**Brunner-Drüsen**) sind charakteristisch für das Duodenum.
> - !! Das **Jejunum** erkennt man an deutlich ausgeprägten Plicae, fingerförmigen Zotten und fehlenden Brunner-Drüsen.
> - ! Die **Peyer-Plaques** im Ileum liegen gegenüber dem Mesenterialansatz.

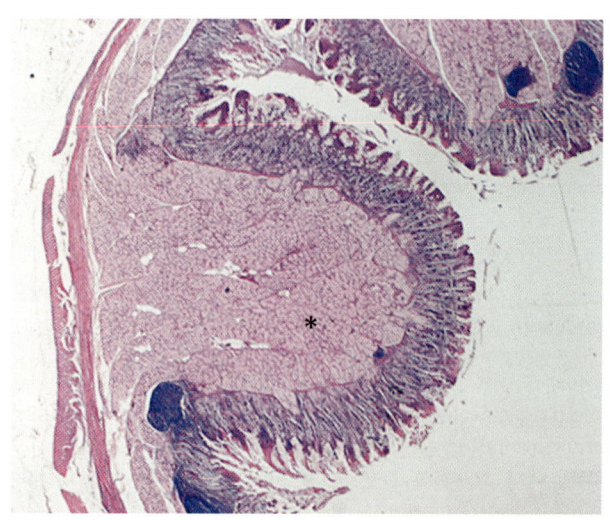

Abb. 6.8 Plica circularis aus dem Duodenum. Beachte die stark ausgebildeten Brunner-Drüsen (Sternchen). (H.E., Vergößerung 12,5-fach.) [aus Lüllmann-Rauch, Taschenlehrbuch Histologie, Thieme 2012]

6.2.6 Dickdarm

Wenn die Nahrung nach ihrer Passage durch den Verdauungskanal im Dickdarm ankommt, ist die Resorption der Nährstoffe so gut wie abgeschlossen. Aus den unverdaulichen Resten wird durch Eindickung und durch Beimischung von Schleim (sezerniert von den zahlreichen Becherzellen) der Kot (Fäzes) gebildet.

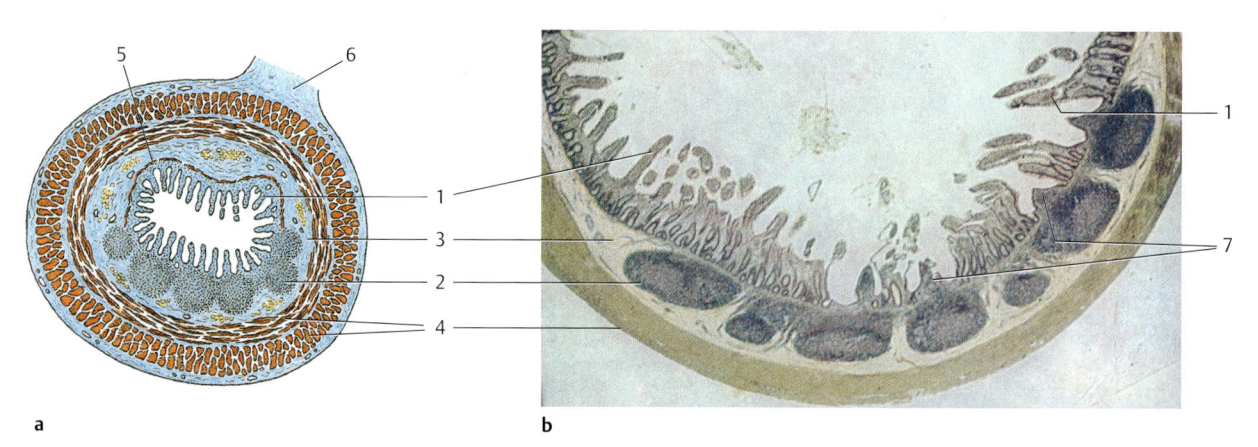

Abb. 6.9 Querschnitt durch das Ileum. a Schema. **b** Mikroskopische Aufnahme. Gut zu erkennen sind die Peyer-Plaques in der Tela submucosa. Die Tunica muscularis ist graugelb gefärbt. (Hämatoxylin-Pikrinsäure; Vergößerung 8-fach). **1** Zotten, **2** Peyer-Plaques, **3** Tela submucosa, **4** Tunica muscularis, **5** Lamina muscularis mucosae, **6** Mesenterium, **7** Domareale. [a) aus Lüllmann-Rauch, Taschenlehrbuch Histologie, Thieme 2012, b) aus Kühnel, Taschenatlas Histologie, Thieme, 2014]

Der Dickdarm bildet einen Rahmen um die Dünndarmschlingen und gliedert sich in verschiedene Abschnitte: den **Blinddarm** (Zäkum) mit Wurmfortsatz (Appendix vermiformis), den **Grimmdarm** (Kolon) mit Colon ascendens, Colon transversum, Colon descendens und Colon sigmoideum, den **Mastdarm** (Rektum) und den **Analkanal** (Canalis analis).

Kolon

Im Kolon sind **keine** Plicae circulares und **keine** Zotten vorhanden (im Gegensatz zum Dünndarm; Dickdarm und Dünndarm lassen sich durch das Fehlen bzw. Vorhandensein von Zotten im histologischen Bild unterscheiden). Dafür gibt es tiefe, unverzweigte Krypten, die dicht stehen, und sehr viele Becherzellen (Abb. 6.10, Abb. 6.11).

In der Tunica muscularis fällt auf, dass die äußere Längsmuskulatur auf drei Längsstreifen zusammengedrängt ist, die als **Tänien** bezeichnet werden. Sie sind charakteristisch für das Kolon.

In diesem Zusammenhang ist es auch interessant zu wissen, dass im Kolon die weitaus höchste Dichte der physiologischen Bakterienflora herrscht.

> **LERNTIPP**
>
> Das Kolon erkennen Sie daran, dass (fast) keine Plicae circulares und keine Zotten vorkommen, die Krypten sehr tief und dicht stehen (in reagenzglasförmiger Anordnung) und es viele Becherzellen gibt.

Blinddarm

Der Blinddarm (**Zäkum**) ist der sackförmige Anfangsteil des Dickdarms. Er liegt unterhalb der Einmündungsstelle des Ileums. Am unteren Ende des Zäkums geht der nur etwa bleistiftdicke Wurmfortsatz (**Appendix vermiformis**) ab. Prinzipiell zeigt der Wurmfortsatz den gleichen mikroskopischen Aufbau wie das Kolon (Abb. 6.12). Im Unterschied zum Kolon sind die Krypten im Appendix vermiformis aber weniger zahlreich und nicht so tief und unregelmäßig in ihrer Form; sie können streckenweise auch fehlen.

Auffallend beim Wurmfortsatz sind **zahlreiche Lymphfollikel**, die rings um das Lumen vorkommen. Sie liegen nicht nur in der Lamina propria, sondern reichen bis in die Submukosa (Abb. 6.12). Dadurch ist die Lamina muscularis mucosae häufig nicht zu erkennen. Wegen der zahlreichen großen Lymphfollikel bezeichnet man die Appendix auch als Darmtonsille.

> **LERNTIPP**
>
> Die Appendix vermiformis erkennen Sie am Fehlen von Plicae und Zotten (wie Kolon). Außerdem gibt es weniger tiefe, unregelmäßig geformte Krypten und viele große Lymphfollikel rings um das Lumen.

Rektum und Analkanal

Das Rektum geht ohne scharfe Abgrenzung aus dem Colon sigmoideum hervor und gliedert sich in die Ampulla recti und den Canalis analis.

Die Mukosa der **Ampulla recti** weist tiefe Krypten auf und ist dicker als die des Kolons. Die Submukosa enthält häufig Lymphfollikel; die Längsmuskulatur bildet eine einheitlich dicke Schicht.

Im **Canalis analis** wird das Dickdarmepithel allmählich durch mehrschichtiges Plattenepithel mit ekkrinen und apokrinen Schweißdrüsen sowie Haaren und Talgdrüsen ersetzt.

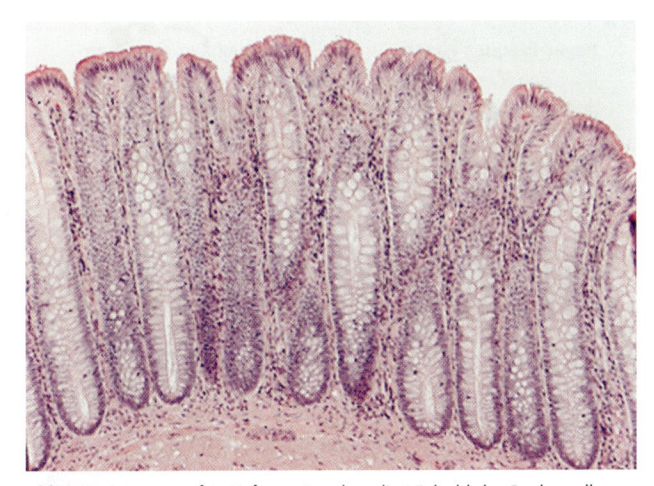

Abb. 6.10 Krypten des Kolons. Beachte die Vielzahl der Becherzellen. (Längsschnitt; H.E., Vergrößerung 100-fach.) [aus Lüllmann-Rauch, Taschenlehrbuch Histologie, Thieme, 2012]

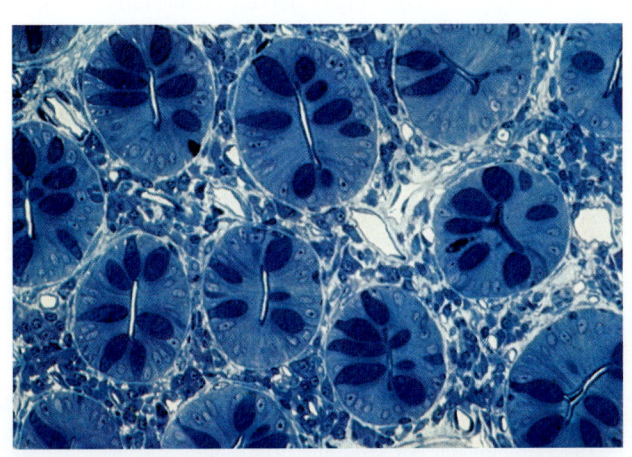

Abb. 6.11 Krypten des Kolons. Die Krypten mit ihren schlitzförmigen Lichtungen sind regelmäßig in der Lamina propria verteilt. Die vielen Becherzellen sind tief dunkelblau gefärbt. (Flachschnitt; Methylenblau-Azur II, Vergrößerung 400-fach.) [aus Kühnel, Taschenatlas Histologie, Thieme, 2014]

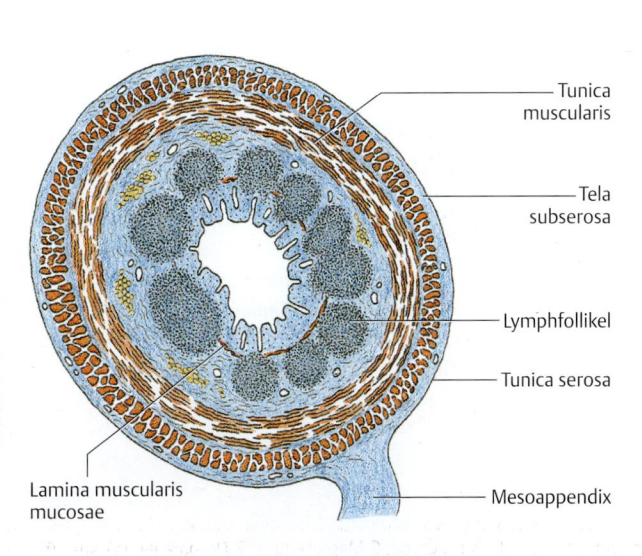

Abb. 6.12 Querschnitt durch die Appendix vermiformis.

Tab. 6.1 Wichtige Fakten zu den verschiedenen Abschnitten des Verdauungstrakts für die Identifikation auf histologischen Schnittbildern.

Abschnitt	Wandaufbau	Lymphgewebe	Bemerkung
Speiseröhre	• mehrschichtiges unverhorntes Plattenepithel • mit Glandulae oesophageales • keine Becherzellen	einzelne verstreute Lymphfollikel	
Magen	• einschichtiges zylindrisches Epithel • Foveolae mit Hauptdrüsen • (basophile) **Hauptzellen** mit Zymogengranula • (azidophile) pyramidenförmige **Belegzellen** (mit intrazellulären Canaliculi, erkennbar nur im EM-Bild) • Im Pylorus werden die Foveolae tiefer. • *dreischichtige Tunica muscularis*		**Cave:** Übergangspräparate: • Ösophagus – Kardia (mehrschichtiges Plattenepithel geht in einschichtiges Epithel über) • Pylorus – Duodenum (Foveolae im Pylorus, Brunner-Drüsen im Duodenum)
Duodenum	• **Plicae** (Kerckring-Falten), **Zotten** und **Krypten** • einschichtiges Epithel mit hochprismatischen **Enterozyten** mit Bürstensaum • **Becherzellen** (basophil) • **Paneth-Zellen** mit Granula am Grund der Krypten • **Brunner-Drüsen** (erscheinen hell) in der Submukosa	einzelne verstreute Lymphfollikel	**Cave:** Verwechslung mit **Trachea** möglich (Becherzellen und Kinozilien, aber mehrreihiges Epithel und Knorpelgewebe)
Jejunum	• Plicae und Zotten immer noch deutlich ausgeprägt • keine Brunner-Drüsen mehr • Becherzellen werden mehr • Krypten werden tiefer	einzelne verstreute Lymphfollikel	Gegen Ende des Darms werden **Zotten** und **Plicae** immer weniger, **Becherzellen** immer mehr.
Ileum	• niedrige Plicae, noch weniger Zotten • tiefe **Krypten**	**Peyer-Plaques** gegenüber dem Mesenterialansatz	Im Zusammenhang mit **Peyer-Plaques** wird gern nach Funktionen des **Lymphgewebes** gefragt.
Kolon	• keine Plicae, keine Zotten mehr • tiefe, unverzweigte **Krypten** mit vielen **Becherzellen**		
Wurmfortsatz	• keine Plicae, keine Zotten • unregelmäßig geformte **Krypten**	zahlreiche Lymphfollikel („Darmtonsille")	
Rektum	• Ampulla: tiefe Krypten, dicke Submukosa • Analkanal: Epithel geht in ein mehrschichtiges **Plattenepithel** über mit Talgdrüsen und Haaren.		

> **LERNTIPP** !
>
> In der Regel werden Sie beim Thema Verdauungskanal in der Histologie selten direkt nach Fakten gefragt, sondern Sie müssen anhand von histologischen Schnittbildern Strukturen erkennen und diesen Strukturen Funktionen zuordnen können. Dazu ist aber die Kenntnis der Fakten notwendig. Deshalb sind die wichtigsten Fakten zum Verdauungskanal in Tab. 6.1 zusammengefasst. Schauen Sie sich diese Tabelle genau an.
>
> Welche Sekrete die verschiedenen Zellen produzieren und unter welchen Bedingungen sie sie freisetzen, wird in der Physiologie und Biochemie besprochen.

> **FAZIT – DAS MÜSSEN SIE WISSEN** ✕
>
> – !! Im **Kolon** gibt es **keine** Plicae circulares und **keine** Zotten.
> – ! Charakteristisch für das Kolon sind **Tänien**.
> – ! Im **Kolon** herrscht die weitaus **höchste Dichte** der physiologischen **Bakterienflora**.
> – !!! Wiederholen Sie die Inhalte der **Tab. 6.1**!

6.3 Verdauungsdrüsen

6.3.1 Speicheldrüsen (Glandulae salivariae)

Die Speicheldrüsen bilden den Speichel, der die Nahrung gleitfähig macht, damit sie besser geschluckt werden kann. Außerdem enthält der Speichel bereits stärkespaltende Enzyme (Amylasen), wodurch Speicheldrüsen bereits in geringem Umfang zur Verdauung beitragen.

Die Speicheldrüsen sind durch Bindegewebesepten in Drüsenläppchen gegliedert. Man kann sie nach der Zusammensetzung ihres Sekrets in **seröse**, **muköse** und **seromuköse** Drüsen unterteilen. An die serösen oder mukösen Endstücke (Azini) schließt sich das **Ausführungsgangsystem** an, das in Schaltstück, Streifenstück (Sekretrohr) und (größere) Ausführungsgänge gegliedert werden kann. Die **Schaltstücke** nehmen das Sekret aus den Azini auf. Sie haben einen sehr **geringen Durchmesser** und ein **enges Lumen**. Ihre Wand wird von platten Zellen mit verhältnismäßig **großem Kern** gebildet. Den Schaltstücken liegen Myoepithelzellen an. Sie liegen intralobulär und leiten das Sekret in die Streifenstücke.

Der Durchmesser der **Streifenstücke** (Sekretrohr) ist mehr als doppelt so groß wie der der Schaltstücke. Die Wand besteht aus einschichtigem **hochprismatischem Epithel**, das kräftig angefärbt ist und eine basale Streifung aufweist. Die basale Streifung

6.3 Verdauungsdrüsen

Tab. 6.2 Erkennungsmerkmale der verschiedenen Speicheldrüsen und des exokrinen Pankreas (s. u.) im Vergleich.

	Glandula parotidea	Glandula submandibularis	Glandula sublingualis	exokrines Pankreas (S. 60)
Art der Drüse	rein serös	seromukös	mukoserös	rein serös
Endstücke	zwischen den Azini liegen Gruppen von Fettzellen	seröse Teile als von-Ebner-Halbmonde	seröse Teile als von-Ebner-Halbmonde; muköse Azini als Tubuli (gut erkennbar) (tubuloazinöse Drüse)	Azini mit zentroazinären Zellen
Ausführsystem	gut ausgebildete Schalt- und Streifenstücke	weniger Schalt- und Streifenstücke	Schalt- und Streifenstücke sehr kurz (meist nicht sichtbar)	keine Streifenstücke

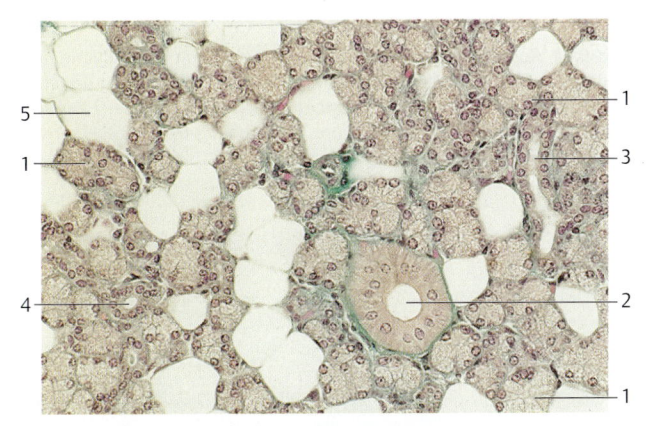

Abb. 6.13 Glandula parotidea (Ohrspeicheldrüse). Die Ohrspeicheldrüse ist eine rein seröse Drüse. **1** Seröse Azini, **2** Streifenstück quer getroffen, **3** Schaltstück längs angeschnitten, **4** Schaltstück quer getroffen, **5** Fettzellen. [aus Kühnel, Taschenatlas Histologie, Thieme, 2014]

> **LERNTIPP**
>
> Den Unterschied zwischen den Speicheldrüsen und dem Pankreas müssen Sie erkennen. In der Regel wird als Schnittbild für die Speicheldrüsen ein Bild der Glandula parotidea gezeigt. Nach der Tränendrüse, mit der man die Speicheldrüsen auch verwechseln könnte, wurde bisher noch nicht gefragt.

kommt durch starke Einfaltungen der Zellmembranen durch parallele Ausrichtung zahlreicher Mitochondrien zustande. Die Streifenstücke liegen intralobulär und münden in die (größeren) Ausführungsgänge.

Diese **Ausführungsgänge** liegen außerhalb der Läppchen, sind also von Bindegewebe umgeben. Das Lumen ist weit und wird von einem hohen einschichtigen und zweireihigen Epithel (mit basalen Ersatzzellen) begrenzt. Schließlich fließen die interlobulären Ausführungsgänge zusammen zu einem großen extraglandulären Gang (**Ductus excretorius**), der in die Mundhöhle oder ins Vestibulum oris mündet.

Generell gilt, dass die serösen Drüsen ein längeres (stärker ausgebildetes) Ausführungsgangsystem haben als die mukösen Drüsen.

Glandula parotidea (Ohrspeicheldrüse). Die Glandula parotidea (auch „Glandula parotis") ist die größte Speicheldrüse. Sie ist eine **rein seröse Drüse**; alle Abschnitte des Ausführungsgangsystems mit **Schalt-** und **Streifenstücken** sind deutlich vorhanden (Abb. 6.13). Zwischen den serösen Azini kommen Gruppen von Fettzellen vor.

Man kann die Glandula parotidea mit den ebenfalls rein serösen Drüsen des Pankreas (S. 60) verwechseln. Diese besitzen allerdings keine Streifenstücke und haben als Besonderheiten zentroazinäre Zellen und die Langerhans-Inseln. Verwechseln kann man sie außerdem mit der Glandula lacrimalis. Diese hat ein weites Lumen der serösen Tubuli, keine Schalt- und Streifenstücke und viel Bindegewebe (mit freien Zellen) (Tab. 6.2).

Glandula submandibularis (Unterkieferdrüse). Sie ist eine gemischte Drüse, d. h., sie enthält seröse und muköse Endstücke. Die serösen Endstücke überwiegen (deshalb auch die Bezeichnung **seromuköse Drüse**). Die serösen Anteile sitzen häufig als seröse Halbmonde (von-Ebner-Halbmonde) den mukösen Azini auf. Schalt- und Streifenstücke sind seltener als in der Glandula parotidea.

Glandula sublingualis (Unterzungendrüse). Diese Drüse ist eine gemischte, überwiegend muköse Drüse (deshalb auch die Bezeichnung **mukoserös**). Es ist eine tubuloazinöse Drüse, in der muköse Drüsenschläuche (tubulöse Endstücke mit mukösen Zellen) vorherrschen. Diese mukösen Tubuli tragen seröse Halbmonde (von Ebner) als Spüleinrichtung und sind häufig verzweigt. Insbesondere in der Glandula sublingualis erleichtert das Sekret der serösen Halbmonde die Ausschwemmung des mukösen Schleims. Die mukösen Tubuli werden auch als umgewandelte Schaltstücke aufgefasst. Weiterhin charakteristisch ist, dass die Schalt- und Streifenstücke außerordentlich kurz sind; entsprechende Anschnitte (von Schalt- und Streifenstücken) fehlen im histologischen Schnitt fast vollständig.

> **FAZIT – DAS MÜSSEN SIE WISSEN**
>
> – ! **Aufbau der Speicheldrüsen:** Drüse → Drüsenendstück → Schaltstück → Streifenstück → intralobulärer Ausführungsgang → interlobulärer Ausführungsgang.
> – ! **Erkennungsmerkmale der Streifenstücke:** Ihr Durchmesser ist mehr als doppelt so groß wie der der Schaltstücke. Die Wand besteht aus einschichtigem **hochprismatischem Epithel**.
> – ! Sie müssen einen Schnitt durch eine **Speicheldrüse** erkennen und ihn von einem Querschnitt durch das **Pankreas** unterscheiden können:
>   – Beide Drüsen sind rein serös.
>   – **Speicheldrüse** (in der Regel Gl. parotidea): mit Schalt- und Streifenstücken.
>   – **Pankreas:** mit zentroazinären Zellen und Langerhans-Inseln, keine Streifenstücke.
> – ! **Ausführungsgänge** sind von Bindegewebe umgeben. Das Lumen ist weit und wird von einem hohen einschichtigen und zweireihigen Epithel (mit basalen Ersatzzellen) begrenzt.

6.3.2 Leber (Hepar)

Die Leber ist das größte **Stoffwechselorgan** und die größte Drüse des Körpers. Sie liegt im Stoffwechsel sozusagen zwischen dem Darm und dem Rest des Körpers. Sie erhält die aus dem Darm aufgenommenen Substanzen über das Blut des Pfortadersystems und „bereitet" sie entsprechend „auf". Die Zellen der Leber bilden **Albumin** und andere Substanzen, speichern, entgiften und metabolisieren Substanzen und steuern den Stoffwechsel über eine kontrollierte Abgabe dieser Substanzen ins Blut. Als **exokrine Drüse** bildet die Leber außerdem die Galle, die über die Gallenwege in die Gallenblase und von dort ins Duodenum gelangt.

Leberläppchen

Die Baueinheiten der Leber sind die vieleckigen Leberläppchen (**Lobuli hepatis**), die zum Teil von Bindegewebe begrenzt sind (vgl. **Abb. 6.17**). Im Zentrum des klassischen Leberläppchens findet sich die **Zentralvene**; radiär zur Zentralvene sind die Leberzellen (**Hepatozyten**) epithelartig in balkenartigen Platten angeordnet. Zwischen den Leberzellbalken verlaufen die **Lebersinusoide** zur Zentralvene (Abb. 6.14).

Die Platten bestehen aus einer oder auch zwei Schichten von Hepatozyten. Die polygonalen Hepatozyten sind sehr organellenreich und enthalten zahlreiche paraplasmatische Einschlüsse (wie Glykogenablagerungen in Form von α-Partikeln, Lipide oder Pigmente wie Lipofuszin). Das reichlich vorhandene **glatte endoplasmatische Retikulum** dient der **Metabolisierung** bestimmter Medikamente und Hormone. Bis zu einem Viertel der Leberzellen ist zweikernig.

Zwischen den Leberzellplatten verlaufen die **Sinusoide**, die das Blut der V. interlobularis wie auch der A. interlobularis (also Mischblut) enthalten. Im Endothelverband der Sinusoide kommen **Kupffer-(Stern-)Zellen** vor (Abb. 6.14), die in das Lumen hineinragen. Sie sind reich an Lysosomen und gehören zum **mononukleären Phagozytensystem (MPS)**. Als Makrophagen können sie deshalb auch Fremdkörper phagozytieren, z. B. phagozytieren sie überalterte Erythrozyten und enthalten dadurch viel Eisen (Ferritin).

Gallenkanälchen. Zwischen den Hepatozyten der Leberläppchen liegen Gallenkanälchen (**Canaliculi biliferi**, auch Gallenkapillaren genannt). Sie besitzen keine eigene Wandung. Es sind Kanälchen zwischen benachbarten Leberzellen, die hier rinnenförmige Einsenkungen aufweisen. Die Wände der Gallenkanälchen bestehen also aus den äußeren Zellmembranen der Hepatozyten (Abb. 6.15). Die Kanälchen werden durch Tight Junctions (entlang der Canaliculi) zwischen den Hepatozyten abgedichtet.

Die Gallenkanälchen beginnen im Zentrum des Läppchens; die Galle fließt von dort zum Rand des Läppchens. Der Gallenfluss ist also dem des Blutes entgegengerichtet (Abb. 6.17).

In der Peripherie, den Periportalfeldern, der Läppchen münden die Gallenkanälchen in kurze Schaltstücke (Hering-Kanälchen). An dieser Stelle sind die Gallenkanälchen durch eine Wandung aus **einschichtigem Platten-** bis **isoprismatischem Epithel** gekennzeichnet (Abb. 6.16). Die Epithelzellen sind oval mit ovalem Kern. Diese sog. **Ovalzellen** sind die Stammzellen für die Regeneration bei der Leberzirrhose (s. u.). Die Hering-Kanälchen ziehen in die Ductuli bilferi interlobulares der Periportalfelder.

Disse-Raum. Um die Lebersinusoide herum liegt der **Disse-Raum** (perisinusoidaler Spaltraum, Abb. 6.15). Er wird einerseits vom fenestrierten diskontinuierlichen Endothel der Sinusoide, andererseits durch die Hepatozyten begrenzt. Von den Hepatozy-

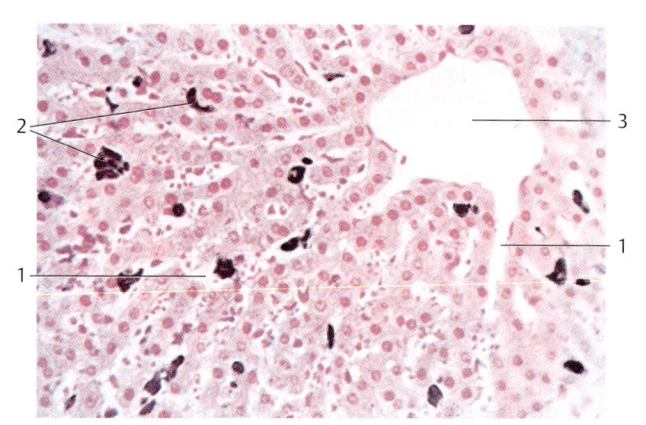

Abb. 6.14 Ausschnitt aus einem Leberläppchen mit Zentralvene und Hepatozyten. Die Kupffer-Zellen wurden durch die Darstellung des in ihnen gespeicherten Vitamins C sichtbar gemacht. **1** Sinusoide, **2** Kupffer-Zellen, **3** Zentralvene. (Giroud-Leblond, Kernfärbung mit Karimin; Vergrößerung 300-fach). [aus Kühnel, Taschenatlas Histologie, Thieme, 2014]

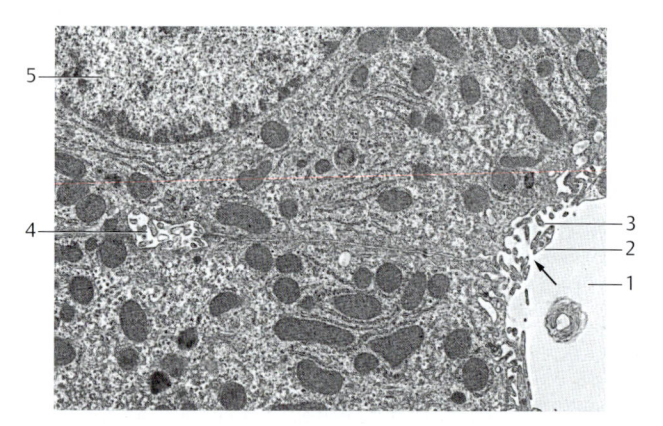

Abb. 6.15 Disse-Raum und Gallenkanälchen. Rechts unten ist die Lichtung eines Lebersinusoids zu sehen. Der Pfeil deutet auf das fenestrierte Endothel, hinter dem der Disse-Raum liegt. Auf der anderen Seite wird der Disse-Raum von der Hepatozytenmembran begrenzt, die hier durch zahlreiche Mikrovilli eine starke Oberflächenvergrößerung aufweist. Die Gallenkanälchen entstehen als Einsenkung zwischen 2 Hepatozyten und werden durch deren Zellmembran begrenzt.
1 Sinusoid mit gefenstertem Endothel, **2** Endothel vom fenestrierten Typ, **3** Disse-Raum, **4** Gallenkanälchen, **5** angeschnittener Zellkern eines Hepatozyten. [aus Kühnel, Taschenatlas Histologie, Thieme, 2014]

ten ragen Mikrovilli in den Disse-Raum. **Proteine**, wie z. B. Gerinnungsfaktoren, die von den Hepatozyten synthetisiert werden, werden in den Disse-Raum **sezerniert**. Das Endothel der Sinusoide ist sehr dünn und hat keine Basalmembran. Die **Poren** des Sinusoidendothels sind so klein, dass aus dem Blut nur **nicht zelluläre Bestandteile** (also Plasma, aber keine Blutzellen) in den Disse-Raum gelangen können.

Im Disse-Raum selbst kommen Perisinusoidalzellen (**Ito-Zellen**) vor, die Fetttropfen (mit viel Vitamin A) enthalten.

Bei Leberzirrhose kommt es zu Ablagerung von Basalmembrankollagen (Typ IV) im Disse-Raum. Die Bildung dieses **Kollagens** erfolgt im Wesentlichen durch umgewandelte **Ito-Zellen**.

Periportalfelder

An den Stellen, wo mehrere Leberläppchen zusammentreffen, finden sich Bindegewebzwickel, die **periportalen Felder** (Abb. 6.16). Sie enthalten **Aa. interlobulares** (Äste der A. hepatica propria), **Vv. interlobulares** (Äste der V. portae) und Ductuli bili-

6.3 Verdauungsdrüsen

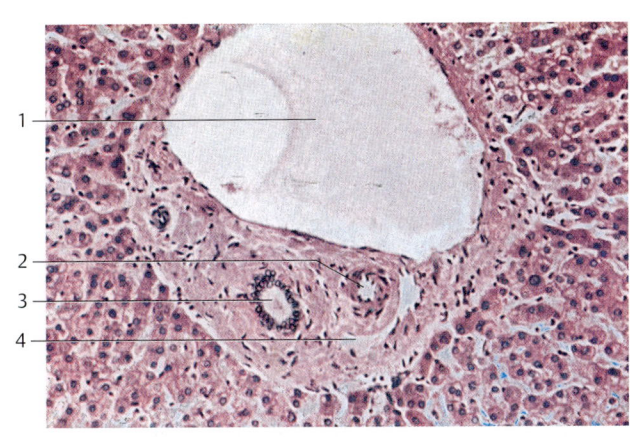

Abb. 6.16 Glisson-Trias im periportalen Feld. 1 V. interlobularis, **2** A. interlobularis, **3** interlobulärer Gallengang, **4** Lymphgefäß. (H.E., Vergrößerung 120-fach.) [aus Kühnel, Taschenatlas Histologie, Thieme, 2014]

feri interlobulares (Gallengänge). Diese drei Strukturen werden zur **Glisson-Trias** zusammengefasst:

- **A. interlobularis:** kleines Lumen, deutliche Wand mit zahlreichen Muskelzellen
- **V. interlobularis:** auffällig großes Lumen, dünne Gefäßwand
- **Ductulus biliferus interlobularis:** Wand aus einschichtigem isoprismatischem Epithel mit großen runden Zellkernen, die eng nebeneinanderliegen

Neben der Glisson-Trias kommen Lymphgefäße in den Periportalfeldern vor.

Leberazinus und portales Läppchen. Das Leberläppchen (**klassisches Leberläppchen oder Zentralvenenläppchen**) ist als architektonische Struktureinheit der Leber aufzufassen. Unter funktionellen Aspekten kann mit Blick auf den Blutfluss ein **Leberazinus**, mit Blick auf den Gallenfluss ein **portales Läppchen** definiert werden.

Der **Leberazinus** hat die Form eines Rhombus, dessen Ecken zwei einander gegenüberliegende Zentralvenen und zwei einander gegenüberliegende periportale Felder sind (**Abb. 6.17**). Die funktionelle Bedeutung und weitere Unterteilung des Leberazinus ergibt sich aufgrund des Verlaufes des Blutflusses. Es werden drei Zonen des **Azinus** unterschieden. Die **Zone 1** liegt in der Peripherie des Zentralvenenläppchens. Die Hepatozyten in dieser Zone kommen als Erste mit dem zugeführten Blut in Berührung. Nachdem das Blut durch die Sinusoidabschnitte der Zone 1 geflossen ist, gelangt es in die **Zone 2**, eine Übergangszone. Von dort fließt das Blut in die (perizentrale) **Zone 3**, die im Zentrum des Zentralvenenläppchens liegt.

Die Zone 1 ist die sauerstoffreichste Zone. Hier finden in den Hepatozyten energieverbrauchende Stoffwechselprozesse, wie z. B. die Glucogenese, statt. In der sauerstoffärmeren Zone 3 läuft z. B. die anaerobe Glykolyse bevorzugt ab. Die Hepatozyten der Zone 1 haben folglich eine andere Enzymausstattung als die der Zone 3.

Das **portale Läppchen** hat die Form eines Dreiecks, dessen Ecken drei Vv. centrales (von benachbarten klassischen Leberläppchen) sind (**Abb. 6.17**). Im Mittelpunkt des portalen Läppchens liegt ein periportales Feld. Am Aufbau des portalen Läppchens sind Anteile von drei benachbarten klassischen Leberläppchen beteiligt.

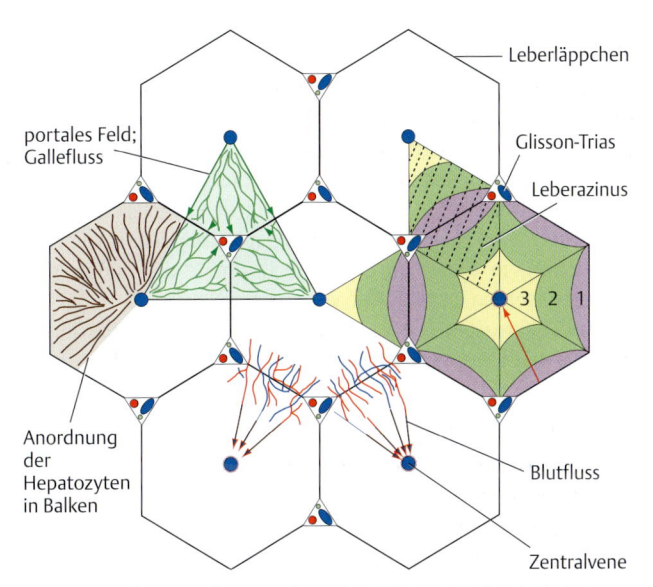

Abb. 6.17 Schematische Einteilung der Leber. Die Leber besteht aus vieleckigen Leberläppchen, in deren Zentrum jeweils die Zentralvene liegt. In den Ecken, an denen die Läppchen zusammenstoßen, findet sich jeweils eine Glisson-Trias aus V. und A. interlobularis und einem Gallengang (Ductulus biliferus interlobularis). Das Blut fließt aus den Vv. und Aa. interlobulares durch die Sinusoide in die Zentralvenen. Dabei mischt sich venöses und arterielles Blut, sodass in den Zentralvenen Mischblut fließt. Die Galle fließt in den Canaliculi biliferi (Gallenkanälchen) zwischen den Hepatozyten dem Blut entgegen. Sie wird im Zentrum des Läppchens gebildet und fließt nach außen in die Ductuli biliferi interlobulares. Rechts ist die funktionelle Einteilung des Leberläppchens in Stoffwechselzonen eingezeichnet. In Zone 1 wird hauptsächlich Glykogen gespeichert, in Zone 3 findet verstärkt Glucoseabbau statt.

FAZIT – DAS MÜSSEN SIE WISSEN

- **!** **Hepatozyten** bilden **Albumin**.
- **!!** Im histologischen Bild erkennen Sie einen Schnitt durch Lebergewebe an den **balkenartig** angeordneten **Hepatozyten** und dazwischen verlaufenden **Sinusoiden**, die beide auf die **Zentralvene** zulaufen. Einige der **Hepatozyten** haben **zwei Kerne**.
- **!** **Hepatozyten** enthalten zahlreiche **Glykogenablagerungen** im **Zytoplasma**.
- **!** Die Sinusoide enthalten **Mischblut**.
- **!** **Kupffer-(Stern-)Zellen** gehören zum **mononukleären Phagozytensystem.**
- **!** **Gallenkanälchen** sind Kanälchen **zwischen** benachbarten Hepatozyten.
- **!** Die Wände der Gallenkanälchen bestehen aus den **äußeren Zellmembranen** der Hepatozyten.
- **!** Die Galle fließt vom **Zentrum** des Läppchens zum **Rand**, während das Blut in **umgekehrter** Richtung fließt.
- **!!** Gallenkanälchen münden im **periportalen Feld** in die **Hering-Kanälchen** Diese erkennt man an ihrem **einschichtigen Platten-** bis **isoprismatischen Epithel**, das aus ovalen Epithelzellen besteht (Ovalzellen).
- **!** Der Disse-Raum liegt zwischen dem **diskontinuierlichen Epithel** der Sinusoide und den **Hepatozyten**.
- **!** **Plasmaproteine** werden in den **Disse-Raum** sezerniert.
- **!** Bei **Leberzirrhose** kommt es zu vermehrter Ablagerung von **Kollagen** im **Disse-Raum**, das durch umgewandelte **Ito-Zellen** gebildet wird.
- **!!** Eine **Glisson-Trias** erkennt man an ihrer Lage in den Ecken der Leberläppchen. Sie besteht aus **V.** und **A. interlobularis** und dem **Ductulus biliferus interlobularis** (Gallengang), mit einschichtigem isoprismatischem Epithel.

6.3.3 Bauchspeicheldrüse (Pankreas)

Das Pankreas ist eine gemischte exokrin-endokrine Drüse. Der **exokrine** Teil produziert **Verdauungsenzyme**, der **endokrine** Teil **Hormone**. Die Verdauungsenzyme werden über kleine Seitenäste zum Ductus pancreaticus geleitet, der die gesamte Länge des Pankreas durchzieht. Dieser mündet, in der Regel gemeinsam mit dem Ductus choledochus, an der Papilla duodeni major (Papilla Vateri) in das Duodenum. Die Hormone des endokrinen Pankreas werden ins Blut abgegeben.

Das Pankreasgewebe ist in **Läppchen** gegliedert, die durch schmale Bindegewebesepten voneinander getrennt sind.

Exokrines Pankreas

Der **exokrine Pankreasanteil** ist eine rein seröse Drüse mit azinösen Endstücken. Diese **Azini** bestehen aus dicht gepackten **pyramidenförmigen Drüsenzellen** (Abb. 6.18). Ihre rundlichen Kerne liegen im basalen Zelldrittel. Ein charakteristisches Merkmal des exokrinen Pankreas sind die **zentroazinären Zellen**: Hierbei handelt es sich um Zellen der Anfangsteile der Schaltstücke, die in die Lumina der Azini vorgeschoben sind. Im histologischen Präparat sind deshalb im Inneren der Azini helle Zellen, die den Schaltstückepithelien als zentroazinäre Zellen entsprechen, zu erkennen. Die Schaltstücke besitzen ein einschichtiges Epithel, das platt oder isoprismatisch ist. Ihr Aufbau entspricht also dem der Schaltstücke in den Mundspeicheldrüsen. Im Pankreas sind die Schaltstücke jedoch viel länger, besitzen keine Myoepithelzellen und münden direkt in Ausführungsgänge; **Sekretrohre** fehlen also (Tab. 6.2). Die Ausführungsgänge verlaufen zunächst intralobulär und weisen ein einschichtiges isoprismatisches Epithel auf. Die großen interlobulären Ausführungsgänge, die mit einem hochprismatischen Epithel ausgekleidet sind, besitzen eine breite bindegewebige Hülle mit muköses Drüsen (Gangdrüsen).

In den **Azinuszellen** werden **Proenzyme** gebildet, deren Aktivierung erst im Darm erfolgt. Es handelt sich dabei um:
- **Proteasen** (zur Proteinspaltung), wie Trypsinogene und Pro-Elastase
- **Glykosidasen** (Kohlenhydratspaltung), wie α-Amylase
- **Lipasen** (Fettspaltung), wie Pankreaslipase
- **Nucleasen** (DNase, RNase)

Die **Schaltstücke** und die intralobulären **Ausführungsgänge** sezernieren **Bikarbonat** in das Drüsensekret, das dadurch einen pH-Wert von 8 erhält.

Regulation der Enzymsekretion. Die Azinuszellen besitzen Cholezystokinin- und Acetylcholinrezeptoren. Cholezystokinin aus dem Blut oder Acetylcholin (das durch den N. vagus ausgeschüttet wird) stimulieren die Azinuszellen zur Freisetzung ihrer Granulainhalte über **Exozytose**. Sekretin (aus dem Blut) wirkt stimulierend auf die Zellen des Gangsystems (auch zentroazinäre Zellen), die dann verstärkt Bicarbonat ausschütten.

Die Azinuszellen sind reich an rauem endoplasmatischem Retikulum und sind im apikalen Drittel durch Zonulae occludentes und Nexus/Haftkomplex fest verbunden. In das Lumen ragen Mikrovilli.

Endokrines Pankreas

Zwischen den dicht gelagerten Drüsenazini des exokrinen Pankreas liegen die endokrinen **Langerhans-Inseln** (Abb. 6.19). Sie kommen bevorzugt im Schwanzbereich des Pankreas vor und bilden in ihrer Gesamtheit das **endokrine Inselorgan**. Die meist rundlichen Zellinseln mit einem Durchmesser zwischen 50 und 500 μm erscheinen als **hell gefärbte Areale** im histologischen

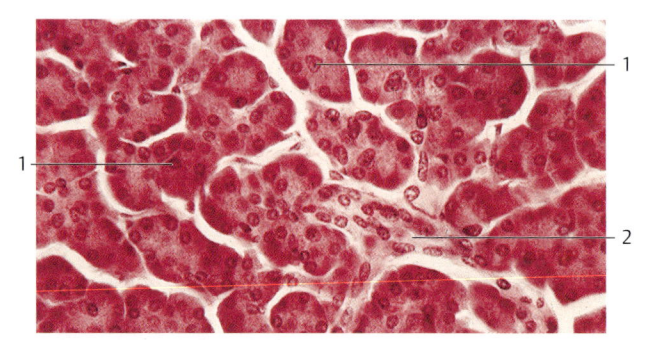

Abb. 6.18 Exokrines Pankreas. 1 Zentroazinäre Zellen, 2 Schaltstück. (H.E.; Vergrößerung 400-fach; das Präparat ist mit Eosin stark überfärbt.) [aus Kühnel, Taschenatlas Histologie, Thieme, 2014]

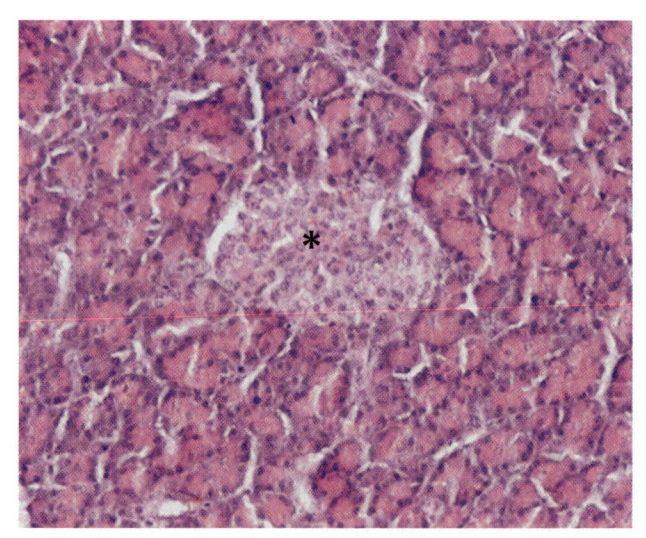

Abb. 6.19 Langerhans-Insel (Sternchen) umgeben von dicht gepackten serösen Azini im Pankreas. (H.E., Vergrößerung 200-fach.)

Schnitt und heben sich dadurch deutlich vom exokrinen Pankreas ab. Die Inseln, die zahlreiche Kapillaren enthalten, sind gegen das exokrine Gewebe durch eine zarte Bindegewebeschicht abgegrenzt. Die **Inselzellen** lassen sich mit immunzytochemischen Methoden untergliedern in:

- **B-Zellen** (ca. 80 %): bilden Insulin (Senkung des Blutglucosespiegels),
- **A-Zellen** (ca. 15 %, meist am Inselrand): bilden Glukagon (Erhöhung des Blutglucosespiegels).

Außerdem kommen vor:
- **D-Zellen** (ca. 5 %): bilden Somatostatin (Hemmung von A- und B-Zellen und exokrinem Pankreas).
- **PP-Zellen** (2 %): produzieren pankreatisches Polypeptid (Hemmung des exokrinen Pankreas).
- **EC-Zellen** (sehr selten): bilden Serotonin, Motilin und Substanz P.

> **LERNTIPP**
>
> Das Pankreas kann leicht mit der Glandula parotis verwechselt werden. Diese erkennt man jedoch an mehr Anschnitten des Ausführungsgangsystems, insbesondere an Streifenstücken. Vergleichen Sie dazu **Tab. 6.2**.

APROPOS

Bei der **akuten Pankreatitis** führt das Absterben von Zellen (z. B. infolge eines Sekretstaus) zu einer Freisetzung des Inhalts der Zymogengranula. Die dabei aktivierten Enzyme verdauen dann das Pankreasgewebe (Selbstverdauung, Autodigestion); es entstehen Parenchymnekrosen.

FAZIT – DAS MÜSSEN SIE WISSEN

- ! **Pankreasazini** erkennt man an den **zentroazinären Zellen**, die in die Lumina der Azini vorgeschoben sind.
- !! Die Schaltstücke des **exokrinen Pankreas** enthalten im Gegensatz zu denen der Mundspeicheldrüsen **keine Myoepithelzellen**.
- ! Die **Azinuszellen** des exokrinen Pankreas sezernieren Proenzyme (**Zymogene**).
- !! Die Zellen der **Schaltstücke** sezernieren **Bikarbonat**.
- ! Die Langerhans-Inseln bestehen aus **A-Zellen** (15 %), **B-Zellen** (80 %), **D-Zellen** (5 %) und **PP-Zellen**.
- ! Sie können **mit immunhistochemischen Methoden** nachgewiesen werden.
- ! Die **D-Zellen** der Langerhans-Inseln produzieren **Somatostatin**.
- ! **B-Zellen** sind die häufigsten Zellen in den Langerhans-Inseln.
- ! **A-Zellen** bilden Glukagon (Erhöhung des Blutglucosespiegels).

GESCHAFFT ✓

Sehr gut, Sie haben nun weit über die Hälfte der Histologie gelernt. Im dritten Lernpaket warten weitere Organsysteme darauf, von Ihnen seziert und inspiziert zu werden. Es geht los mit der stresshormonproduzierenden Nebenniere. Aber lassen Sie sich nicht aus der Ruhe bringen!

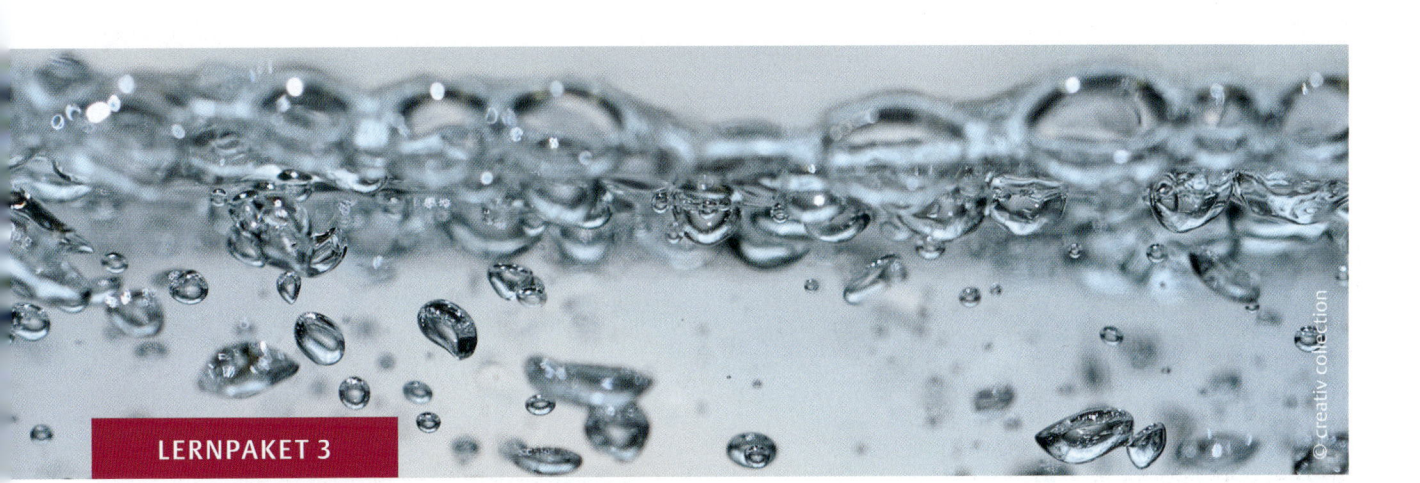

LERNPAKET 3

7 Endokrine Organe

7.1 Überblick

Die endokrinen Organe steuern und regulieren zahlreiche Vitalfunktionen im Körper. Sie sezernieren Botenstoffe, die Hormone, in die Blutbahn, über die diese dann im ganzen Körper verteilt werden.

LERNTIPP !

Zu den endokrinen Drüsen gehören die Langerhans-Inseln des Pankreas (S. 60), die bereits besprochen wurden, und die Gonaden, die ein eigenes Kapitel haben (Kap. 9.1). Außerdem gehören die Hypophyse, die Schilddrüse, die Nebenschilddrüsen und die Nebenniere dazu. Die Hypophyse wird ausführlich in der Physiologie und Biochemie bei den Hormonen besprochen. Zur Schilddrüse und zu den Nebenschilddrüsen hat es bisher keine nennenswerten histologischen Fragen gegeben. Alles, was Sie dazu wissen müssen, finden Sie in der Anatomie. Deshalb werden wir hier nur kurz auf die Nebenniere eingehen.

7.2 Nebenniere

Bereits makroskopisch lassen sich in der Nebenniere **Rinde** und **Mark** voneinander unterscheiden. Beide haben unterschiedliche Funktionen.

7.2.1 Nebennierenrinde

Die Nebennierenrinde gliedert sich in **drei Zonen** (von außen nach innen, Abb. 7.1):
- **Zona glomerulosa:** In dieser äußeren schmalen Zone der Rinde sind kleine azidophile (dunkle) Zellen zu rundlichen Gruppen zusammengelagert.
- **Zona fasciculata:** Hierbei handelt es sich um die breiteste Rindenzone, die durch Säulen von hellen Zellen charakterisiert ist. Das Zytoplasma der relativ großen Zellen erscheint schwammartig vakuolisiert und die Zellen haben ein blasiges Aussehen (Spongiozyten); die Zellen enthalten eine große Anzahl von Lipidtröpfchen (Cholesterin), Mitochondrien vom tubulären Typ und reichlich glattes ER. In der **Zona fasciculata** werden **Glukocorticoide** (z. B. **Cortisol** und **Cortison**) gebildet.

> **LERNTIPP**
>
> Das IMPP liebt anscheinend steroidhormonproduzierende Zellen. Zu diesen Zellen müssen Sie wissen, dass sie zahlreiche Mitochondrien vom Tubulus-Typ besitzen und vollgestopft sind mit glattem ER. Diese Frage kommt immer wieder.

- **Zona reticularis:** In dieser Zone sind kleine eosinophile (dunklere) Zellen zu netzförmigen Strängen, die miteinander anastomosieren, angeordnet. Die Zellen der **Zona reticularis** bilden vorwiegend Geschlechtshormone, vor allem **Androgene**.

7.2.2 Nebennierenmark

Die Zellen des Nebennierenmarks sind modifizierte zweite Neurone des Sympathikus. Sie werden vom **ersten Neuron des Sympathikus** innerviert und deshalb besitzen sie **cholinerge Synapsen** an ihrer Oberfläche. Da diese Zellen sich durch Behandlung mit Chromsalzen kräftig (braun) anfärben, heißen sie auch **chromaffine oder phäochrome Zellen**.

Die **Granula der chromaffinen Zellen** enthalten die Nebennierenmarkhormone **Adrenalin** oder **Noradrenalin**.

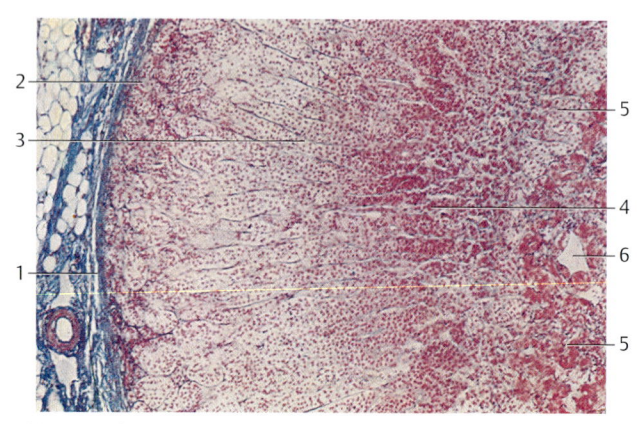

Abb. 7.1 **Nebenniere.** 1 Kapsel, 2 Zona glomerulosa, 3 Zona fasciculata, 4 Zona reticularis, 5 Nebennierenmark, 6 Markvene. (Azan; Vergrößerung 25-fach.) [aus Kühnel, Taschenatlas Histologie, Thieme, 2014]

> **FAZIT – DAS MÜSSEN SIE WISSEN**
>
> – ! Die **Zona glomerulosa** der Nebennierenrinde ist schmal, man erkennt sie im histologischen Bild an kleinen azidophilen (dunklen) Zellen, die zu rundlichen Gruppen zusammengelagert sind.
> – ! Die **Zona fasciculata** der Nebennierenrinde ist die breiteste Rindenzone. Sie ist durch **Säulen von hellen Zellen** charakterisiert.

8 Harnorgane

8.1 Niere

> **LERNTIPP**
>
> Im Physikum werden die Inhalte zur Niere hauptsächlich in den Fächern Anatomie und Physiologie abgedeckt. Weil die Niere aber so außerordentlich wichtig ist und man die Physiologie der Niere nur versteht, wenn man auch ihren histologischen Aufbau verstanden hat, sollen die entsprechenden Inhalte hier nicht fehlen.

Die Nieren sind die **harnbildenden Organe**. Sie sind wesentlich an der Kontrolle des Wasser-, Salz- und Säure-Basen-Haushaltes beteiligt. Ferner scheiden sie stickstoffhaltige Endprodukte aus dem Eiweißstoffwechsel aus. Außerdem produzieren sie Hormone (Erythropoetin) und Renin.

Auf Frontalschnitten der Niere (Abb. 8.1) erkennt man mit bloßem Auge die Gliederung des Parenchyms in **Mark** und **Rinde**. Das Mark setzt sich aus 7–9 fein gestreiften **Pyramiden** zusammen, deren Enden als **Markpapillen** bezeichnet werden und in die Kelche des Nierenbeckens hineinragen. Die Pyramiden werden durch Säulen von Rindenparenchym (Columnae renales) voneinander getrennt. Von der Basis der Pyramiden treten streifenförmige **Markstrahlen** in die Rinde ein. Diese radiären Markstrahlen (Pars radiata der Rinde) sind ebenfalls fein gestreift. Zwischen ihnen liegt das **Rindenlabyrinth** (Pars convuluta), das am frischen Präparat feine Blutpünktchen, die **Nierenkörperchen**, aufweist.

Als Lobus renalis wird eine Markpyramide mit ihren angrenzenden Columnae renales und das über der Pyramidenbasis gelegene Rindenareal bis zur Kapsel bezeichnet.

Das Nierenparenchym besteht im Wesentlichen aus den **Nephronen** und den **Sammelrohren**. Das Nephron ist die Funktionseinheit der Niere und setzt sich aus dem **Nierenkörperchen** und dem **Tubulussystem** zusammen (Abb. 8.2). Das Tubulussystem besitzt gestreckte und gewundene Anteile. Die geraden gestreckten Kanälchenabschnitte bilden die **Henle-Schleife**. Die Nierenkörperchen und die gewundenen Tubulusanteile liegen im Labyrinth, während die gestreckten Anteile ebenso wie die Sammelrohre im Mark und in den Markstrahlen anzutreffen sind. Die Tubulussysteme mehrerer Nephrone münden jeweils in ein Sammelrohr. Die Sammelrohre leiten den Harn in Richtung Papillenspitze, wo er in das Kelchsystem des Nierenbeckens fließt und von dort über den Harnleiter in die Blase.

Das Mark wird in eine Außenzone und eine Innenzone unterteilt. Die Außenzone wird weiter in einen Außenstreifen und einen Innenstreifen untergliedert.

Der Intermediärtubulus kann im histologischen Präparat leicht mit den Blutkapillaren verwechselt werden!

8.1.1 Nierenkörperchen

In den Nierenkörperchen (also in der Rinde der Niere) findet die Ultrafiltration statt. An einem Nierenkörperchen (Malpighi-Körperchen) unterscheidet man den **Glomerulus** von der **Bowman-Kapsel**, die den Glomerulus umgibt (Abb. 8.3, Abb. 8.4). Ein Nierenkörperchen hat einen Durchmesser von etwa 200 µm.

8.1 Niere

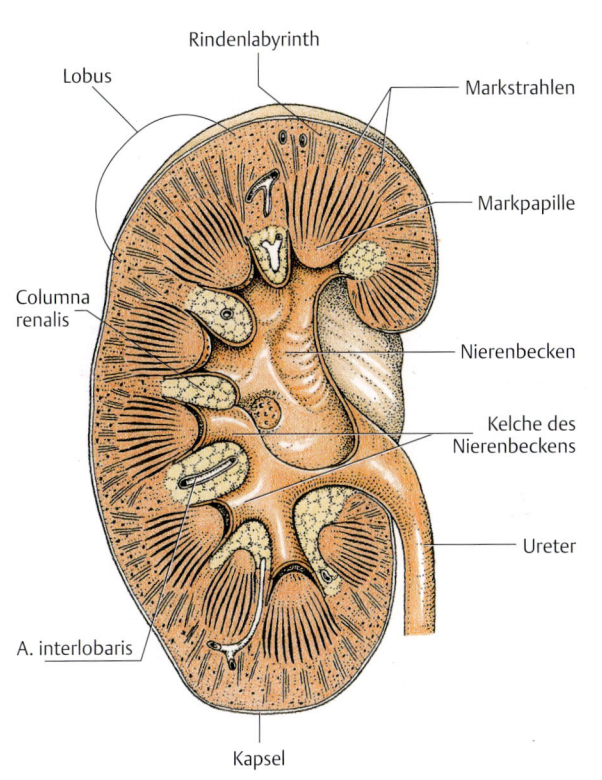

Abb. 8.1 Längsschnitt durch die Niere.

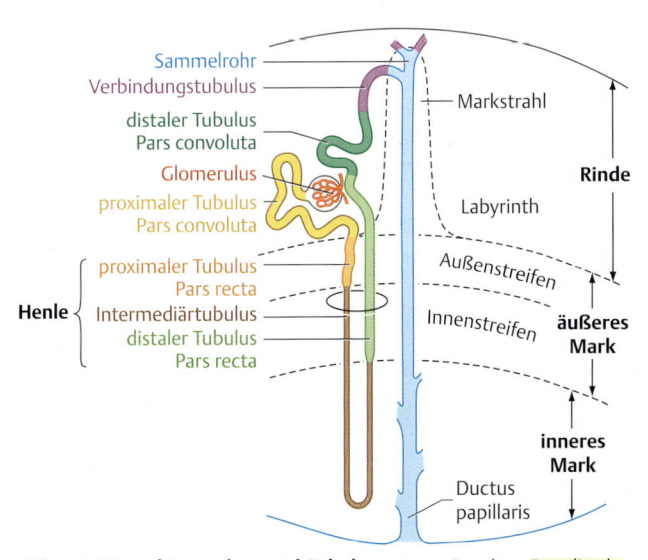

Abb. 8.2 Nierenkörperchen und Tubulussystem. Beachte: Der distale Tubulus erstreckt sich sowohl über Außen- als auch Innenstreifen des äußeren Marks. [aus Lüllmann-Rauch, Taschenlehrbuch Histologie, Thieme, 2012]

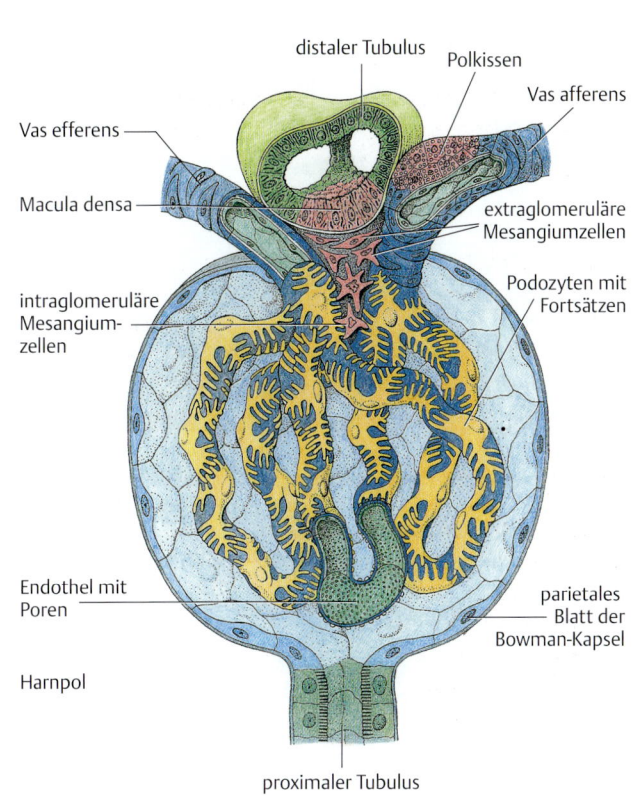

Abb. 8.3 Nierenkörperchen (plastische Darstellung).

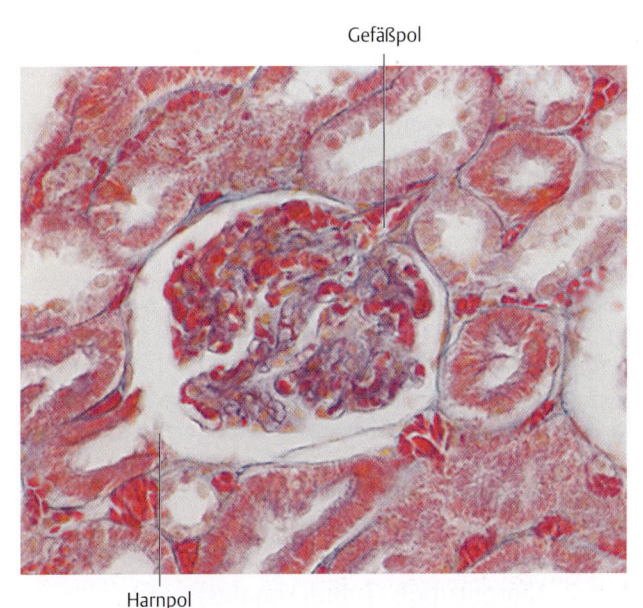

Abb. 8.4 Nierenkörperchen mit Gefäß- und Harnpol. (Azan, Vergrößerung 400-fach.)

Glomerulus. Er besteht aus etwa 30 Kapillarschlingen, die aus dem **Vas afferens** hervorgehen, das am Gefäßpol in das Nierenkörperchen eindringt. Sie münden in das **Vas efferens**, das das Nierenkörperchen ebenfalls am Gefäßpol verlässt und in die Markarterien übergeht.

Bowman-Kapsel. Die äußere Wand der Bowman-Kapsel (Capsula glomeruli) besteht aus zwei Blättern, zwischen denen sich der eigentliche Kapselraum befindet. Das **parietale** (äußere) Blatt ist ein einschichtiges Plattenepithel, das **viszerale** (innere) Blatt wird von den **Podozyten** (s. u.) gebildet. Der Kapselraum enthält den aus den Kapillaren abgepressten **Primärharn**, der am **Harnpol** (gegenüber dem Gefäßpol) in den Anfangsteil des Nierentubulus abfließt. Am Harnpol geht das parietale Blatt der Bowman-Kapsel in das Epithel des proximalen Tubulus über.

Filtrationsschranke (Harnfilter, Glomerulusschranke, Blut-Harn-Schranke). In den Nierenkörperchen wird durch Ultrafiltration der **Primärharn** (Ultrafiltrat) gebildet. Das Ultrafiltrat enthält kleine Teilchen in gleicher Konzentration wie das Blutplasma. Es werden täglich 180 Liter Primärharn produziert.

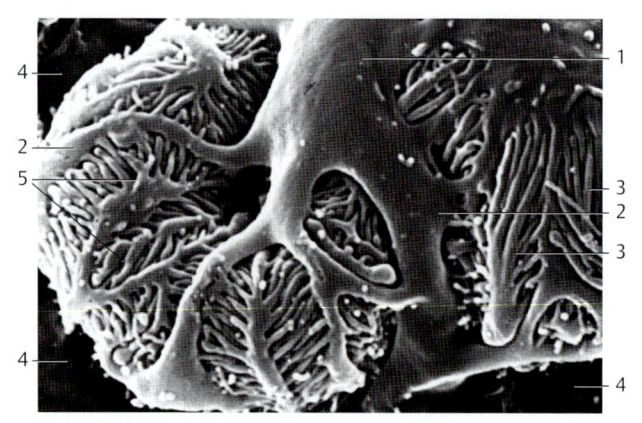

Abb. 8.5 Podozyten. Das viszerale Blatt der Bowman-Kapsel wird von den Podozyten gebildet, die mit ihren zahlreichen Fortsätzen den Glomeruluskapillaren dicht anliegen. **1** Podozytenkörper, Perikaryon, **2** Primärfortsätze, **3** Sekundärfortsätze oder Fußfortsätze, **4** Bowman-Kapselraum, **5** Filtrationsschlitz. [aus Kühnel, Taschenatlas Histologie, Thieme, 2014]

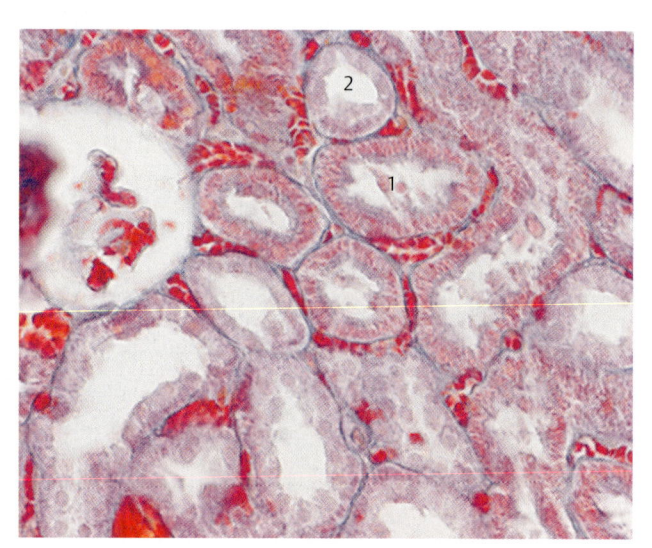

Abb. 8.6 Ausschnitt aus dem Rindenlabyrinth der Niere mit Querschnitten des proximalen (1) und distalen (2) Tubulus. (Azan, Vergrößerung 400-fach.)

Die Filtrationsschranke besteht aus drei Strukturen. Diese sind, vom Lumen der Kapillare zum Kapselraum betrachtet:
- **Endothel der Glomeruluskapillaren:** Dieses ist ein sehr dünnes, gefenstertes Epithel mit zahlreichen Poren, die keine Diaphragmata besitzen. Die Poren sind klein genug, um die zellulären Blutbestandteile in den Kapillaren zurückzuhalten.
- **Basalmembrankomplex** (die **g**lomeruläre **B**asal**m**embran, **GBM**): Die GBM ist eine Lamina, die aus den verschmolzenen Basallaminae der Endothelzellen und der Podozyten besteht. Sie besitzt Filtereigenschaften und lässt Moleküle ab einer bestimmten Größe (70 000 Da) sowie negativ geladene Moleküle (z. B. Plasmaproteine) nicht durch.
- **Podozyten:** Ihre Zellkörper liegen im Kapselraum. Von ihnen gehen breite Primärfortsätze aus, von denen wiederum fingerförmige Sekundärfortsätze („Füßchen" oder Fußfortsätze) abgehen. Diese Sekundärfortsätze benachbarter Podozyten liegen der GBM auf. Dabei sind die Fortsätze der Podozyten miteinander verzahnt, d. h., sie greifen fingerförmig ineinander (**Abb. 8.5**). Zwischen den Sekundärfortsätzen der **Podozyten** befinden sich Spalträume, die **Filtrationsschlitze**, in denen eine **Schlitzmembran** liegt.

Zwischen den Kapillaren finden sich sternförmige intraglomeruläre **Mesangiumzellen**. Sie besitzen kurze Fortsätze und sind durch Gap Junctions miteinander verbunden. Sie stützen die Kapillarschlingen und phagozytieren Substanzen, die in der GBM hängen geblieben sind; sie sind kontraktil.

8.1.2 Nierentubuli (Tubuli renales)

Der im Nierenkörperchen abgepresste Primärharn passiert die Tubuli und die Sammelrohre. Während dieser Passage wird der Primärharn durch Resorptions- und Sekretionsprozesse in den **Endharn** umgewandelt. Die ab- und aufsteigenden Tubulusabschnitte verlaufen parallel mit den Sammelrohren. Ebenfalls parallel zu den Tubuli sind die **Vasa recta** angeordnet. Diese räumlichen Beziehungen sind die Grundlage für die Harnkonzentrierung (und sind außerdem für die radiäre Streifung des Nierenmarks verantwortlich). Wie dies genau geschieht, wird ausführlich in der Physiologie beschrieben.

Das Tubulussystem der Niere beginnt am Harnpol; es besitzt ein einschichtiges Epithel. Es wird in verschiedene Abschnitte unterteilt, die sich morphologisch unterscheiden (**Abb. 8.2**).

Proximaler Tubulus (Hauptstück). Er besteht aus **Pars convoluta** (gewundener Teil) und **Pars recta** (gerader Teil). Morphologische Charakteristika des proximalen Tubulus sind:
- ein einschichtiges isoprismatisches Epithel mit kugeligen Kernen
- ein hoher Bürstensaum aus dicht stehenden Mikrovilli
- ein kräftig angefärbtes Zytoplasma (mit sauren Farbstoffen, z. B. Eosin)
- eine basale Streifung, bedingt durch tiefe Einfaltungen der basalen Membran
- apikale Endozytose-Vesikel
- kaum erkennbare Zellgrenzen, bedingt durch eine starke Verzahnung der Zellen miteinander (**Abb. 8.6**).

Intermediärer Tubulus (Überleitungsstück). Er wird auch Tubulus attenuatus genannt und setzt sich aus **Pars descendens** und **Pars ascendens** zusammen. Seine morphologischen Eigenschaften sind:
- sehr kleiner Durchmesser
- großes Lumen
- stark abgeplattete Epithelzellen (einschichtig) mit linsenförmigem Kern (**Abb. 8.7**), deren kernhaltiger Zellabschnitt ins Lumen vorspringt
- kaum Mikrovilli
- keine basale Streifung.

Intermediäre Tubuli zeigen eine starke Ähnlichkeit mit Kapillaren (intermediärer Tubulus: etwas höheres Epithel, stärker ins Lumen vorspringende Kerne, keine Erythrozyten, weites Lumen).

Distaler Tubulus (Mittelstück). Er wird unterteilt in **Pars recta** und **Pars convoluta**. Die mikroskopischen Kennzeichen des distalen Tubulus (im Querschnitt) im Vergleich zum proximalen Tubulus sind:
- etwas niedrigeres einschichtiges isoprismatisches Epithel (mit kugeligen Kernen)
- kein Bürstensaum (nur wenige kurze Mikrovilli)
- helles Zytoplasma
- erkennbare Zellgrenzen
- kleinerer Tubulusquerschnitt, etwas weitere Tubuluslichtung
- ebenfalls basale Streifung.

Tubulus reuniens (Verbindungsstück). Er mündet schließlich in das Sammelrohr. Das Verbindungsstück besitzt ein isoprismatisches einschichtiges Epithel.

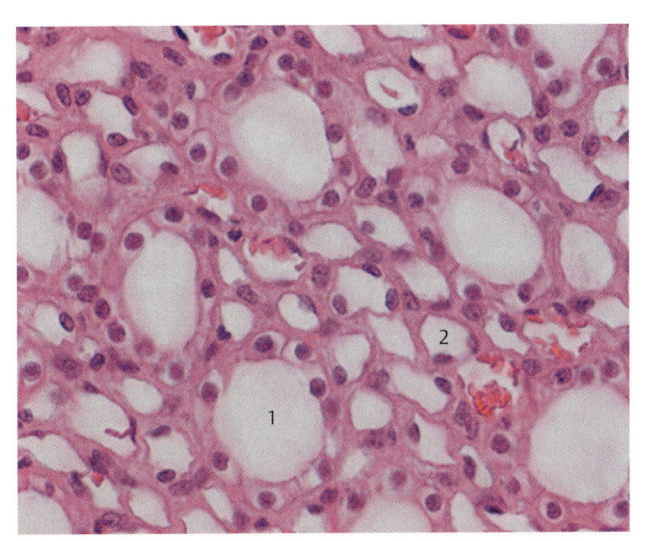

Abb. 8.7 **Ausschnitt aus der Innenzone des Nierenmarks mit Querschnitten von Sammelrohren (1) und Intermediärtubuli (2).** (Azan, Vergrößerung 400-fach.)

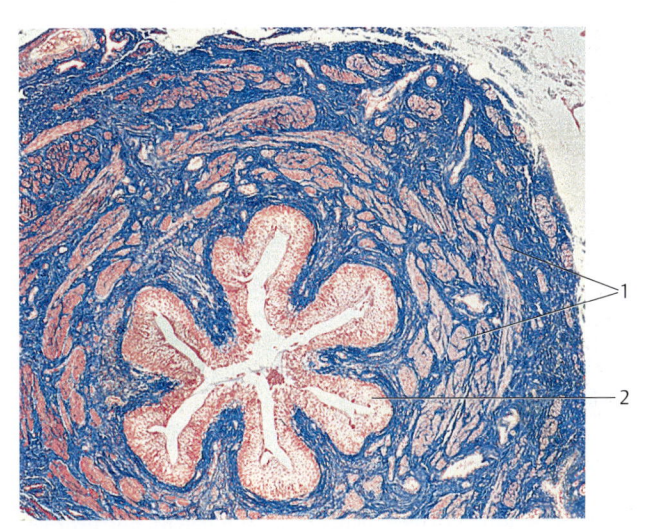

Abb. 8.8 **Querschnitt durch den Ureter. 1** Tunica muscularis, **2** Urothel. [aus Lüllmann-Rauch, Taschenlehrbuch Histologie, Thieme, 2012]

Henle-Schleife. Die Pars recta des proximalen Tubulus und die Pars descendens des intermediären Tubulus bilden den **absteigenden Teil der Henle-Schleife**, die Pars ascendens des intermediären Tubulus und die Pars recta des distalen Tubulus den **aufsteigenden Teil**.

8.1.3 Sammelrohr

In ein Sammelrohr münden mehrere Verbindungsstücke, d. h. verschiedene Nephrone. Kleinere Sammelrohre vereinigen sich zu größeren. Vor der Papillenspitze gehen jeweils mehrere Sammelrohre zu **Ductus papillares** zusammen, die in die Papillenspitze münden. Morphologische Charakteristika der Sammelrohre sind:
- einschichtiges, isoprismatisches Epithel, das sich konisch in das Lumen vorwölbt,
- deutliche Zellgrenzen (**Abb. 8.7**).

Es kommen zwei Epithelzelltypen vor:
- helle **Hauptzellen**
- dunkle (organellenreiche) **Schaltzellen** mit kurzen Mikrovilli.

Das Epithel der **großen Sammelrohre** und der **Ductus papillares** ist hochprismatisch und besteht ganz überwiegend aus hellen Hauptzellen.

8.1.4 Juxtaglomerulärer Apparat

Am Gefäßpol liegt der juxtaglomeruläre Apparat. Er ist für die Messung der Natriumkonzentration des Harns und die Regulation des Blutdrucks von Bedeutung. Zu ihm gehören drei Komponenten:
- Das **Polkissen** mit epitheloiden, granulierten Zellen. Diese liegen glomerulusnah in der Wand des Vas afferens (**Abb. 8.3**) und entsprechen umgewandelten Myozyten aus der Tunica muscularis. Ihre Granula enthalten Renin.
- **Macula densa:** Sie liegt in der Wand des distalen Tubulus zwischen Vas afferens und Vas efferens. Sie besteht aus hochprismatischen, dicht gelagerten Zellen, die dunkler gefärbt sind.
- **Extraglomerulären Mesangiumzellen:** Sie liegen in dem Areal zwischen Vas afferens, Vas efferens und Macula densa. Sie besitzen zahlreiche Fortsätze und bilden das extraglomeruläre Mesangium, das mit dem intraglomerulären Mesangium in Verbindung steht.

> **FAZIT – DAS MÜSSEN SIE WISSEN**
> - ! Der **distale Tubulus** erstreckt sich sowohl über Außen- als auch Innenstreifen des äußeren Marks.
> - ! Die **Schlitzmembran** liegt zwischen den **Podozyten**.
> - !! Die **Macula densa** erkennt man im histologischen Schnitt an ihrer Lage und an ihren Zellen:
>   - Sie liegt in der Wand des **distalen Tubulus** zwischen Vas afferens und Vas efferens.
>   - Sie besteht aus **hochprismatischen, dicht gelagerten Zellen**, die dunkler gefärbt sind als ihre Umgebung.

8.2 Ableitende Harnwege

8.2.1 Harnleiter (Ureter)

Aufbau und Lage

Aus dem Nierenbecken fließt der Harn über den 25–30 cm langen und ca. 5 mm dicken Ureter in die Harnblase. Der Ureter gliedert sich in eine Pars abdominalis (Bauchteil) und eine Pars pelvina (Beckenteil).

Seine Wand besteht aus Tunica mucosa, Tunica muscularis und Tunica adventitia (**Abb. 8.8**).
- Die **Tunica mucosa** hat charakteristische Längsfalten als Reservefalten, sodass das Lumen des Ureters im Querschnitt sternförmig erscheint. Sie ist von einem Übergangsepithel (S. 12), dem **Urothel**, bedeckt.
- Die **Tunica muscularis** ist dreischichtig (in der Pars abdominalis nur zweischichtig). Die glatten Muskelzellen verlaufen nicht streng zirkulär bzw. longitudinal. Vielmehr handelt es sich um ein komplexes System von spiralig verlaufenden Muskelzügen mit wechselndem Steigungswinkel. Zudem liegen die Muskelzellen nicht kompakt gebündelt (wie etwa in der Darmwand). Sie sorgen für die peristaltischen Bewegungen, mit denen der Harn in Richtung Blase transportiert wird.
- Über das lockere Bindegewebe der **Tunica adventitia** ist der Ureter in seine Umgebung eingebaut. In dieser Schicht finden sich Blut- und Lymphgefäße sowie markhaltige und marklose Nervenfasern.

> **LERNTIPP**
>
> Im Querschnitt kann der Ureter mit dem Ductus deferens und dem Ösophagus verwechselt werden. Sie erkennen den Ureter daran, dass er ein Übergangsepithel besitzt.

8.2.2 Harnblase (Vesica urinaria)

Die Harnblase ist ein muskuläres Hohlorgan, dessen Wand sich, im Wesentlichen wie die des Ureters, gliedert in
- **Tunica mucosa**, bestehend aus Übergangsepithel und bindegewebiger Lamina propria,
- **Tunica muscularis**, kräftig entwickelt, mit drei Schichten (äußere und innere Längsmuskelschicht, dazwischen gelegene Ringmuskelschicht) und
- **Tunica adventitia**/Tunica serosa.

Die kräftige Muskelschicht bildet insgesamt den **M. detrusor vesicae**.

> **LERNTIPP**
>
> Sie erkennen die Harnblase an der dicken Muskelschicht, dem Übergangsepithel und einer relativ dicken Schleimhaut.

APROPOS

Ein **Harnblasenkarzinom** geht fast immer vom Übergangsepithel aus. Entscheidend für die Prognose ist vor allem die Infiltrationstiefe. Ist bereits die Tunica muscularis erreicht, verschlechtert sich die Prognose erheblich. Das Karzinom kann in späteren Stadien auch auf Nachbarorgane (z. B. Prostata) übergreifen.

8.2.3 Weibliche Harnröhre (Urethra)

Die weibliche Urethra, die nur etwa 3–5 cm lang ist, beginnt mit ihrer inneren Öffnung am **Trigonum vesicae**. Sie mündet direkt vor der Vagina in das Vestibulum vaginae (Scheidenvorhof). Die Lichtung der Harnröhre ist durch Längsfalten eingeengt (sternförmiges Lumen im Querschnitt). Die Tunica muscularis im Bereich des Trigonum vesicae besteht nur aus zwei Schichten.

Die Auskleidung der Urethra erfolgt im oberen Teil durch Übergangsepithel, im mittleren Teil durch mehrreihiges hochprismatisches Epithel und im unteren Teil durch mehrschichtiges unverhorntes Plattenepithel. In der Lamina propria finden sich kräftig ausgebildete venöse Gefäßnetze und muköse Drüsen (**Glandulae urethrales**). Die subepitheliale Bindegewebeschicht wird oft in **Lamina propria** und **Lamina submucosa** gegliedert. Die Muskelschicht ist dünn. Außen liegt eine **Adventitia**.

8.2.4 Männliche Harnröhre

Sie ist etwa 20–25 cm lang und wird in der Anatomie besprochen.

> **FAZIT – DAS MÜSSEN SIE WISSEN**
>
> - **!!** Der **Ureter** erscheint im Querschnitt sternförmig, wie auch der Ösophagus und der Samenleiter. Im Gegensatz zu diesen beiden Strukturen ist der Ureter aber mit einem **Urothel** (Übergangsepithel) ausgekleidet.

9 Geschlechtsorgane

9.1 Männliche Geschlechtsorgane

Zu den männlichen Geschlechtsorganen gehören die **Hoden** mit den **Nebenhoden**, die akzessorischen Drüsen (**Bläschendrüse** und **Prostata**) und der **Penis**. In den Hoden werden die Spermien gebildet. Im Nebenhoden reifen die noch unbeweglichen Spermien heran und werden dort auch gespeichert. Wenn es dann „so weit ist", gelangen die Spermien zusammen mit der Ejakulatflüssigkeit aus den beiden akzessorischen Drüsen über den Ductus deferens in die Urethra und von dort nach draußen.

9.1.1 Hoden (Testis)

Der Hoden ist von einer derben, undehnbaren Bindegewebekapsel (Tunica albuginea) umgeben (**Abb. 9.1**). Durch Septen, die von der Tunica albuginea zum Hodennetz (**Rete testis**) ziehen, wird das Hodenparenchym in Lobuli testis unterteilt. In den Hodenläppchen liegen jeweils 2–5 Hodenkanälchen (**Tubuli seminiferi contorti**) stark aufgeknäuelt (Länge ca. 20 cm) und somit platzsparend. Die Hodenkanälchen münden direkt oder über kurze gestreckte Kanälchen (**Tubuli recti**) in das Rete testis. Das Rete testis ist ein komplexes Netzwerk von miteinander verbundenen Spalträumen. Diese Spalträume sind von einem einschichtigen iso- und hochprismatischen Epithel ausgekleidet. Vom Rete testis aus gelangt die Samenflüssigkeit in die ableitenden Samenwege.

Hodenkanälchen

Die Hodenkanälchen sind mit **Keimepithel** ausgekleidet. Um das Keimepithel herum liegt die **Lamina limitans** (Lamina propria) mit einer **Basalmembran**, auf der das Keimepithel fußt. Die Lamina limitans besteht aus kontraktilen Myofibroblasten und Kollagenfasern. Das Keimepithel wird von **Sertoli-Zellen** (Stützzellen) gebildet, die der Basalmembran aufsitzen und zwischen denen die verschiedenen Stadien der entstehenden **Keimzellen** eingebettet sind. Zwischen den Hodenkanälchen liegen die hormonbildenden **Leydig-Zellen**.

Spermatogenese

Die Spermatogenese findet im Keimepithel der Hodenkanälchen statt. Zu ihr gehören **Zellvermehrung** (Mitose), **Reifeteilung** (Meiose) und **Zytodifferenzierung** zu reifen Spermien. Die verschiedenen Zellstadien während der Keimzellentwicklung sind folgende:
- **Spermatogonien:** Die Spermatogonien sind die Stammzellen der Spermatogenese. Sie liegen der Basalmembran des Tubulus seminiferus an (**Abb. 9.2**); sie sind mittelgroß und rund und besitzen einen großen runden Kern. Man unterscheidet **Typ-A-** und **Typ-B-Spermatogonien**. Typ-A-Zellen sind mitotisch aktiv. Aus ihnen entstehen die Typ-B-Zellen.

9.1 Männliche Geschlechtsorgane

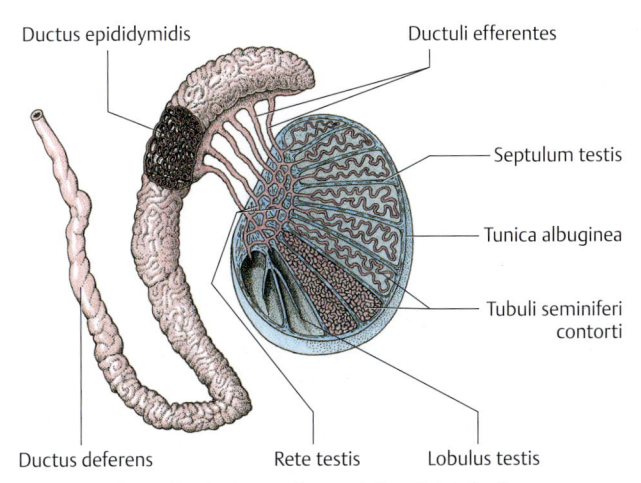

Abb. 9.1 Schnitt durch den Hoden und den Nebenhoden.

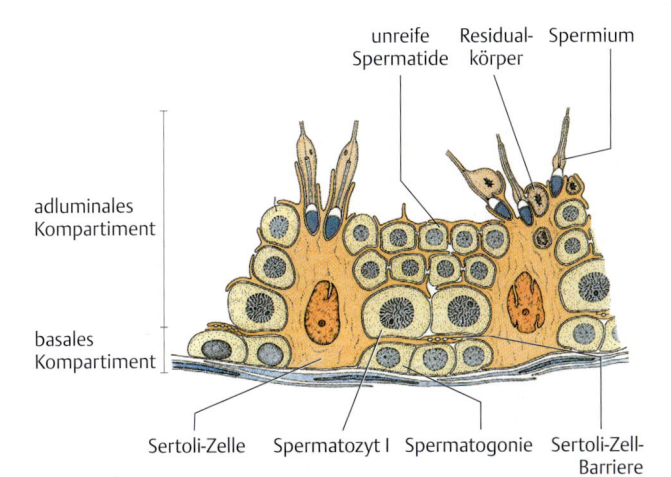

Abb. 9.2 Tubulus seminiferus contortus, der Ort der Spermatogenese. (Ausschnittvergrößerung; Schema.)

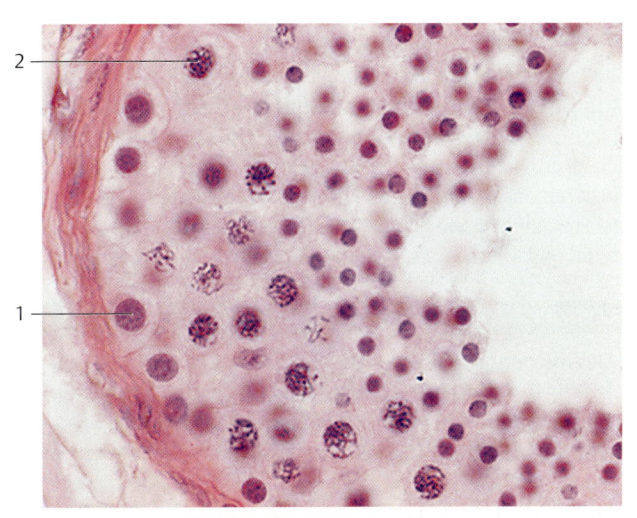

Abb. 9.3 Querschnitt durch ein Hodenkanälchen. Deutlich zu erkennen sind die Spermatozyten I. Sie sind die größten Zellen im Präparat. **1** Spermatogonie, **2** Spermatozyte I. (H.E., Vergrößerung 300-fach.)

- **Spermatozyten I:** Durch mitotische Teilung der Spermatogonien B entstehen die **Spermatozyten I**. Sie sind die **größten Zellen** des Keimepithels und sind häufig im histologischen Präparat zu finden (**Abb. 9.3**). Dies liegt an der langen Prophase, die sie bei der meiotischen Teilung zur Spermatozyte II durchlaufen.
- **Spermatozyten II:** Sie entstehen aus der ersten meiotischen Teilung der Spermatozyten I. Sie besitzen einen auf die Hälfte reduzierten Chromosomensatz, sind kleiner als Spermatozyten I und selten im histologischen Präparat anzutreffen (wegen der kurzen Entwicklungsphase).
- **Spermatiden:** Sie entstehen durch die zweite meiotische Teilung der Spermatozyten II, besitzen einen haploiden Chromosomensatz, sind klein, rundlich und liegen lumennah.

Sowohl bei der Mitose als auch bei der Meiose bleiben die Zellen über Interzellularbrücken miteinander verbunden. Diese Bildung von Klonen ermöglicht eine synchrone Reifung.

Zytodifferenzierung. Unter Zytodifferenzierung versteht man die Umwandlung der Spermatiden in Spermatozoen (= Spermien). Sie umfasst mehrere zum Teil gleichzeitig ablaufende Prozesse:
- Der **Zellkern** der Spermatiden verkleinert sich auf etwa 10 % des Ausgangsvolumens.
- Durch Fusion von Lysosomen, die vom Golgi-Apparat gebildet wurden (akrosomale Bläschen), entsteht das **Akrosom**.
- Aus dem Zentriolenpaar entstehen zwei Strukturen: Aus dem proximalen Zentriol entsteht der **Spermienhals** und aus dem distalen wächst die **Geißel** aus.
- Das überschüssige Plasma (**Residualkörper**) wird abgeschnürt und von den **Sertoli-Zellen** (s. u.) phagozytiert. Die jetzt reifen Zellen liegen in Buchten der Sertoli-Zellen.

Spermatozoen (Spermien). Die Spermatozoen (60 µm) gliedern sich in Kopf und Schwanz. Der Schwanz wiederum besteht aus Halsstück, Mittelstück, Hauptstück und Endstück. Der haploide Kern und das Akrosom liegen im Kopf, während der Schwanz die Einrichtungen zur Fortbewegung (Mikrotubuli, Mitochondrien) enthält.

Sertoli-Zellen

Die Sertoli-Zellen werden auch als Stütz- oder Ammenzellen bezeichnet. Sie liegen der **Basalmembran** breitbasig auf und erstrecken sich durch die gesamte Dicke des Keimepithels **bis zum Lumen** der Hodenkanälchen (**Abb. 9.3**). Charakteristisch ist ihr großer, ovaler, heller (chromatinarmer) Zellkern, der im basalen Drittel des Keimepithels liegt. Hier finden sich auch Zonulae occludentes zwischen den Sertoli-Zellen. Sie bilden die Blut-Hoden-Schranke (vgl. **Abb. 9.2**).

Die **Aufgaben** der Sertoli-Zellen sind vielfältig:
- Ernährung der Keimzellen
- Kontrolle der Vermehrung, Reifung und Differenzierung der Keimzellen
- Phagozytose der Residualkörper
- Abgabe der Spermien
- **Produktion** von Inhibin und **a**ndrogen**b**indendem **P**rotein (**ABP**)

Damit die Versorgung der Keimzellen durch die Sertoli-Zellen gewährleistet werden kann, stehen diese in engem Kontakt miteinander: Die Sertoli-Zellen umfassen die lumenwärts vorrückenden Keimzellen mit langen Fortsätzen, wodurch die Keimzellen sozusagen in eine Matrix aus Sertoli-Zellen eingebettet sind.

Leydig-Zellen

Die Leydig-Zellen (Interstitialzellen) liegen dicht beieinander, in Gruppen angeordnet, im Bindewebe zwischen den Tubuli seminiferi. Sie besitzen einen polygonalen Zellkörper (Durchmesser: 15–20 µm) und einen runden Zellkern. Die Leydig-Zellen produzieren das männliche Sexualhormon **Testosteron**. Alle Zellen, die Steroidhormone bilden, besitzen ein stark ausgebildetes glattes ER und Mitochondrien vom Tubulus-Typ.

> **LERNTIPP**
>
> Sie erkennen den **Hoden** an der dicken Tunica albuginea (Organkapsel), den zahlreichen (Quer-, Längs- und Schräg-)Anschnitten der Tubuli seminiferi mit mehrschichtigem Keimepithel (aus verschiedenen Zelltypen) und an den **zwischen** den Tubuli liegenden Leydig-Zellen.

APROPOS
Störungen der Spermatogenese (mit Fertilitätsstörungen) lassen sich in einer histologisch untersuchten Hodenbiopsie beispielsweise daran erkennen, dass das Keimepithel verschmälert ist. Ist die Spermatogenese auf der Stufe der Spermatiden gestört, fehlen Spermatozoen, ist sie auf der Stufe der Spermatozyten gestört, fehlen Spermatozoen **und** Spermatiden. Es fehlen also Spermatozoen im Ejakulat. Diese Azoospermie kann z. B. Folge von lokalen Schäden wie einer Hodenentzündung (Orchitis, z. B. bei Mumps) sein.

> **FAZIT – DAS MÜSSEN SIE WISSEN**
>
> – ! Die Spermatogonien liegen der **Basallamina** der **Tubuli seminiferi** (Hodenkanälchen) an.
> – ! **Hodenkanälchen** erkennt man im Querschnitt an den großen **Spermazyten I**, den größten Zellen im Präparat, die sich häufig in der **Prophase** befinden.
> – ! **Sertoli-Zellen** erkennt man an ihrem charakteristischen großen, ovalen, hellen (chromatinarmen) Zellkern. Sie sitzen auf der Basalmembran **innerhalb** des Hodenkanälchens.
> – !! **Sertoli-Zellen** bilden das androgenbindende Protein **ABP**.

9.1.2 Ableitende Samenwege

Nebenhoden (Epididymis)

Im Nebenhoden erfolgt eine weitere Reifung und eine Speicherung der Spermien. Er wird gegliedert in **Kopf**, **Körper** und **Schwanz**. Der Kopf liegt dem Hoden oben an, Körper und Schwanz dorsal (Abb. 9.1).

Ductuli efferentes. Im Nebenhodenkopf befinden sich (als Verbindungskanälchen) die Ductuli efferentes (Länge: 12 cm, Abb. 9.4). Sie entspringen aus dem Rete testis und münden in den Nebenhodengang (Ductus epididymidis, s. u.). Die Ductuli efferentes sind mit einem unterschiedlich hohen Epithel ausgekleidet, das Vorwölbungen und Buchten aufweist (Abb. 9.4). In den Wölbungen befindet sich ein mehrreihiges Epithel mit Kinozilien, die die noch unbeweglichen Spermien transportieren. In den Buchten ist das Epithel prismatisch und besitzt z. T. Mikrovilli, mit denen die Zellen Flüssigkeit resorbieren, die aus den Hodenkanälchen stammt. Außerdem sezernieren diese Zellen Substanzen für die Reifung der Spermien.

Ductus epididymidis. Der Nebenhodengang (Länge: 4–6 m) geht aus dem obersten Ductulus efferens hervor und ist stark aufgeknäuelt (Abb. 9.1). Er besitzt ein **gleichmäßig hohes**, zweireihiges hochprismatisches Epithel: Basal finden sich rundliche Zellen; darüber liegen hochprismatische Zellen mit schlanken längsovalen Kernen, die lange **Stereozilien** besitzen, die häufig miteinander verklebt sind (Abb. 9.5). In der Lamina propria verlaufen zirkulär Myofibroblasten.

Der Durchmesser und das Lumen des Nebenhodenganges nehmen nach kaudal erheblich zu; das Epithel wird niedriger und Myofibroblasten sind kaudal vermehrt anzutreffen.

Die Sekrete der hochprismatischen Zellen tragen zur Reifung der Spermien bei. Ferner können diese Zellen Flüssigkeit, die aus den Hodenkanälchen stammt, resorbieren. Im Nebenhodenschwanz sammeln sich die Spermien (für die Ejakulation).

Samenleiter (Ductus deferens)

Der Samenleiter beginnt am Ende des Nebenhodenganges und zieht durch den Leistenkanal. Er ist 45–60 cm lang und vereinigt sich mit dem Ausführungsgang der Samenblase zum Ductus ejaculatorius, der die Prostata schräg durchsetzt und in die Harnröhre mündet.

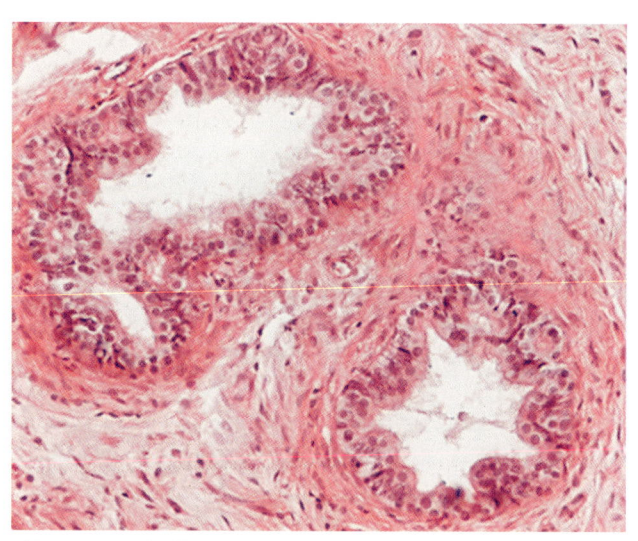

Abb. 9.4 Ductuli efferentes im Querschnitt, die Lumina sind unregelmäßig begrenzt. (H.E., Vergrößerung 200-fach.)

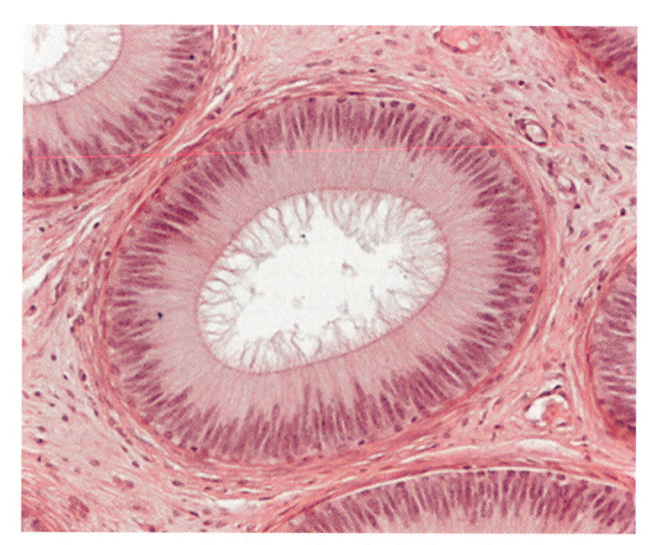

Abb. 9.5 Ductus epididymidis mit zweireihigem hochprismatischem Epithel mit Stereozilien. (H.E., Vergrößerung 200-fach.)

Der Ductus deferens ist von einem zweireihigen hochprismatischen Epithel mit Stereozilien ausgekleidet (Abb. 9.6). Im Endteil des Samenleiters fehlen die Stereozilien. Die Tunica muscularis ist dreischichtig, wobei die mittlere Schicht zirkulär, die anderen beiden längs verlaufen. Die Schleimhaut weist mehrere Längsfalten auf, dadurch wird im Querschnitt ein sternförmiges Lumen sichtbar.

> **LERNTIPP** !
>
> Sie erkennen den Ductus deferens an der auffällig dicken Wand und dem relativ kleinen sternförmigen Lumen. Verwechseln Sie ihn nicht mit dem Ureter, dem Ösophagus oder der Tuba uterina:
> – Ureter (S. 65): erkennbar an Übergangsepithel; weniger deutliche Dreischichtung in der Tunica muscularis.
> – Ösophagus (S. 50): erkennbar an mehrschichtigem unverhorntem Plattenepithel; Lamina muscularis mucosae, Tunica muscularis mit Zweischichtung.
> – Tuba uterina: erkennbar an wesentlich stärkeren Falten in der Schleimhaut; weniger glatte Muskelzellen, einschichtiges Epithel.

9.1.3 Akzessorische Drüsen

Die akzessorischen Drüsen sind die paarige Bläschendrüse und die Prostata. Sie produzieren das Ejakulat, das den Spermien u. a. als Energiequelle dient.

Bläschendrüse

Die paarige Bläschendrüse (Samenblase, Glandula vesiculosa, Vesicula seminalis) liegt beidseits auf der Hinterfläche der Harnblase. Sie besteht aus einem ca. 15 cm langen Drüsengang, der auf ca. 5 cm zusammengeknäuelt ist. Aufgrund dieser Knäuelung ist der Gang im histologischen Präparat mehrfach angeschnitten. Der Drüsengang besitzt ein weites Lumen (Abb. 9.7). Seine Schleimhaut zeigt vielgestaltige Falten (Primär-, Sekundär- und Tertiärfalten); dadurch entstehen unregelmäßige Kammern, Nischen und Buchten. Das Epithel ist ebenfalls uneinheitlich, iso- bis hochprismatisch, ein-, zwei- oder mehrschichtig. In der Wand des Drüsenganges finden sich zahlreiche glatte Muskelzellen. Das Organ als Ganzes wird von einer Kapsel umhüllt.

Die **Epithelzellen** der Bläschendrüse produzieren **ein gelatinöses, fructosereiches Sekret**, das schwach alkalisch ist und ca. 70 % des Ejakulats ausmacht. Die Fructose dient den Spermien als Energiequelle. Die Funktion der Bläschendrüse wird durch Testosteron stimuliert.

Prostata

Die Prostata (Vorsteherdrüse) liegt unterhalb der Harnblase und vor dem Rektum und oberhalb des Diaphragma urogenitale. Sie umhüllt den Anfangsteil der Harnröhre (Pars prostatica der Urethra). Die Prostata wird von einer derben fibroelastischen Kapsel umgeben, deren innere Schicht glatte Muskelzellen enthält.

Die Prostata ist etwa kastaniengroß und ist ein Komplex aus 30–50 verzweigten **tubuloalveolären Einzeldrüsen**. Die Drüsenschläuche sind von einem stark ausgeprägten **fibromuskulären Stroma** (Bindegewebe mit zahlreichen glatten Muskelzellen) umschlossen (Abb. 9.8). Das Epithel ist (je nach Funktionszustand) uneinheitlich: einschichtig hochprismatisch, aber auch mehrreihig hoch- oder isoprismatisch. Im alveolären Drüsenlumen kommen häufig (eosinophile) **Prostatasteine** vor, die aus konzentrisch abgelagerten Sekretbestandteilen und abgeschilferten Epithelzellen bestehen.

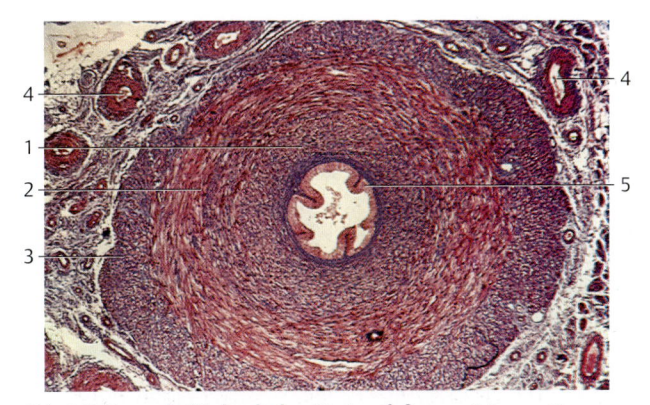

Abb. 9.6 Querschnitt durch den Ductus deferens. **1** Innere Längsmuskelschicht, **2** mittlere Ringmuskelschicht, **3** äußere Längsmuskelschicht, **4** Arterie, **5** hochprismatisches Endothel. [aus Kühnel, Taschenatlas Histologie, Thieme, 2014] Epithel

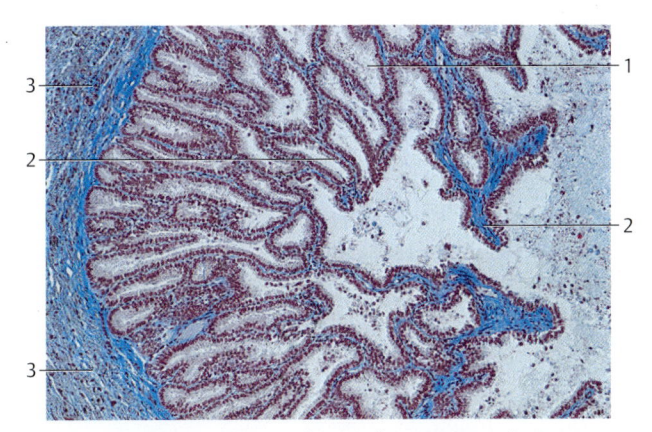

Abb. 9.7 Ausschnitt aus einer Bläschendrüse. **1** Drüsenkammern, **2** Schleimhautfalten, **3** Tunica muscularis. [aus Kühnel, Taschenatlas Histologie, Thieme, 2014]

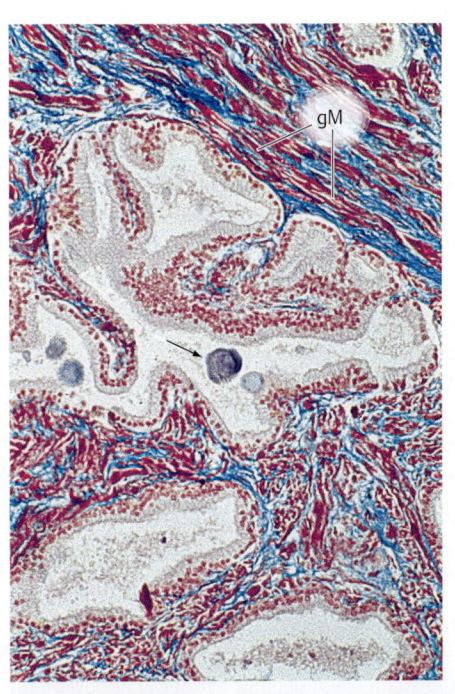

Abb. 9.8 Ausschnitt aus einer Prostata. Der Pfeil weist auf einen Prostatastein im Drüsenlumen. gM = glatte Muskelzellen. (Azan, Vergrößerung 75-fach.) [aus Lüllmann-Rauch, Taschenlehrbuch Histologie, Thieme, 2012]

Das dünnflüssige, schwach saure Prostatasekret macht ca. 20–30 % der Samenflüssigkeit aus. Es enthält als Leitenzym die prostataspezifische **saure Phosphatase** und das prostataspezifische Antigen (PSA). Außerdem sezernieren die Drüsenzellen der Prostata **Spermin**.

Anhangdrüsen der Urethra

Im Diaphragma urogenitale liegen die erbsengroßen paarigen **Glandulae bulbourethrales** (**Cowper-Drüsen**), muköse Drüsen, die ein **visköses Sekret** abgeben. Sie münden in die Pars spongiosa der Urethra. Weitere Anhangdrüsen der Urethra sind die zahlreichen kleinen, ebenfalls schleimbildenden **Glandulae urethrales**.

> **FAZIT – DAS MÜSSEN SIE WISSEN**
> - ! Das Epithel der **Ductuli efferentes** trägt **Kinozilien**.
> - ! Die **Glandulae bulbourethrales** (**Cowper-Drüsen**) geben ein visköses Sekret ab.

9.2 Weibliche Geschlechtsorgane

Die weiblichen Genitalien werden in **äußere** und **innere Geschlechtsorgane** unterteilt. Zum äußeren Genitale (Vulva) gehören
- große und kleine Schamlippen
- Klitoris
- Scheidenvorhof.

Das innere Genitale besteht aus
- Eierstöcken (Ovarien)
- Eileitern (Tubae uterinae)
- Gebärmutter (Uterus)
- Scheide (Vagina).

In den Ovarien werden die **Eizellen** gebildet, die beim Eisprung in den Eileiter gelangen und von dort in den Uterus. Wurde eine Eizelle auf dem Weg durch den Eileiter befruchtet, teilt sich die entstandene Zygote auf ihrem weiteren Weg mehrmals und nistet sich dann in die Uterusschleimhaut ein. Dort wächst sie, unterstützt durch die **Plazenta**, zum reifen **Fetus** heran, der dann mithilfe der Uterusmuskulatur durch die Scheide „auf die Welt kommt" (ausgetrieben wird).

Die Reifung der Eizellen und die Vorbereitung der Gebärmutter auf eine Schwangerschaft unterliegt einem etwa **28-tägigen Rhythmus**, der von Hormonen gesteuert wird. Diese Hormone werden in der Hypophyse synthetisiert und triggern weitere Hormone, die in den Geschlechtsorganen gebildet werden.

9.2.1 Eierstock (Ovar)

Das Ovar, das von einem Peritonealepithel überzogen ist, gliedert sich in Rinde und Mark. In der Rinde findet die Oogenese statt. Dort finden sich die verschiedenen Stadien der **Eifollikel** und **Gelbkörper** (**Corpus luteum**). Das **Mark** enthält zahlreiche Gefäße und Nerven, jedoch keine Follikel. Rinde und Mark sind nur unscharf voneinander abgrenzbar.

Oogenese

Die Entwicklung der Keimzellen beginnt bei der Frau bereits im Embryonalstadium. Die in die Gonaden eingewanderten Urkeimzellen differenzieren sich zu **Oogonien**, von denen allerdings die Mehrzahl bis zur Geburt wieder zugrunde geht. Ein Teil entwickelt sich zur **primären Oozyte** weiter. Bei der Geburt befinden sich diese primären Oozyten im **Diktyotän**, einer **Ruhephase** zwischen Pro- und Metaphase der ersten Reifeteilung. Um die primäre Oozyte bildet sich eine Epithelschicht und es entsteht der **Primordialfollikel** (s. u.). Die meisten Primordialfollikel degenerieren bis zum Eintritt in die Pubertät.

Mit dem Beginn der **Pubertät** reift mit jedem Ovarialzyklus ein Primordialfollikel zum **Graaf-Follikel** (s. u.). Dabei verharrt die Oozyte immer noch in der **ersten Reifeteilung**. Diese wird erst einige Stunden vor der Ovulation vollendet. Die Teilung erfolgt asymmetrisch und es entstehen eine große **sekundäre Oozyte** und ein kleines Polkörperchen. Die **zweite Reifeteilung** findet nur dann statt, wenn die Eizelle tatsächlich befruchtet wird. Sie erfolgt ebenfalls asymmetrisch und es entstehen die große Oozyte und – wenn sich das erste Polkörperchen auch nochmals teilt – drei kleine Polkörperchen, die alle drei zugrunde gehen.

APROPOS
Da die Oozyten bereits bei der Geburt alle „fertig" sind (d. h., es entstehen nicht laufend neue Keimzellen so wie beim Mann), sind diese Keimzellen sehr lange Zeit allen auf das Ovar einwirkenden potenziellen Mutationsereignissen ausgesetzt. Je älter eine Eizelle wird, desto mehr Mutationen trägt sie und desto fehlerhafter verlaufen die Reifeteilungen. Dies wird auch als Grund dafür gesehen, dass mit dem zunehmenden Alter einer Frau die Gefahr für ein Kind, mit einer Trisomie (z. B. Trisomie 21) oder einer anderen Fehlbildung geboren zu werden, ansteigt.

Follikel

Als Follikel (Abb. 9.9) bezeichnet man die **Eizellen** (Oozyten) und ihr **Follikelepithel**, das der Ernährung der Eizellen dient. Sie durchlaufen bis zum Eisprung charakteristische Entwicklungsstadien (Follikulogenese, Abb. 9.10), die mit dem **Primordialfollikel**, der in der äußeren Rinde des Ovars liegt, beginnen. Während ein Follikel die verschiedenen Entwicklungsstadien durchläuft, wird er immer größer. Sein Epithel wird immer dicker, im Inneren entsteht eine **Höhle** und die Eizelle bekommt eine umhüllende Schicht aus Glykoproteinen (**Zona pellucida**). Dabei wandert der ganze Follikel immer tiefer in die Rinde. Am Ende der Entwicklung kommt der Follikel wieder direkt unter der Tunica albuginea zu liegen und entlässt dort beim Eisprung die Oozyte in den Eileiter.

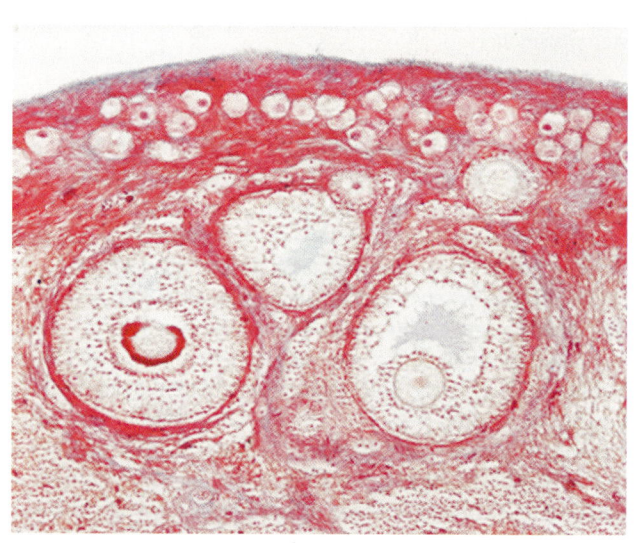

Abb. 9.9 Ausschnitt aus der Rinde des Ovars mit verschiedenen Follikeln. (Azan, Vergrößerung 100-fach.)

Primordialfollikel. Sie haben einen Durchmesser bis zu 40 μm und sitzen in großer Anzahl in der **oberflächlichen Rindenzone**. Sie sind ruhende Follikel und der Ausgangspunkt der Follikelreifung. Die Primordialfollikel besitzen eine Schicht **abgeplatteter Epithelzellen**. Das **Zytoplasma** der Eizelle erscheint **auffällig hell**, ihr **schwach gefärbter großer Kern** besitzt einen **prominenten Nucleolus**.

Primärfollikel. Sie besitzen bereits ein einschichtiges iso- bis hochprismatisches Follikelepithel. Zwischen der Zellmembran der Eizelle und den Follikelepithelzellen entsteht die **Zona pellucida** (auch Glashaut genannt). Liegen – was selten vorkommt – zwei Oozyten in einem Follikel vor, besitzt also jede Eizelle eine eigene Zona pellucida. Um das Follikelepithel herum beginnt sich eine bindegewebige Hüllschicht (Theca folliculi) zu entwickeln. Die innere und äußere Kernmembran der Primärfollikel ist unter Ausbildung von Kernporen teilweise verschmolzen.

Sekundärfollikel. Das Follikelepithel des Sekundärfollikels ist jetzt mehrschichtig und wird auch **Stratum granulosum** genannt. Die homogene Zona pellucida ist deutlich ausgebildet. Bindegewebezellen des Stromas haben sich zirkulär um das Stratum granulosum angeordnet und bilden die **Theca folliculi**. Das Stratum granulosum und die Theca folliculi sind durch eine Basalmembran voneinander getrennt.

Tertiärfollikel. Im Follikelepithel treten Spalträume auf, die mit einer klaren Flüssigkeit (**Liquor follicularis**) gefüllt sind. Durch Verschmelzung der Spalträume entsteht schließlich ein größerer Hohlraum (**Follikelhöhle**, Antrum folliculi). Die Theca folliculi des Tertiärfollikels besteht aus zwei Schichten, der gefäß- und zellreichen inneren Schicht, **Theca interna**, und der faserreichen äußeren Schicht, **Theca externa**. Dieses Stadium des voll ausgebildeten Tertiärfollikels wird etwa um den 7. Tag des Menstruationszyklus erreicht.

Graaf-Follikel. Der auffällig große Graaf-Follikel (Durchmesser bis 25 mm) ist das Endstadium der Follikelreifung. Er ist zur Ovaroberfläche verlagert. Auffällige Kennzeichen sind die große Follikelhöhle (Antrum folliculi) und der **Eihügel** (**Cumulus oophorus**) mit der Eizelle, die in die Höhle hineinragen. Die Eizelle liegt direkt der Zona pellucida an. Die an der Zona pellucida anliegenden Follikelepithelzellen sind radiär ausgerichtet und dicht gelagert, sie bilden (kranzförmig) die **Corona radiata**. Um die Corona radiata liegen die Follikelepithelzellen in lockerer Anordnung, sie bilden den Cumulus oophorus. Die Follikelhöhle wird von einer mehrschichtigen Membrana granulosa (Follikelepithel) ausgebildet. Das Follikelepithel ist weiterhin von der zweischichtigen Theca umgeben. Kurz vor dem Follikelsprung rücken die Zellen des Cumulus oophorus auseinander, sodass sich die Corona radiata leichter ablösen kann. Am 14. Zyklustag rupturiert die Follikelwand mit den Tunicae albuginea und serosa. Die Eizelle mit Zona pellucida und Corona radiata gelangt in die Tuba uterina (**Ovulation**).

Follikelatresie. Auf allen Stufen der Follikelreifung kann es zu einem Absterben von Follikeln kommen. Bei dieser Follikelatresie kommt es zu einer Schrumpfung und schließlich zum Absterben der Eizelle; wie die Eizelle gehen auch die Granulosazellen durch Apoptose zugrunde. Dabei bleibt die **Zona pellucida** durch Hyalineinlagerungen noch etwas länger sichtbar und verschwindet dann ebenfalls spurlos.

Gelbkörper (Corpus luteum)

Nach dem Follikelsprung entsteht aus den zurückgebliebenen Follikelbestandteilen durch Umbauvorgänge der Gelbkörper, der eine **endokrine Drüse** darstellt. Dabei lagern die Zellen große Mengen an Lipiden ein, das die Zellen zur **Bildung von Progesteron** benötigen. Zudem bildet sich ein dichtes Gefäßnetz aus.

Corpus luteum graviditatis. Findet eine Befruchtung der Eizelle und eine Einnistung statt, wächst der Gelbkörper zum Corpus luteum graviditatis heran und bleibt etwa 6 Monate erhalten. Die Gelbfärbung ist durch die Einlagerung der Lipide bedingt. Die Gelbkörperhormone sind für die Aufrechterhaltung der Schwangerschaft erforderlich. Die Bildung eines Corpus luteum graviditatis wird durch hCG (humanes Choriongonadotropin, siehe Physiologie) stimuliert.

Corpus luteum menstruationis. Tritt keine Schwangerschaft ein, bleibt der dann als Corpus luteum menstruationis bezeichnete Gelbkörper nur in der zweiten Zyklushälfte (relativ genau 14 Tage) erhalten. Deshalb wird diese Zyklushälfte auch **Lutealphase** genannt. Sie ist geprägt durch das Vorhandensein von **Progesteron**, das von den Luteinzellen des Gelbkörpers gebildet wird. Am Ende des Zyklus bildet sich das Corpus luteum menstruationis zum narbigen **Corpus albicans** zurück, das unterschiedlich lang erhalten bleibt und dann abgebaut wird.

> **LERNTIPP**
>
> Sie können das Ovar relativ einfach an den verschiedenen Stadien der Follikelentwicklung (z. B. auffällige Tertiärfollikel) sowie, falls vorhanden, am sehr großen Gelbkörper erkennen.

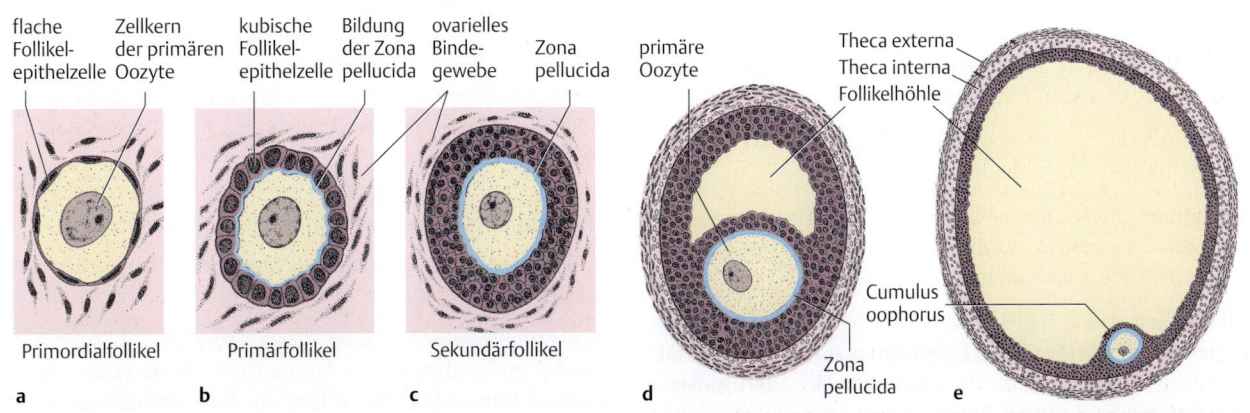

Abb. 9.10 Follikelentwicklung. a Primordialfollikel. **b** Primärfollikel. **c** Sekundärfollikel. **d** Tertiärfollikel. **e** Reifer Tertiärfollikel (Graaf-Follikel). [nach Sadler, Medizinische Embryologie, Thieme, 2014]

9.2.2 Eileiter (Tuba uterina)

Die Tuba uterina verbindet das Ovar mit dem Uterus. Ihr Beginn am Ovar ist trichterförmig und besitzt eine Öffnung zur Bauchhöhle, die die „springende" Oozyte aufnimmt.

Im Querschnittbild der Tube erkennt man bei schwacher Vergrößerung hohe Längsfalten der Schleimhaut, von denen stark verzweigte Sekundär- und Tertiärfalten abgehen (Abb. 9.11). Diese bäumchenartigen Schleimhautfalten engen das Lumen labyrinthartig ein. Die starke Faltenbildung der Schleimhaut nimmt uteruswärts ab.

Die Tubenwand gliedert sich in 3 Schichten:
- Die **Tunica mucosa**, die auf einer Lamina propria liegt, ist einschichtig iso- bis hochprismatisch und besteht aus zwei Zelltypen (Abb. 9.12), den **Flimmerzellen, die Kinozilien tragen**, deren uteruswärts gerichteter Zilienschlag die Wanderung der Eizelle unterstützt, und **sezernierende Zellen (Drüsenzellen)**, die einzeln oder in Gruppen zwischen den Flimmerzellen liegen. Sie besitzen kurze (plumpe) Mikrovilli und produzieren ein Sekret, das für die Reifung der Eizelle und der Spermien wichtig ist.

> **LERNTIPP**
>
> Einen Querschnitt durch den Eileiter kann man an den Kinozilien auf den Flimmerzellen erkennen. Einen ganz ähnlichen Querschnitt zeigt der Darm. Im Darm befinden sich aber Zellen mit einem Bürstensaum (sprich Mikrovilli). Daran kann man die beiden Querschnitte unterscheiden.

- Die **Tunica muscularis** (tubeneigene Muskulatur) besteht aus drei Schichten, die nur unregelmäßig ausgebildet sind: Längs-, Ring- und wieder Längsmuskelzüge. Die Muskulatur bewirkt peristaltische Bewegungen, die zusammen mit dem Kinozilienschlag den Eileiterinhalt in Richtung Uterus transportieren.
- Die **Tunica subserosa** ist breit und enthält neben zahlreichen Gefäßen Züge glatter Muskelzellen. Sie wird bedeckt von dem platten einschichtigen Peritonealepithel der **Tunica serosa**.

Die Schleimhaut der Tube unterliegt zyklischen Veränderungen: Die Aktivität der sezernierenden Zellen nimmt in der zweiten Zyklushälfte stark zu. Zahlreiche Sekretgranula führen zu einer Vorwölbung des apikalen Zytoplasmas in das Lumen.

9.2.3 Gebärmutter (Uterus)

Der Uterus nimmt die befruchtete Eizelle, die sich im Eileiter bereits einige Male geteilt hat, auf und bietet ihr den Nährboden für die Entwicklung zum Embryo bzw. Fetus. Die **Uteruswand** zeigt einen deutlichen Schichtenaufbau; von außen nach innen werden Perimetrium, Myometrium und Endometrium unterschieden.

Perimetrium. Es handelt sich um einen Bauchfellüberzug (Peritoneum) mit subserösem Bindegewebe.

Myometrium. Diese Muskelschicht bildet die Hauptmasse der Uteruswand. Sie besteht aus drei Schichten und dient dazu, das Kind bei der Geburt nach draußen zu befördern.

Endometrium. Diese Schleimhautschicht besteht aus dem Epithel mit der darunterliegenden Lamina propria. Das Epithel senkt sich in die Lamina propria ein, sodass **tubuläre Uterusdrüsen** entstehen. Die Struktur des Endometriums zeigt starke zyklusabhängige Veränderungen.

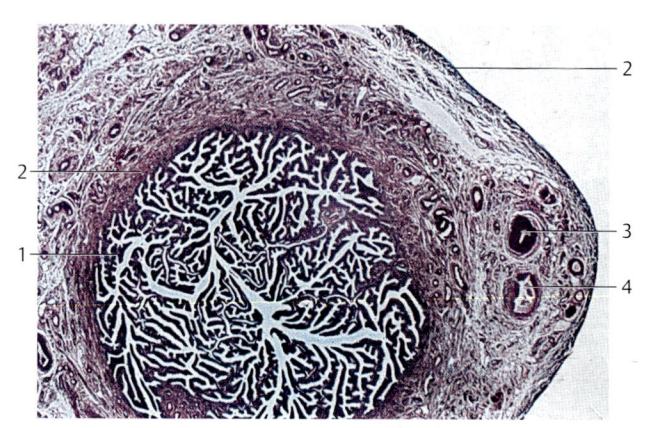

Abb. 9.11 Querschnitt durch die Tuba uterina (Ampulle). 1 Schleimhautfalte, 2 tubeneigene Muskulatur, 3 Arterie, 4 Vene. [aus Kühnel, Taschenatlas Histologie, Thieme, 2014]

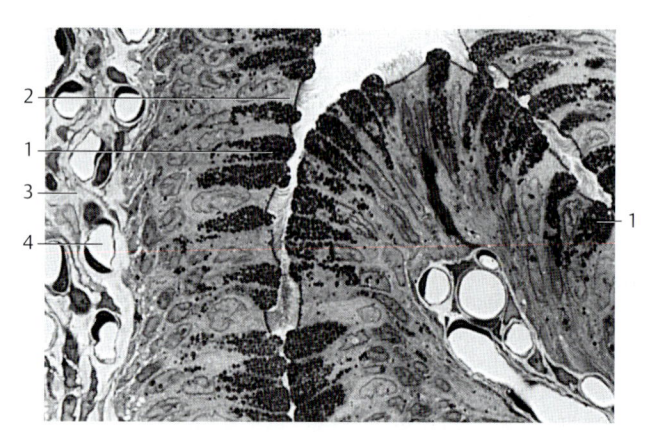

Abb. 9.12 Schleimhautfalten in der Tuba uterina. 1 Sezernierende Zellen, Drüsenzellen, 2 Zilienzellen, 3 Lamina propria mucosa, 4 Kapillaren. (Methylenblau-Azur II, Vergrößerung 400-fach.) [aus Kühnel, Taschenatlas Histologie, Thieme, 2014]

Der Zervixbereich weist Besonderheiten auf. Das Epithel ist einschichtig hochprismatisch mit zwei Zelltypen, den sekretorischen Zellen und den Flimmerzellen. Die Zervixdrüsen sind stark verzweigt; ihr Sekret bildet am äußeren Muttermund einen Schleimpfropf.

Das Epithel des Endometriums ist ebenfalls **einschichtig** und **hochprismatisch** und besitzt stellenweise Kinozilien. Es gliedert sich in ein Stratum basale und ein Stratum functionale:
- **Stratum basale (Basalis):** Das Stratum basale grenzt direkt an das Myometrium. Es enthält die verzweigten Endabschnitte der Uterusdrüsen.
- **Stratum functionale (Funktionalis):** Diese Schicht unterliegt den zyklischen Veränderungen; sie wird während der Menstruation abgestoßen und regeneriert sich aus dem Stratum basale. Die beiden Schichten gehen ohne scharfe Grenze ineinander über.

Zyklusabhängige Veränderungen des Endometriums

Der weibliche Zyklus dauert ca. 28 Tage und gliedert sich in drei Phasen:

Proliferationsphase. Während dieser Phase (4.–14. Zyklustag) wird das zuvor abgestoßene Stratum functionale (s. o.) wieder aufgebaut (Abb. 9.13a, Abb. 9.13b). Die Schleimhaut wird unter dem Einfluss von **Östrogenen**, die aus den Granulosazellen der

9.2 Weibliche Geschlechtsorgane

und Fett. Sie ähneln jetzt schon den bei einer Schwangerschaft entstehenden Deziduazellen der Plazenta und werden deshalb **Prädeziduazellen** (oder **Pseudodeziduazellen**) genannt.

Das Stratum functionale enthält zahlreiche Spiralarterien (geschlängelter Verlauf). Am Ende der Sekretionsphase, in der **Ischämiephase**, kontrahieren sich die Spiralarterien. Dadurch kommt es zur Sauerstoffunterversorgung im Stratum functionale.

Desquamationsphase. Gegen Ende der Sekretionsphase fällt der Progesteronspiegel stark ab (der Gelbkörper zerfällt, da er nicht durch das hCG aus dem Trophoblasten des wachsenden Embryos aufrechterhalten wird). Dieser Progesteronabfall leitet die Desquamationsphase (1.–4. Tag des Zyklus) ein. Die Spiralarterien erweitern sich und durch eine bereits bestehende Vorschädigung (Ischämiephase, O_2-Mangel) kommt es zu Gefäßrupturen und Blutungen und schließlich zur Abstoßung des Stratum functionale. Das Stratum basale bleibt erhalten (**Abb. 9.13**d).

Noch während der Menstruation beginnt die **Regenerationsphase** (3. und 4. Zyklustag); aus dem Stratum basale beginnen Drüsen an die Oberfläche zu wachsen und es entsteht ein neues Epithel.

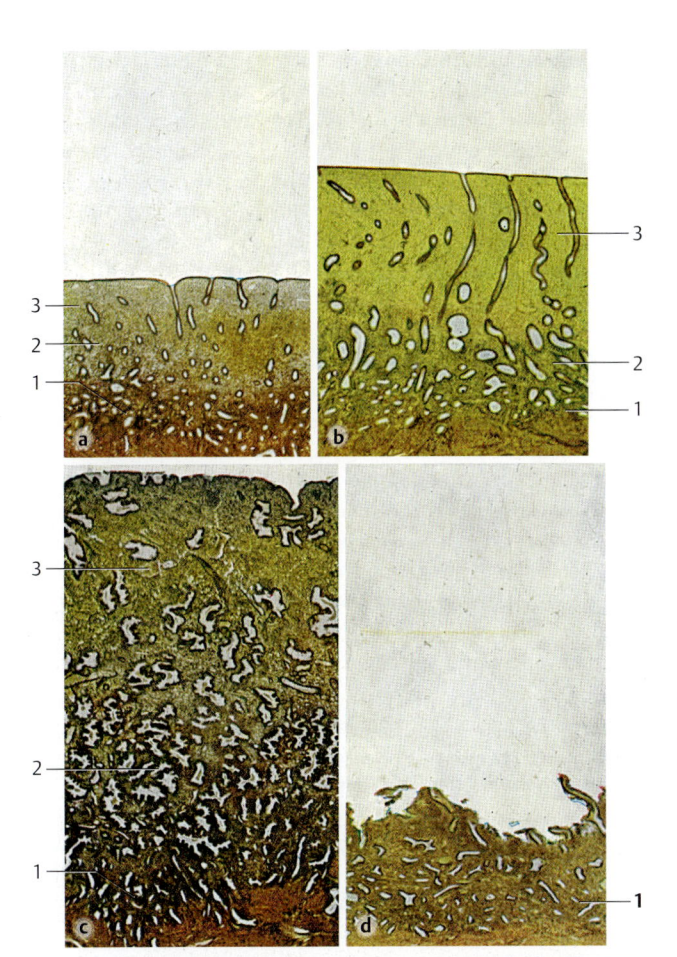

Abb. 9.13 Endometrium zu verschiedenen Zeitpunkten des Zyklus.
a Frühe Proliferationsphase, **b** Späte Proliferationsphase, **c** Sekretionsphase, **d** Desquamationsphase. **1** Stratum basale, **2** Zona spongiosa, **3** Zona compacta. (van-Gieson-Färbung; Vergrößerung 5-fach.) [aus Kühnel, Taschenatlas Histologie, Thieme, 2014]

> **LERNTIPP**
>
> Sie erkennen den Uterus an einem dicken Myometrium sowie dem Endometrium mit dem Stratum basale und Stratum functionale. Schauen Sie sich die hormonellen Veränderungen während des weiblichen Zyklus parallel unbedingt auch in der Physiologie an!

> **FAZIT – DAS MÜSSEN SIE WISSEN**
>
> – ! **Primordialfollikel** sitzen in großer Anzahl in der oberflächlichen Rindenzone des Ovars. Man erkennt sie an ihrem **einschichtigen abgeplatteten Epithel**. Das Zytoplasma der Eizelle erscheint auffällig hell, ihr schwach gefärbter großer Kern besitzt einen **prominenten Nucleolus**.
> – !! **Primordialfollikel** verharren in der **ersten Reifeteilung** in einer Ruhephase (**Diktyotän**) bis kurz vor der Ovulation.
> – ! **Primärfollikel** erkennt man am einschichtigen **iso- bis hochprismatischen Follikelepithel**.
> – ! Die innere und äußere Kernmembran der Primärfollikel ist unter Ausbildung von **Kernporen** teilweise verschmolzen.
> – ! Liegen mehrere Oozyten in einem Follikel, verfügt **jede Oozyte** über eine eigene Zona pellucida.
> – ! **Atretische Follikel** erkennt man an den Hyalineinlagerungen in der Zona pellucida. Diese Reste sind als auffallend rote Struktur im Schnittbild gut zu sehen.
> – ! Das Stadium des vollausgebildeten **Tertiärfollikels** wird etwa um den **7. Tag** des Menstruationszyklus erreicht.
> – ! Einen Querschnitt durch die **Tuba uterina** erkennt man am **einschichtigen prismatischen** Epithel, den **Kinozilien** und **sezernierenden Zellen**.
> – ! In der **Sekretionsphase** entstehen in der Schleimhaut des Uterus deziduaähnliche Zellen (**Pseudodeziduazellen**).
> – ! Sie erkennen das **Endometrium in der Sekretionsphase** an seinen typischen akkordeonartig bis sägeblattförmig gefälteten Drüsenschläuchen.

Follikel stammen, allmählich immer dicker (bis zu 5 mm). Die tubulären Uterusdrüsen nehmen an Länge zu; sie sind in dieser Phase unverzweigt und glatt konturiert. Zum Ende der Proliferationsphase ist das Drüsenepithel zum Teil mehrreihig; die Drüsen zeigen ein weiteres Lumen und verlaufen geschlängelt. Die Östrogenkonzentration hat ihren Höhepunkt erreicht und löst durch einen positiven Feedback-Mechanismus einen plötzlichen **LH-Peak** aus, der schließlich zur **Ovulation** führt.

Sekretionsphase. Diese Phase (15.–28. Zyklustag) wird durch **Progesteron** gesteuert, das jetzt im Gelbkörper gebildet wird (Lutealphase, im Gegensatz zur vorangehenden Follikelphase). Die Lumina der Drüsen werden noch weiter und ihre Schlängelung nimmt weiter zu. Das Drüsenepithel ist mehrreihig; die Drüsen weisen im Längsschnitt unregelmäßige Vorwölbungen auf; dadurch erhalten die Uterusdrüsen eine gezackte Begrenzung (Sägeblattform, **Abb. 9.13**c). Die **weitlumigen** Drüsen führen zu einer aufgelockerten (schwammartigen) Struktur in einer tiefen, dicken Zone des Stratum functionale, die deshalb als **Stratum spongiosum** bezeichnet wird. Dieses Stratum spongiosum unterscheidet sich von dem dichteren lumennahen **Stratum compactum** (des Stratum functionale), in dem die schlanken und weiter auseinanderliegenden Halsabschnitte der Uterusdrüsen liegen.

In der späten Sekretionsphase verändern sich die Zellen des Stratum functionale. Sie vergrößern sich und speichern Glykogen

9.2.4 Scheide (Vagina)

Das **Epithel** der Vagina ist **mehrschichtig unverhornt** und **platt** (**Abb. 9.14**). Es ist durch zahlreiche Bindegewebepapillen mit der Lamina propria verzahnt. Im Epithel lassen sich folgende Zelltypen unterscheiden:
- **Basalzellen:** dienen der Regeneration, die Zellachsen stehen senkrecht.
- **Parabasalzellen:** dienen der Regeneration.
- **Intermediärzellen** (tiefe und oberflächliche): polygonal.
- **Superfizialzellen:** oft mit pyknotischen (geschrumpften) Kernen und Keratohyalingranula.

Die **Lamina propria** enthält viele elastische Fasern und zahlreiche Venengeflechte, aber keine Drüsen.

Zyklische Veränderungen des Vaginalepithels. Das Vaginalepithel zeigt **zyklische Veränderungen:** Während der Proliferationsphase wird das Epithel höher, die **Superfizialzellen** nehmen zu und es kommt zur **Glykogeneinlagerung** in diese Zellen. Nach der Ovulation werden die mit Glykogen beladenen oberflächlichen Epithelschichten abgestoßen. Das Glykogen aus den abgeschilferten Zellen wird durch Bakterien (Döderlein-Stäbchen) zu Milchsäure abgebaut, die einen pH-Wert von etwa 4 erzeugt. Dieser pH-Wert verhindert die Ansiedlung von pathogenen Keimen.

9.2.5 Plazenta

In der Plazenta findet der **Stoffaustausch** zwischen mütterlichem und fetalem Blut statt. Sie übernimmt sozusagen die Resorptionsfunktion des Darms, die Sekretionsfunktion der Niere und die Atmungsfunktion der Lunge für den Fetus. Darüber hinaus besitzt die Plazenta **endokrine Funktionen**: Die Hormone werden in den **Trophoblastzellen** der Zotten gebildet; dazu gehören z. B. **humanes Choriongonadotropin (hCG)**, das die Regelblutung nach der Befruchtung verhindert, also schon sehr früh gebildet wird, sowie Progesteron und Östrogen, die ab der 8. Schwangerschaftswoche gebildet werden und die Progesteron- und Östrogenbildung des Corpus luteum (S. 72) ersetzen.

APROPOS
Da hCG schon sehr früh gebildet wird und sich auch schon in sehr geringen Mengen im Urin einer (schwangeren) Frau nachweisen lässt, wird dieser Nachweis von hCG heute als Schwangerschaftstest genutzt.

Die Plazenta besteht aus embryonalem und mütterlichem Gewebe. Die reife Plazenta (**Abb. 9.15**) ist scheibenförmig und gliedert sich in Chorionplatte, Zottenbäume mit intervillösem Raum und Basalplatte.

Die **Basalplatte** ist aus embryonalem/fetalem und mütterlichem Gewebe zusammengesetzt.

Chorionplatte. Sie grenzt auf der einen Seite an die Amnionhöhle, in der der Fetus schwimmt; auf der anderen Seite liegt der **intervillöse Raum**, der von mütterlichem Blut durchspült wird. Auf

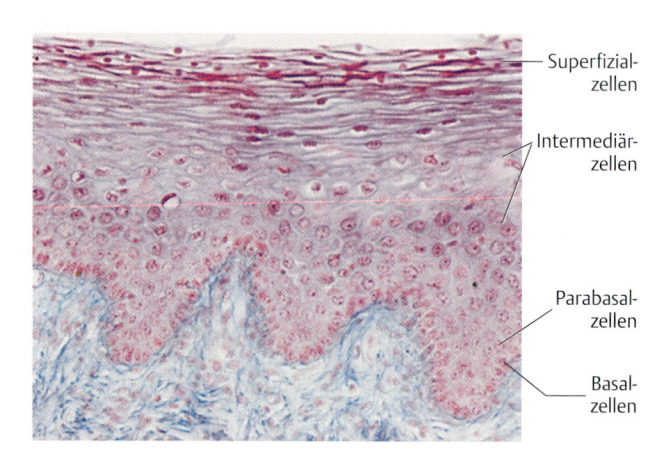

Abb. 9.14 Mehrschichtiges unverhorntes Plattenepithel der Vagina. (Azan, Vergrößerung 300-fach.)

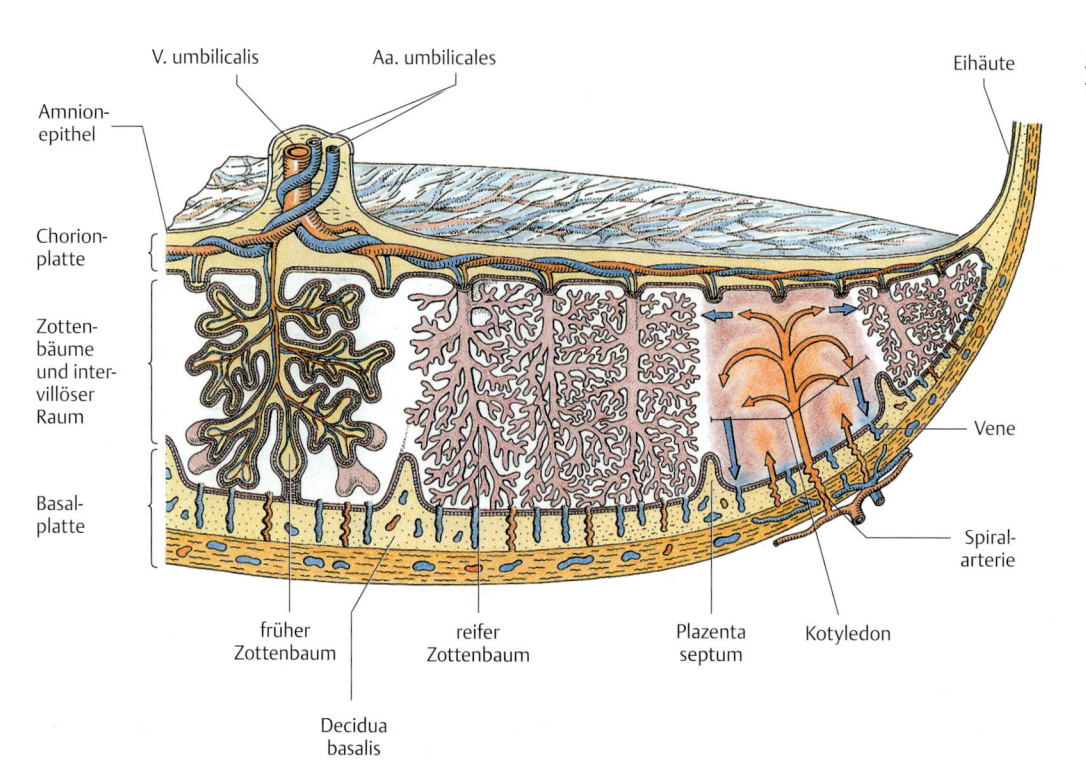

Abb. 9.15 Reife Plazenta.

der zur Amnionhöhle gerichteten Fläche ist die Chorionplatte mit einschichtigem, kubischem **Amnionepithel** überzogen. Darunter liegt eine breite Bindegewebeschicht, in der Äste der Nabelschnurgefäße verlaufen. Zum intervillösen Raum hin ist die Chorionplatte vom **Synzytiotrophoblasten** bedeckt. Beim Synzytiotrophoblasten handelt es sich um einen einschichtigen epithelialen Zellverband ohne Zellgrenzen (Synzytium). Auf der Bindegewebeseite des Synzytiotrophoblasten liegen häufig **Zytotrophoblastzellen** (mit Zellgrenzen).

Meist in der Mitte der Chorionplatte setzt die Nabelschnur an, deren Gefäße (eine V. umbilicalis und zwei Aa. umbilicales) sich in der Chorionplatte verzweigen. Von diesen Verzweigungen strahlen kleine Äste in die Zotten.

Zotten. Sie gehen von der Chorionplatte ab und verzweigen sich in immer feinere Äste. Sie ragen in den intervillösen Raum hinein. Sie sind außen vom **Synzytiotrophoblasten** überzogen.
- In den **Primärzotten** liegt unter dem Synzytiotrophoblasten eine Schicht aus **Zytotrophoblastzellen**.
- Ab dem 4. Monat verschwindet diese allmählich zum größten Teil und es entstehen die **Sekundärzotten**. Bei älteren Plazenten sind noch vereinzelte Zytotrophoblastzellen (als **Langerhans-Zellen**) vorhanden. Die **Trophoblastzellen** umhüllen das Zottenbindegewebe mit Fibroblasten und Myofibroblasten. Außerdem kommen in diesem Bindegewebe **Makrophagen** vor, die als **Hofbauer-Zellen** bezeichnet werden.
- Im Zottenbindegewebe der **Tertiärzotten** verlaufen zusätzlich die fetalen Blutgefäße.

In der frühen Plazenta sind die Zottenbäume noch deutlich weniger verästelt als in der reifen, außerdem sind die Zotten im Querschnitt noch nicht so schlank. Eine Sonderform der Zotten sind die **Haftzotten**, die mit der Basalplatte verwachsen sind.

Plazentaschranke. Die Plazentaschranke zwischen mütterlichem und fetalem Blut besteht in der **frühen Plazenta** (Abb. 9.16) aus:
- Synzytiotrophoblast
- Zytotrophoblast
- Basallamina des Trophoblasten
- Zottenbindegewebe mit Hofbauer-Zellen
- Basallamina des Endothels
- Kapillarendothel

Mit zunehmender Reife der Plazenta wird die Plazentaschranke reduziert. Die Zytotrophoblastzellen verschwinden, die fetalen Gefäße verlagern sich an den Zottenrand und liegen dann unter dem Synzytiotrophoblasten. Die Basallaminae des Trophoblasten und des Endothels verschmelzen. Das bedeutet, die **reife Plazentaschranke** (Abb. 9.16) besteht aus:
- Synzytiotrophoblast
- verschmolzenen Basallaminae des Trophoblasten und des Endothels
- Kapillarendothel

Basalplatte. Sie liegt gegenüber der Chorionplatte und bildet den Boden des intervillösen Raums. Sie besteht aus mütterlichem und kindlichem Gewebe. Der mütterliche Teil besteht aus der **Decidua basalis**, die der Schleimhaut des schwangeren Uterus entspricht. Die Grenzschicht zum intervillösen Raum wird vom **Synzytiotrophoblasten** gebildet. Darunter liegt der **Zytotrophoblast**. Beide sind kindliches Gewebe. Die Zellen des Zytotrophoblasten durchmischen sich mit den Deziduazellen.

> **FAZIT – DAS MÜSSEN SIE WISSEN**
> - ! Man erkennt die **Vaginalschleimhaut** an einem mehrschichtigen unverhornten Plattenepithel.
> - ! Die **Superfizialzellen** der Vaginalwand enthalten **Glykogen**.
> - ! Die Trophoblastzellen der **Plazenta** bilden **hCG** (humanes Choriongonadotropin).
> - !!! **Plazentazotten** erkennt man an ihrem lockeren **Bindegewebe**, das vom **Zytotrophoblasten** und **Synzytiotrophoblasten** umgeben ist (bei Sekundärzotten nur vom Synzytiotrophoblasten).
> - ! Der Synzytiotrophoblast ist ein **Synzytium**.
> - ! Im Bindegewebe der Zotten sind **Makrophagen** vorhanden.
> - !! **Tertiärzotten** erkennt man daran, dass sie auch **Blutgefäße** enthalten.

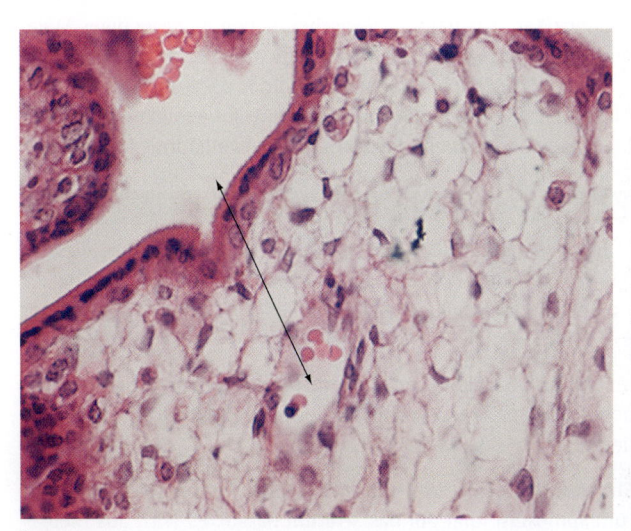

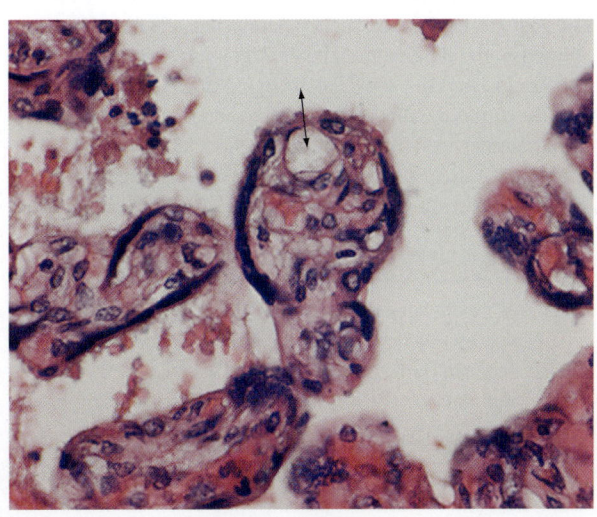

Abb. 9.16 Querschnitt durch die Zotten. a Ausschnitt aus einer Zotte der frühen Plazenta; **b** Zotten und intervillöser Raum der reifen Plazenta. (Azan, Vergrößerung 400-fach.)

10 Haut

10.1 Der Aufbau der Haut

Die Haut ist die Grenzschicht zwischen unserem Körper und der Umwelt. Sie ist gleichzeitig auch unser größtes Organ. Sie schützt uns vor schädlichen Einflüssen der Umwelt, nimmt mechanische oder thermische Reize wahr, reguliert über die Steuerung der Durchblutung den Wärmehaushalt, trägt über Abgabe von Wasser und Salz zum Elektrolythaushalt bei, nimmt Stoffe auf (z. B. Medikamente) und beteiligt sich sogar an der Kommunikation (z. B. Erröten).

Beim Menschen kommen zwei Hauttypen vor, die mit bloßem Auge erkennbar sind:
- **Leistenhaut:** findet sich auf den Fußsohlen und Handflächen (charakteristischerweise an den **Fingerbeeren**); erkennbar an den Streifen (Leisten), die sie bildet. Sie enthält Schweißdrüsen, aber keine Haare und Talgdrüsen.
- **Felderhaut:** ist der weitaus größte Teil der Haut, erkennbar an der Felderbildung (keine parallelen Linien). Sie enthält Schweißdrüsen, Talgdrüsen und Haare.

Die Haut besteht aus einem dünneren epithelialen Anteil, der **Epidermis** (**Oberhaut**), und einem dickeren bindegewebigen Anteil, dem **Corium** (**Dermis, Lederhaut**) (Abb. 10.1). Das Corium geht ohne scharfe Grenze in die **Subkutis** (Tela subcutanea, Unterhautgewebe) über, die die Haut mit ihrer Unterlage (z. B. Muskeln, Knochen) verschieblich verbindet. Die Dicke der Haut ist an verschiedenen Körperstellen sehr unterschiedlich.

Die **Hautanhangsgebilde** (Haare, Nägel, Drüsen) sind Differenzierungsprodukte, vor allem der Epidermis.

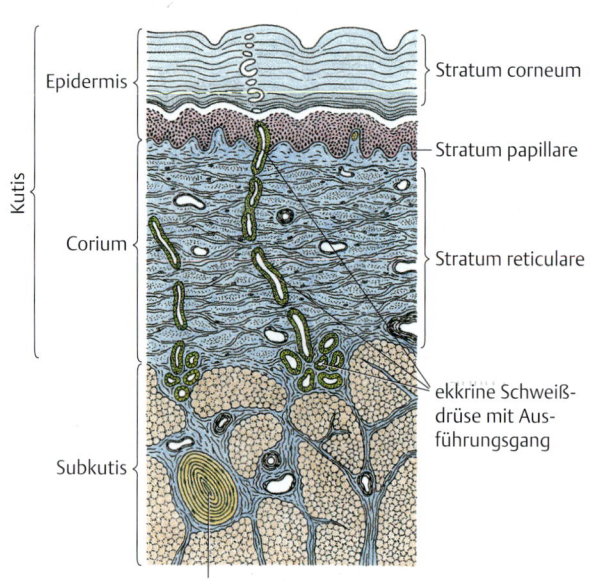

Abb. 10.1 Hautschichten.

10.1.1 Epidermis

Die Epidermis ist ein mehrschichtiges, verhorntes Plattenepithel. Sie besteht aus **vier Schichten**. Der vorherrschende Zelltyp in der Epidermis sind die **Keratinozyten**. Diese bilden das Horn und wandeln sich während ihrer Differnzierung dabei in Hornzellen um.

Stratum basale (Basalzellschicht). Die **innerste Schicht** der Epidermis besteht aus hochprismatischen Basalzellen, die über **Hemidesmosomen** an der Basalmembran befestigt sind (Abb. 10.2). Außerdem haben diese Zellen feine Fortsätze („Wurzelfüßchen"), mit denen sie durch die Basalmembran bis in die Dermis hineinreichen. Die Basalzellen sind die Erneuerungszellen der Haut. Sie sind sehr **mitoseaktiv**. Nach einer Teilung rückt eine Tochterzelle in die nächsthöhere Schicht, die andere verbleibt im Stratum basale.

> **LERNTIPP**
> Manchmal wird in Prüfungen auch nach exotischen klinischen Details gefragt, wundern Sie sich also nicht über den folgenden Absatz zu einer seltenen Form der bullösen Epidermolysen.

Laminin 5 verbindet die **Lamina densa** der Basalmembran mit den Zellen der **Basalzellschicht**. Ist Laminin 5 nicht funktionsfähig, z. B. durch einen erblichen Defekt, bilden sich bei mechanischen Irritationen der Haut **Blasen** zwischen der **Lamina densa** der Basalmembran und der **Basalzellschicht**, die dann unter Narbenbildung heilen. Diese Erkrankung gehört zu den **bullösen Epidermolysen**.

An besonderen Zellen findet man im Stratum basale die **Melanozyten**. Sie besitzen lange, verzweigte Fortsätze, die sich zwischen den Zellen des Stratum basale und des Stratum spinosum (s. u.) ausbreiten. Melanozyten synthetisieren **Melanin**. Dieses dunkle Pigment dient als Schutz vor UV-Strahlung und wird über den Golgi-Apparat in Melaningranula (**Melanosomen**) verpackt. Diese werden abgeschnürt und in die Fortsätze transportiert. Hier werden die Granula an die Keratinozyten abgegeben. Das von den Keratinozyten gespeicherte Melanin bedingt die Hautfarbe. Entscheidend für den Pigmentierungsgrad der Haut ist dabei die Menge des gebildeten Melanins, nicht jedoch die Zahl der Melanozyten. Hellhäutige Menschen haben nicht weniger Melanozyten als dunkelhäutige Menschen.

Auch das rötliche **Phäomelanin**, das „Sommersprossenpigment", wird von den **Melanozyten** der Haut gebildet. Rothaarige Menschen bilden mehr davon als z. B. dunkelhäutige Menschen.

> **LERNTIPP**
> Übrigens ist es dem IMPP sehr wichtg, dass Melanozyten entwicklungsgeschichtlich aus der Neuralleiste stammen. Das wird in diesem Zusammenhang gerne gefragt.

Im **Stratum basale** liegen auch die **Merkel-Zellen**, die als Mechanorezeptoren (Druckrezeption) fungieren. An ihrer Oberfläche liegen sensible Nervenendigungen.

Stratum spinosum (Stachelzellschicht). Das relativ breite Stratum spinosum folgt auf das Stratum basale. Es wird aus mehreren Lagen unregelmäßig polygonaler Zellen gebildet. Die Zellen besitzen zahlreiche stachelförmige Fortsätze, die mit den Fortsätzen benachbarter Zellen über Desmosomen verbunden sind. In den oberflächlicheren Lagen des Stratum spinosum sind die Zellen flacher. Da auch im Stratum spinosum noch Mitosen vorkommen, werden Stratum spinosum und Stratum basale auch als **Stratum germinativum** (Keimschicht) zusammengefasst. Der Interzellulärraum im Stratum spinosum ist relativ weit.

Im Stratum spinosum finden sich **antigenpräsentierende Zellen**, die sog. **Langerhans-Zellen**, die aus dem Lymphsystem in das Stratum spinosum eingewandert sind. Sie nehmen in die Epidermis eingedrungene Antigene auf und wandern dann in die lymphatischen Organe, wo sie die Antigene präsentieren.

Stratum granulosum. Diese Schicht besteht aus 1–3 Lagen abgeflachter Zellen, die basophile **Keratohyalingranula** enthalten. Im histologischen Schnitt ist diese Schicht an ihrer kräftigen Farbe erkennbar. Sie grenzt die folgende Hornschicht nach unten ab. Die Zellen weisen Lamellenkörperchen auf, die Proteine (u. a. Profilaggrin) und verschiedene Lipide enthalten. Der lipidhaltige Inhalt der Lamellenkörperchen wird in den Interzellulärraum abgegeben und bildet eine wasserabweisende Barriere.

Stratum corneum. Die **äußerste Schicht** der Haut grenzt diese gegen die Umwelt ab. Diese Hornschicht besteht aus sehr flachen (schuppenförmigen) toten Zellen. An der Oberfläche schilfern die zu Hornschuppen umgewandelten Zellen ab. Die kern- und organellenlosen Hornzellen des Stratum corneum sind wasserarm und enthalten vorwiegend Keratin. An Handflächen und Fußsohlen finden sich mehrere Hundert Schichten von Hornzellen.

Stratum lucidum. In der **Leistenhaut** findet sich noch eine fünfte Schicht: das Stratum lucidum. Sie liegt als dünne Schicht zwischen dem Stratum granulosum und dem Stratum corneum. Sie ist stark eosinophil und erscheint homogen, da Kerne und Zellgrenzen nicht mehr erkennbar sind. Die Zellen des Stratum lucidum enthalten keine Zellorganellen mehr, sondern dicht gepackte Filamente.

Zellerneuerung in der Epidermis. Die Neubildung, Differenzierung und Abschilferung der Zellen der Epidermis stehen untereinander im Gleichgewicht. Es dauert etwa 4 Wochen, bis eine im Stratum basale neu gebildete Zelle als Hornschuppe abgeschilfert wird. Das Absterben der Epidermiszellen vor ihrem Übertritt ins Stratum corneum ist eine Form der Apoptose.

10.1.2 Dermis (Corium)

Das Corium (auch **Lederhaut**) ist das spezifische Bindegewebe der Haut. Es gliedert sich in ein Stratum papillare und ein Stratum reticulare.

Stratum papillare. Es liegt unter der Epidermis und bildet Bindegewebepapillen (**Abb. 10.2**). Diese Papillen sind Bindegewebezapfen, die in Vertiefungen der Epidermis hineinragen. In den Bindegewebepapillen kommen Fibroblasten, Kollagenfasern, elastische Fasern, Zellen der Abwehr (Makrophagen, Lymphozyten und eine hohe Konzentration von **Mastzellen**), Kapillarschlingen und **Meißner-Tastkörperchen** vor (s. u.).

Stratum reticulare. Diese dickere Schicht liegt unter dem Stratum papillare. Das Stratum reticulare ist zellarm und enthält Kollagenfaserbündel und elastische Fasernetze. Die in unterschiedlichen Winkeln angeordneten Kollagenfaserbündel dienen der Dehnbarkeit der Haut. Die Kollagenfaserbündel bedingen außerdem die Reißfestigkeit der Haut. Im Stratum reticulare finden sich zudem z. B. Mechanorezeptoren (Vater-Pacini-Körperchen, s. u.), Dehnungsrezeptoren (Ruffini-Körperchen) und Drüsen.

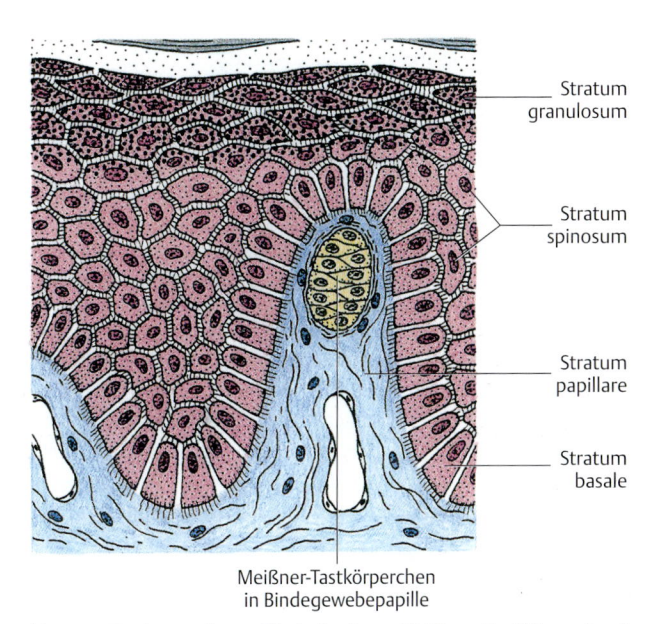

Abb. 10.2 Bindegewebepapille (mit einem Meißner-Tastkörperchen) mit angrenzender Epidermis.

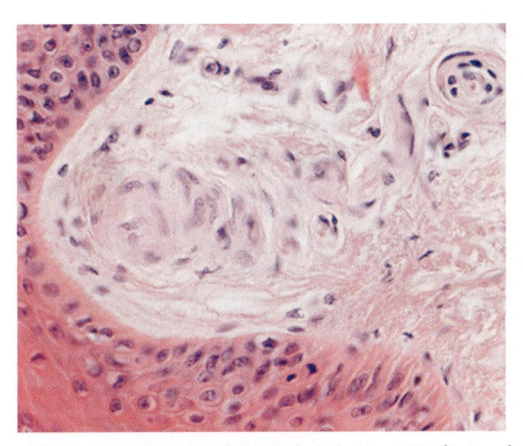

Abb. 10.3 Meißner-Tastkörperchen in einer Bindegewebepapille aus der Haut einer Fingerbeere. (Azan, Vergrößerung 400-fach.)

10.1.3 Subkutis

Die Subkutis setzt sich aus **weißem Fettgewebe** und **lockerem Bindegewebe** zusammen. Sie verbindet die Haut mit ihrer Unterlage und dient als Wärmeisolator und Energiespeicher oder als Druckpolster (z. B. an der Fußsohle). Beim Fettgewebe handelt es sich entweder um Baufett (z. B. Fußsohle) oder um Depotfett (z. B. Bauchhaut).

10.1.4 Sinnesrezeptoren in der Haut

Sinnesrezeptoren sind in der Haut weit verbreitet, die Haut dient also auch als Sinnesorgan. Es werden verschiedene Arten unterschieden.

Meißner-Tastkörperchen. Die länglichen ovalen Tastkörperchen dienen der **Druckübertragung**. Sie liegen in den Bindegewebepapillen der **Leistenhaut** (besonders zahlreich an der **Fingerbeere**). Sie bestehen aus einem Stapel von keilförmigen, flachen Schwann-Zellen (**Abb. 10.3**), einem schraubenförmig verlaufenden unbemarkten dendritischen Axon mit plattenförmigen Auftreibungen und Kollagenfibrillen zwischen den Schwann-Zellen; sie ziehen zur epidermalen Basalmembran.

Vater-Pacini-Körperchen. Die auffällig großen Vater-Pacini-Körperchen kommen im Stratum reticulare der Dermis und der Subkutis vor, liegen also ziemlich tief in der Haut. Sie haben einen schalenartigen Aufbau aus fibroblastischen Zellen und lamellenartig angeordneten Schwann-Zellen (Abb. 10.4).

Die Lamellenkörperchen nehmen **Vibrationen** wahr. Außer in der Haut findet man sie auch u. a. in Peritoneum, Harnblase, Vagina, Muskeln.

Ruffini-Körperchen. Sie nehmen **Dehnung** wahr. Sie liegen im Stratum reticulare und in der Subkutis. Ruffini-Körperchen sehen aus wie ein offener, an den Enden abgeflachter Zylinder. Auf der einen Seite treten kollagene Faserbündel ein, auf der anderen wieder heraus. Zwischen den Kollagenfaserbündeln sind die Enden von Nervenfasern verankert. Sie kommen u. a. in Gelenkkapseln vor.

Freie Nervenendigungen. Sie besitzen keine perineurale Kapsel und kommen häufig in der Haut vor. Sie sind nur mit Spezialfärbungen darstellbar. Freie Nervenendigungen dienen als Mechanorezeptoren und zur **Schmerz-** und Thermorezeption.

> **FAZIT – DAS MÜSSEN SIE WISSEN**
> – ! **Leistenhaut** findet man typischerweise an den **Fingerbeeren**.
> – ! **Leistenhaut** ist erkennbar an den **Streifen**, die sie bildet. Sie enthält **Schweißdrüsen**, aber keine Haare und keine Talgdrüsen.
> – !! Im **Stratum basale** kommen **Melanozyten** vor.
> – ! In den Melanozyten gibt es **Melanosomen**, die Melanin enthalten. Sie werden vom Golgi-Apparat abgeschnürt und in die Peripherie transportiert.
> – ! Im **Stratum granulosum** kann **Profilaggrin** nachgewiesen werden.
> – ! **Merkel-Zellen** haben Kontakt mit **sensiblen Nervenendigungen**.
> – !! Die **Meißner-Tastkörperchen** liegen im **Stratum papillare** der Haut.
> – ! Im **Stratum papillare** findet man die höchste Konzentration von **Mastzellen** in der Haut.
> – ! Die **Meißner-Tastkörperchen** kommen besonders häufig in der **Leistenhaut** (z. B. an der **Fingerbeere**) vor.
> – ! Das **Vater-Pacini-Körperchen** hat einen typischen schalenartigen Aufbau aus fibroblastischen Zellen und **lamellenartig angeordnete Schwann-Zellen**.

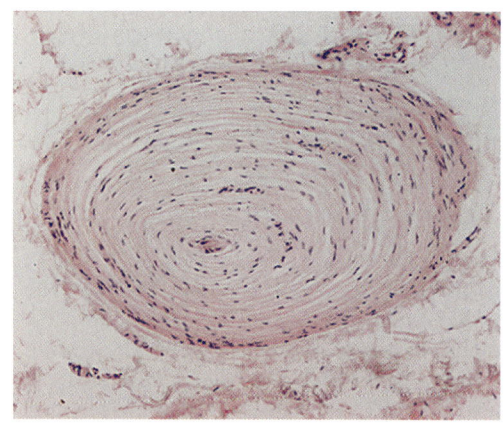

Abb. 10.4 Vater-Pacini-Körperchen aus der Haut einer Fingerbeere. (Azan, Vergrößerung 100-fach.)

10.2 Anhangsgebilde der Haut

Die Anhangsgebilde der Haut – Haare, Nägel und Drüsen – leiten sich von der Epidermis ab. Sie entwickeln sich aus Epithelaussprossungen, die von der Epidermis in das darunterliegende mesenchymale Bindegewebe vorwachsen und sich unter dem Einfluss des Bindegewebes zu den einzelnen Gebilden differenzieren.

10.2.1 Haare (Pili)

Am Haar lassen sich der frei aus der Haut herausragende **Haarschaft** (Scapus) und die schräg in der Haut steckende **Haarwurzel** (Radix pili) unterscheiden. Die Haarwurzel steckt in Einstülpungen der Epidermis, die bis in die Subkutis reichen können (Abb. 10.5).

Haarschaft. Das Haar gliedert sich in **Mark**, **Rinde** und **Kutikula**. Das Mark ist nicht immer vorhanden; es handelt sich um einen dünnen Faden aus locker gepackten Hornzellen und lufthaltigen Hohlräumen. Die dickste Schicht des Haarschaftes ist die Rinde; sie ist aus dicht gepackten Hornzellen mit Melanosomen (Haarfarbe) aufgebaut. Die außen der Rinde aufliegende Kutikula besteht aus platten Hornzellen.

Haarwurzel. Sie setzt sich aus denselben Schichten wie der Schaft zusammen; jedoch sind die Zellen hier noch nicht verhornt. Die Verhornungszone liegt also zwischen Wurzel und Schaft.

Mm. arrectores pili (Haarbalgmuskeln). Die Haarbalgmuskeln bestehen aus schräg verlaufenden Bündeln glatter Muskelzellen, die aus der oberen Dermis kommen und an der bindegewebigen Wurzelscheide ansetzen. Sie werden durch **noradrenerge sympathische Nervenfasern** zur Kontraktion angeregt und können so die Haare aufrichten (bringen den schrägen Haarfollikel in eine steilere Position). Gleichzeitig pressen sie die Talgdrüse, die oberhalb des Muskelansatzes liegt, aus.

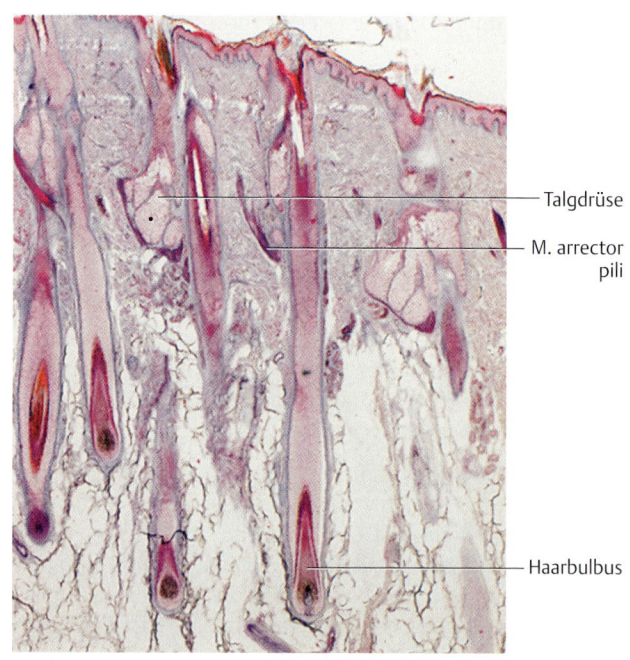

Abb. 10.5 Ausschnitt aus der Kopfhaut mit Haarwurzeln. (Azan, Vergrößerung 20-fach.)

10.2.2 Nägel

Die Nägel bestehen aus dicht gepackten Hornschuppen. Sie gliedern sich in **Nagelplatte** und **Nagelwurzel**. Die Nagelplatte liegt auf dem **Nagelbett**, das von einem Epithel überzogen ist. Unter der Nagelwurzel liegt die Nagelmatrix, die für das Nagelwachstum verantwortlich ist. In der Matrix finden also Mitosen und die Differenzierung zu Hornzellen statt. Die Matrix erstreckt sich proximal ein Stück unter die Nagelplatte (weißliches Feld = Lunula).

Nägel dienen als Schutzeinrichtungen und Druckwiderlager.

10.2.3 Hautdrüsen

In der Haut kommen drei Typen von Drüsen vor: **ekkrine** und **apokrine Schweißdrüsen** (Duftdrüsen) und **holokrine Talgdrüsen**.

Auch die **Brustdrüse** (Mamma) ist eine modifizierte Hautdrüse, s. u.

Ekkrine Schweißdrüsen

Diese **kleinen Schweißdrüsen** kommen (fast) überall in der Haut vor; sie fehlen nur an wenigen Körperstellen (z. B. Lippenrot) und sind besonders zahlreich an der Handinnenfläche und der Fußsohle.

Die ekkrinen Schweißdrüsen sind **tubulöse**, unverzweigte Einzeldrüsen, deren Endstücke (Azini) zu einem **Knäuel** aufgewickelt sind. Diese **Endstücke** liegen in der Tiefe der **Dermis** (im Stratum reticulare an der Grenze zur Subkutis). Die Wandung der Endstücke wird von einem einschichtigen iso- bis hochprismatischen Epithel aus Myoepithelzellen gebildet. Die Ausführungsgänge haben ein zweischichtiges Epithel.

Verfügen über cholinerge Rezeptoren

Apokrine Schweißdrüsen (Duftdrüsen)

Diese **großen Schweißdrüsen**, die an Haarfollikel assoziiert sind, kommen nur an einigen (behaarten) Stellen im Körper vor, z. B. Axilla, im Bereich der äußeren Geschlechtsorgane und des Arms. Die aufgeknäuelten Endstücke liegen meist in der Subkutis. Die Endstücke sind **alveolär** (d. h., sie haben ein großes Lumen); ihr einschichtiges Epithel ist unterschiedlich hoch. Flache Zellen entstehen nach Abschnürung des apikalen Zytoplasmas („erschöpfte" Drüsenzellen). Die Endstücke besitzen zahlreiche, deutlich sichtbare **Myoepithelzellen**. Ihre Ausführungsgänge (mit zweischichtigem Epithel) münden in die Haartrichter. Die sekretorische Aktivität der Duftdrüsen beginnt erst mit der Pubertät.

Holokrine Talgdrüsen (Glandulae sebaceae)

Die Talgdrüsen münden meist in der Tiefe eines Haartrichters. Es gibt aber auch freie Talgdrüsen (ohne Beziehung zu Haaren), z. B. in Augenlidern, Lippenrot, Brustwarzen, Glans penis/clitoridis. Eine Talgdrüse besteht aus mehreren, häufig unvollständig voneinander getrennten Endstücken (Talgkolben). Am Rand der Endstücke liegen die Basalzellen, die mitotisch aktiv sind und der Regeneration der Drüse dienen. Zur Mitte der Endstücke liegen runde Zellen mit pyknotischen Kernen und zahlreiche Lipidtröpfchen. Die Zellen sterben schließlich und werden zu Talg (= abgestorbene fetthaltige Epithelzellen), der die Haut geschmeidig und wasserabweisend macht.

Die Ausführungsgänge der Talgdrüsen sind mit einem Epithel ausgekleidet, das dem Stratum germinativum der Epidermis entspricht.

10.2.4 Brustdrüsen (Glandulae mammariae)

Die Brustdrüse besteht aus 15–20 tubuloalveolären Einzeldrüsen mit jeweils einem Ausführungsgang, dem **Ductus lactifer colligens**, der in die Brustwarze mündet. Bevor die Ausführungsgänge die Brustwarze erreichen, sind sie zu kleinen Milchsäckchen (**Sinus lactiferi**) erweitert. Zwischen den Einzeldrüsen liegt Bindegewebe mit eingelagertem Fettgewebe; dadurch entstehen Drüsenlappen (**Lobi**). In einen Ductus lactifer colligens münden viele (baumartig) verzweigte Ductus lactiferi. In den letzten Zweig mündet eine Gruppe von alveolären Endstücken. Diese Gruppe wird durch interlobuläres Bindegewebe zu einem **Lobulus** (als Funktionseinheit) zusammengefasst.

Nicht laktierende Mamma

Das mikroskopische Bild ist gekennzeichnet durch (Abb. 10.6) eine große Menge an **interlobulärem Bindegewebe** mit Anschnitten von weitlumigen Ductus lactiferi (mit unterschiedlichen Durchmessern) sowie individuell unterschiedlich viel Fettgewebe. Der Ductus lactifer besitzt ein ein- oder zweischichtiges isoprismatisches Epithel, die basalen Epithelzellen sind Myoepi-

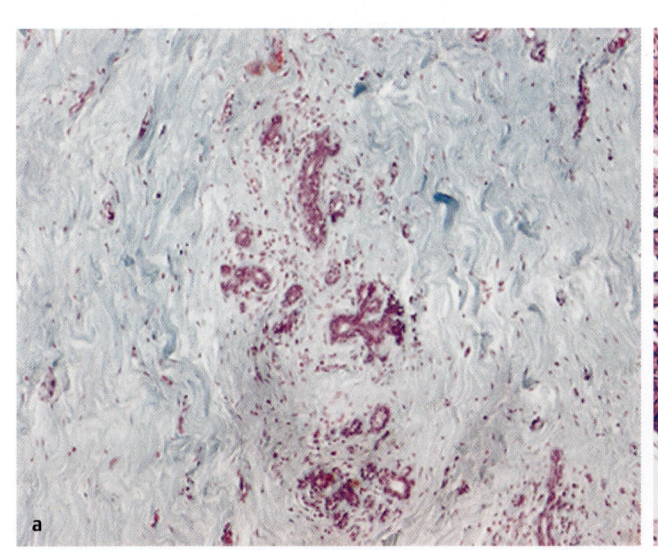

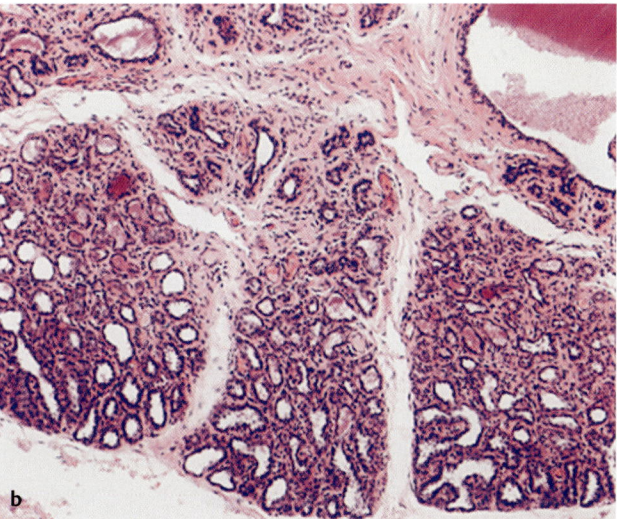

Abb. 10.6 Glandula mammariae. a Ausschnitt aus einer nicht laktierenden Mamma; **b** Ausschnitt aus einer laktierenden Mamma. (Azan, Vergrößerung 100-fach.)

thelzellen. In den Lobuli findet sich nur eine **geringe Anzahl** von **tubuloalveolären Endstücken**, z. T. ohne erkennbares Lumen, umhüllt von zellreichem Bindegewebe (**Mantelgewebe**, intralobuläres Bindegewebe).

Laktierende Mamma

Während der Schwangerschaft kommt es zu einer **Vermehrung** des **Drüsenparenchyms** und zu einer **Reduktion** des intra- und interlobulären **Bindegewebes**. Die Proliferation und Differenzierung des Parenchyms wird durch Progesteron und Prolactin stimuliert.

Im histologischen Präparat erkennt man eine große Anzahl von eng beieinanderliegenden **alveolären Endstücken** mit großem Lumen, **unterschiedlich hohen Drüsenzellen** in den Endstücken, unterschiedlichen Funktionszuständen, apikalen Fetttröpfchen in den Drüsenzellen. Die Drüsenzellen können sich kuppelartig ins Lumen vorwölben, um das einschichtige Alveolarepithel liegen Myoepithelzellen. Der **Ductus lactifer** (**ein- bis zweischichtiges Epithel**) zeigt z. T. ein sehr **großes Lumen**, es gibt wenig Binde- und Fettgewebe.

Die Drüsenzellen bilden bis zu 800 ml **Milch** pro Tag. Sie enthält Milchfettkugeln (**Lipide**), Proteine (**Kasein**, Immunglobuline), **Kohlenhydrate** (Lactose), Ionen u. a. Die Lipide sammeln sich apikal in Form eines großen Tropfens, der apokrin abgegeben wird. Das bedeutet, dass die Milchfettkugeln in der Milch von einer Plasmamembran umhüllt sind. Die Proteine werden durch Exozytose aus den Granula freigesetzt. Die Synthese der Milch wird durch Prolactin gesteuert. Das Auspressen der Milch erfolgt durch Kontraktion der Myoepithelzellen, die durch Oxytocin stimuliert werden.

> **FAZIT – DAS MÜSSEN SIE WISSEN**
>
> – !! Die Endstücke der **ekkrinen Schweißdrüsen** liegen im **Stratum reticulare** und in der **Subkutis** und sind spiralig zu einem Knäuel aufgerollt.
> – !! Die **nicht laktierende Mamma** erkennt man im Schnittbild an:
>   – großen Mengen an interlobulärem Bindegewebe,
>   – einer geringen Anzahl von Endstücken, z. T. ohne erkennbares Lumen.

11 Nervensystem und Sinnesorgane

11.1 Nervensystem

11.1.1 Rückenmark

Das im Wirbelkanal gelegene Rückenmark ist segmental gegliedert. Insgesamt gibt es 31 Rückenmarksegmente. Aus jedem Rückenmarksegment treten rechts und links jeweils zwei Wurzeln aus (Radix anterior und Radix posterior), die sich zu einem Spinalnerv vereinigen (Abb. 11.1). Die Vorderwurzel ist **motorisch**, die Hinterwurzel **sensibel**. In der Hinterwurzel liegt das Spinalganglion (S. 34).

Auf einem Querschnitt durch das Rückenmark sieht man bei schwacher Vergrößerung die **graue Substanz**, die im Inneren liegt und die Form eines H (oder Schmetterlings) hat, die außen liegende **weiße Substanz**, die die graue Substanz umgibt, und den **Zentralkanal** (Canalis centralis). Ferner erkennt man an der Vorderseite in der Mitte eine längs verlaufende Furche, die Fissura mediana anterior, und auf der Hinterseite eine flache Rinne, den Sulcus medianus posterior.

Graue Substanz. Die H-förmige graue Substanz gliedert sich in das **Vorderhorn**, das **Hinterhorn** und das **Seitenhorn**. Im Vorderhorn (Cornu anterius) finden sich die motorischen Vorderhornzellen (**Abb. 11.2**), deren Axone zu den Muskeln ziehen. Der **Neurotransmitter** der **Vorderhornzellen** an der motorischen Endplatte ist also **Acetylcholin**. Im Hinterhorn (Cornu posterius) liegen Neurone, die Signale aus afferenten sensorischen Nervenfasern erhalten. Die im Seitenhorn (Cornu laterale) gelegenen Neurone gehören zum vegetativen Nervensystem.

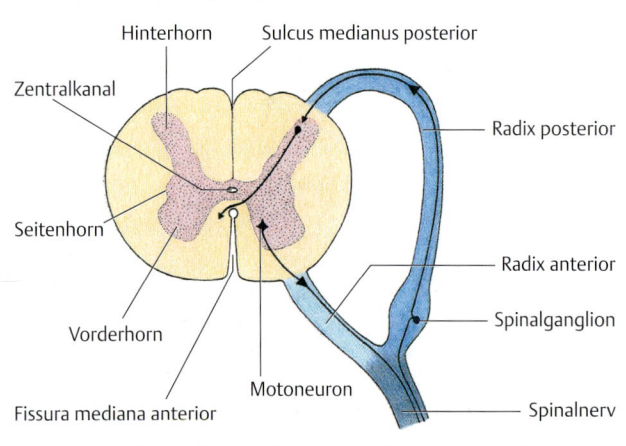

Abb. 11.1 Rückenmarkquerschnitt mit Radix anterior und Radix posterior des Spinalnervs.

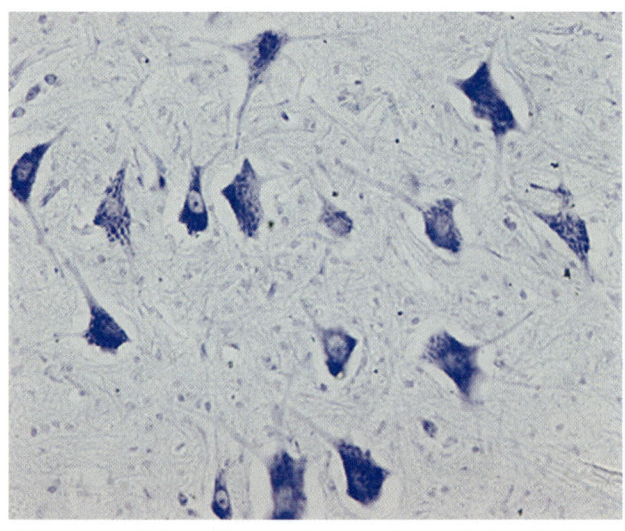

Abb. 11.2 Vorderhornzellen aus einem Rückenmark. (Kresylviolett-Färbung, Vergrößerung 200-fach.)

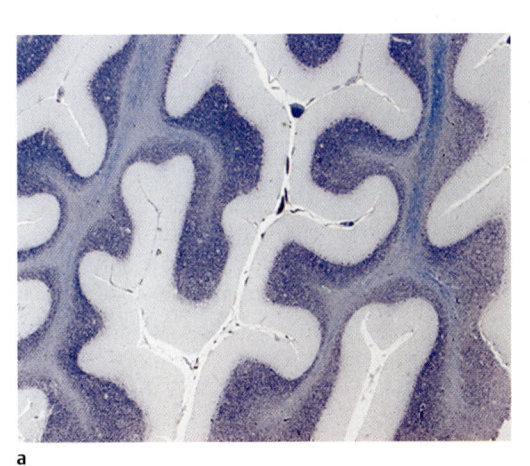

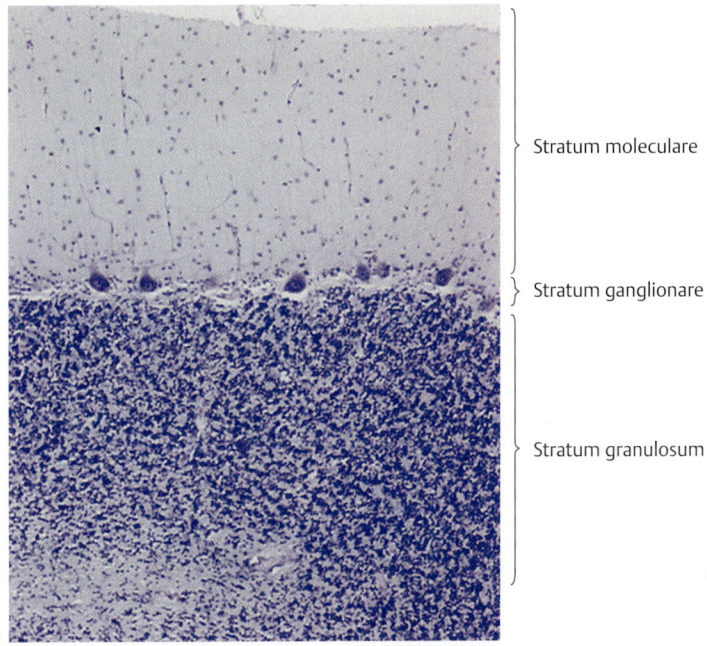

Abb. 11.3 **Kleinhirn. a** Übersichtsvergrößerung (Arbor vitae); **b** Schichten der Kleinhirnrinde. (Vergrößerung 100-fach.)

Weiße Substanz. Sie umgibt die graue Substanz mantelförmig und besteht aus Strängen (Tractus, Fasciculi) von Axonen. Hierbei handelt es sich um auf- und absteigende Bahnen (z. B. Tractus spinothalamicus, Tractus corticospinalis).

Die weiße Substanz gliedert sich in **Hinterstrang** (Funiculus posterior), **Seitenstrang** (Funiculus lateralis) und **Vorderstrang** (Funiculus anterior).

Tab. 11.1 Die Schichten der Kleinhirnrinde.

Schicht	Aufbau
Stratum moleculare	Parallelfasern aus Körnerzellen, Dendritenbäume der Purkinje-Zellen, Korbzellen, Sternzellen
Stratum ganglionare	Purkinje-Zellen
Stratum granulosum	Körnerzellen, Golgi-Zellen

> **LERNTIPP**
>
> Man kann sich manche wichtige Fakten, wie z. B. den Verlauf von Bahnen oder die Verschaltung von Neuronen, leichter merken, wenn man sich den Aufbau des Rückenmarks klarmacht:
> – Vorderwurzel: motorisch
> – Hinterwurzel: sensibel mit Spinalganglien
> – graue Substanz: besteht hauptsächlich aus Zellkörpern
>   – Vorderhorn: efferent, motorisch
>   – Hinterhorn: afferent, sensorisch
>   – Seitenhorn: vegetativ
> – weiße Substanz: besteht aus Axonen (auf- und absteigende Bahnen)

11.1.2 Gehirn

Das Gehirn gliedert sich in:
- Hirnstamm mit Medulla oblongata (verlängertes Mark), Pons (Brücke) und Mesencephalon (Mittelhirn),
- Diencephalon (Zwischenhirn, mit u. a. Thalamus und Hypothalamus) und
- Telencephalon (mit **Endhirnrinde**, weißer Substanz und Endhirnkernen). Die Oberfläche weist eine starke Faltung (Gyri und Sulci) auf.

Kleinhirn (Cerebellum)

Das Kleinhirn liegt dorsal auf dem Hirnstamm, mit dem es über drei Stiele verbunden ist. Es besteht aus der Kleinhirnrinde (Cortex cerebelli), der darunterliegenden weißen Substanz (mit afferenten und efferenten Fasern) und den Kleinhirnkernen (eingelagert in die weiße Substanz).

Das Kleinhirn ist sehr stark gefaltet. Die Falten werden als Kleinhirnwindungen bezeichnet. Auf der Oberfläche werden sie als parallele Furchen sichtbar. Im Querschnitt ergibt sich daraus das typische histologische Bild der **Arbor vitae** (Abb. 11.3).

Die **Kleinhirnrinde** besteht aus drei Schichten (von außen nach innen Tab. 11.1):

Stratum moleculare. Dies ist die dickste der drei Schichten. Sie enthält hauptsächlich Fasern. Der Hauptteil des Stratum moleculare besteht aus **Parallelfasern**. Dabei handelt es sich um Axone der **Körnerzellen**, die aus dem Stratum granulosum kommen, sich in der Molekularschicht T-förmig teilen und dort Synapsen mit den Dendritenbäumen der Purkinje-Zellen ausbilden.
Zwei kleine Typen von Interneuronen kommen in der Molekularschicht vor: oberflächlich liegende **Sternzellen** und die tiefer liegenden **Korbzellen**.

Purkinje-Zellschicht. Diese schmale Zone zwischen den beiden anderen breiten Schichten wird auch **Stratum ganglionare** genannt, denn sie enthält die auffällig großen, rundlichen Perikarya der Purkinje-Zellen, die in einer Reihe angeordnet sind. Diese Zellen sind die einzigen efferenten Zellen (inhibitorisch, GABAerg) der Kleinhirnrinde; ihre Axone ziehen zu den **Kleinhirnkernen** (u. a. zum **Ncl. dentatus**). An den Purkinje-Zellen enden die Axone der Olive (**Ncl. olivaris inferior**) und ihrer Nebenkerne (Tractus olivocerebellaris), die sog. Kletterfasern.

Tab. 11.2 Die Schichten des Isocortex (von außen nach innen).

Nr.	Schicht	Aufbau	Funktion
I	Lamina molecularis, Molekularschicht	wenig Zellen, viele Fasern	
II	Lamina granularis externa, äußere Körnerschicht	kleine Pyramiden- und Nichtpyramidenzellen	
III	Lamina pyramidalis externa, äußere Pyramidenschicht	mittelgroße Pyramidenzellen, einige Nichtpyramidenzellen	Bilden kortikokortikale Verbindungen innerhalb der beiden Hemisphären (Kommissurenfasern).
IV	Lamina granularis interna, innere Körnerschicht	modifizierte Pyramidenzellen, Nichtpyramidenzellen	Hier enden vor allem Axone aus dem Thalamus; besonders stark ausgeprägt in der Sehrinde.
V	Lamina pyramidalis interna, innere Pyramidenschicht	**Pyramidenzellen unterschiedlicher Größe (heißen hier auch Betz-Riesenzellen),** wenige Nichtpyramidenzellen	Pyramidenzellen projizieren zu tiefer gelegenen Zentren (z. B. Hirnstamm oder Rückenmark). Sie werden deshalb auch **Projektionsneurone** genannt.
VI	Lamina multiformis, multiforme Schicht	kleinere (auch modifizierte) Pyramidenzellen und Nichtpyramidenzellen	Pyramidenzellen projizieren zum Thalamus.

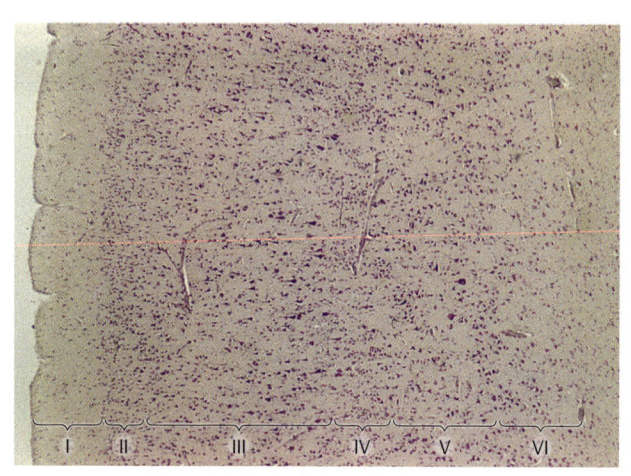

Abb. 11.4 **Sechs Schichten des Isocortex.** (Kresylviolett-Färbung; Vergrößerung 30-fach.) [aus Kühnel, Taschenatlas Histologie, Thieme, 2014]

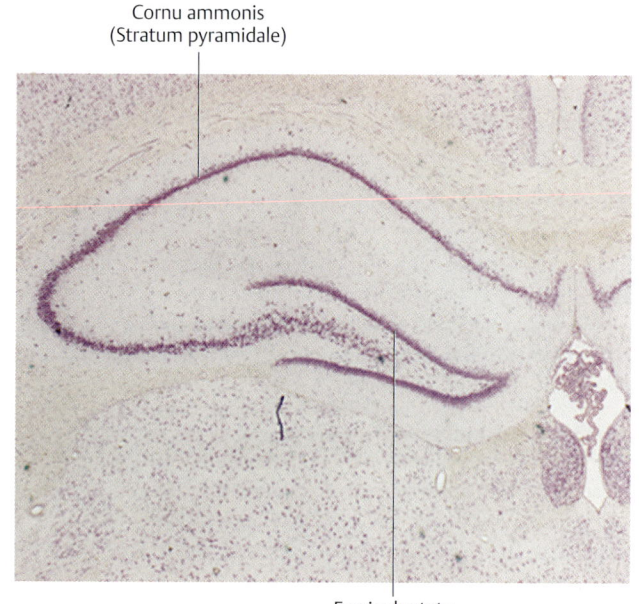

Abb. 11.5 **Hippocampus mit Gyrus dentatus und Cornu ammonis.** (Kresylviolett-Färbung, Vergrößerung 25-fach.)

Stratum granulosum. Hier liegen dicht gelagert **exzitatorische Körnerzellen,** die **Glutamat** als Neurotransmitter verwenden und sehr kleine Perikarya haben. Das Stratum granulosum enthält außerdem die Perikaryen der Golgi-Zellen.

Großhirnrinde (Cortex cerebri)

Die Großhirnrinde wird in den **Allo-** und den **Isocortex** eingeteilt. Der Allocortex ist der entwicklungsgeschichtlich ältere Teil und ist deshalb auch für grundlegendere Aufgaben wie z. B. Emotionen und Nahrungsaufnahme zuständig. Der jüngere Isocortex dagegen übernimmt das Denken, Assoziieren und andere höhere Funktionen. Er stellt den größten Teil der Großhirnrinde und ist aus insgesamt sechs Schichten aufgebaut, während der Allocortex nur 3–5 Schichten besitzt.

Isocortex. Die Neurone des Isocortex sind in sechs horizontalen Schichten, parallel zur Hirnoberfläche angeordnet (**Abb. 11.4, Tab. 11.2**). In den einzelnen Schichten sind jeweils bestimmte Nervenzelltypen anzutreffen. Diese Neuronentypen unterscheiden sich in Größe, Form, Fortsatzmuster, Anordnung und Funktion.

Allocortex. Ein wichtiger Anteil des Allocortex ist der **Hippocampus.** Der Hippocampus liegt im Schläfenlappen, gehört zum limbischen System und erfüllt Lern- und Gedächtnisfunktionen. Er gliedert sich in **Fascia dentata (Gyrus dentatus), Cornu ammonis (Ammonshorn)** und **Subiculum** (Abb. 11.5). Die Axone der Körnerzellen des Gyrus dentatus bilden ein Fasersystem innerhalb des Hippocampus. Sie werden auch als **Moosfasern** bezeichnet.

Hirnhäute und Ventrikel

Hirnhäute. Das ZNS wird von den Hirn- bzw. Rückenmarkshäuten umgeben.

- **Dura mater:** Die äußere harte Hirnhaut ist mit dem Periost der Schädelknochen fest verwachsen und besteht aus straffem geflechtartigem Bindegewebe. Innerhalb der Dura mater verlaufen die venösen Sinus durae matris. Ihre Wand besteht nur aus Endothel und dem Bindegewebe der Dura mater.
- **Arachnoidea** (Spinngewebehaut): Die mittlere zarte Hirnhaut liegt der Dura mater dicht an. Im Bereich dieser Anheftung liegen flache Zellen, die einen geschlossenen Verband bilden (Neurothel, Diffusionsbarriere).
- **Pia mater:** Die innere Haut liegt direkt auf der Oberfläche des ZNS; sie zieht also auch in die Sulci des Großhirns hinein.

Zwischen Arachnoidea und Pia mater befindet sich der **Subarachnoidalraum**, der Liquor cerebrospinalis enthält (äußerer Liquorraum).

Ventrikel. Im Inneren des ZNS finden sich die Ventrikel, also die inneren Liquorräume, die von Ependymzellen (S. 31) ausgekleidet werden. An einigen Stellen ragen die Plexus choroidei in das Ventrikelsystem hinein; sie bilden den Liquor. Der Plexus choroideus besteht aus Bindegewebe und enthält zahlreiche gefensterte Kapillaren. Das Plexusepithel sowie das Neurothel der Arachnoidea (s. o.) bilden die **Blut-Liquor-Schranken**.

Der Abfluss des Liquors erfolgt hauptsächlich über Arachnoidalzotten, die in die venösen Sinus durae matris hineinragen.

> **FAZIT – DAS MÜSSEN SIE WISSEN**
>
> – ! Sie müssen einen histologischen **Schnitt** durch das **Kleinhirn** erkennen: Es besteht aus drei Schichten, von denen die mittlere im Schnitt in der Regel nicht zu sehen ist. Schauen Sie sich dazu **Tab. 11.1** und **Abb. 11.3** an.
> – ! **Körnerzellen** sind exzitatorische Neurone im Kleinhirn.
> – ! **Körnerzellen** verwenden **Glutamat** als Neurotransmitter.
> – ! Das **Stratum granulosum** enthält u. a. die **Perikaryen** der **Golgi-Zellen**.
> – !! Die **Parallelfasern** im Stratum moleculare des Kleinhirns stammen aus den **Körnerzellen**. Sie projizieren auf die **Purkinje-Zellen** des Stratum ganglionare.
> – ! Die an den Purkinje-Zellen des Stratum ganglionare endenden **Kletterfasern** entstammen dem **Ncl. olivaris inferior**.
> – !! Die Axone der **Purkinje-Zellen** ziehen zu den **Kleinhirnkernen** (z. B. zum **Ncl. dentatus**).
> – ! Die **Pyramidenzellen** der Großhirnrinde sind die **Projektionsneurone** der Großhirnrinde.
> – ! Der **Hippocampus** liegt im **Schläfenlappen** (Lobus temporalis telencephali).
> – ! Der **Hippocampus** ist am **Gedächtnisaufbau** beteiligt.

11.2 Auge

> **LERNTIPP**
>
> Zum Auge sind in der Histologie bisher fast nur Fragen zur Hornhaut und zur Netzhaut gestellt worden. Deshalb werden wir hier das Auge nur sehr kurz behandeln und hauptsächlich auf diese prüfungsrelevanten Details eingehen. Alles andere zum Auge finden Sie in der Physiologie und Anatomie.

Der größte Teil des Augapfels ist aus drei Schichten aufgebaut (Abb. 11.6):
- Die **äußere Augenhaut** besteht aus Lederhaut (Sklera) und Hornhaut (Kornea).
- Die mittlere Augenhaut (Uvea) besteht aus Aderhaut (Choroidea), Ziliarkörper (Corpus ciliare, **M. ciliaris**) sowie aus der Regenbogenhaut (Iris).
- Die **innere Augenhaut** (Netzhaut, Retina) besteht aus Pars optica (lichtempfindlicher Teil) und Pars caeca (lichtunempfindlicher, „blinder" Teil).

Zwischen Kornea, Linse und Iris liegt die **vordere Augenkammer**, zwischen Glaskörper, Iris und Linse die **hintere Augenkammer**. Diese Augenkammern enthalten Kammerwasser.

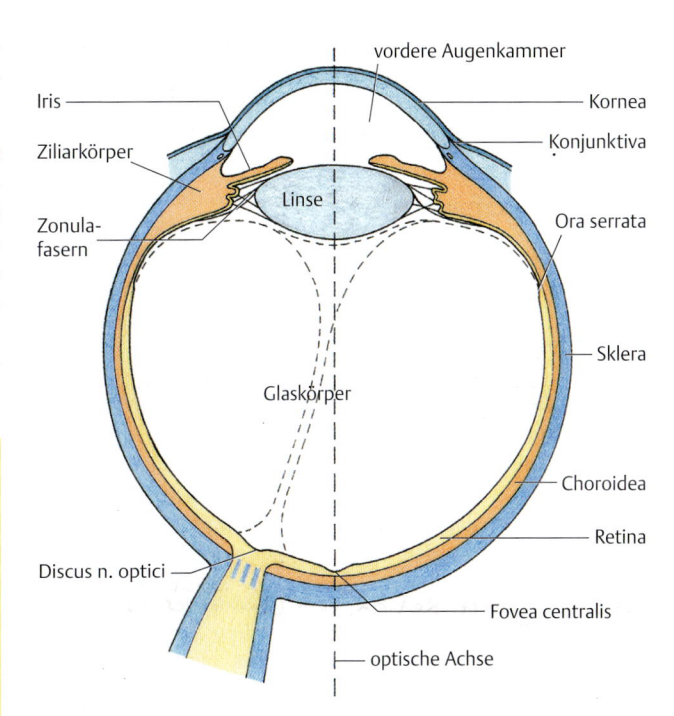

Abb. 11.6 Horizontalschnitt durch den Bulbus oculi.

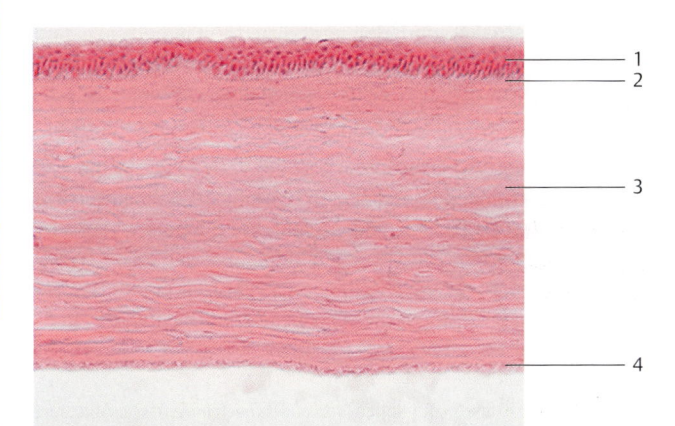

Abb. 11.7 Kornea. 1 Hornhautepithel, **2** Bowman-Membran (Membrana limitans anterior), **3** Hornhautstroma, **4** Hornhautendothel mit Descemet-Membran (Membrana limitans posterior). (H.E., Vergrößerung 150-fach.)

11.2.1 Hornhaut (Kornea)

Die Hornhaut ist der transparente, vordere Teil der äußeren Augenhaut (Abb. 11.7). Sie ist stärker gekrümmt als die Sklera und frei von Gefäßen. Es sind folgende Schichten der Kornea erkennbar (von vorne nach hinten):
- **Vorderes Kornealepithel:** Es wird durch den **N. ophthalmicus** sensibel innerviert und ist deshalb sehr berührungs- und schmerzempfindlich. Es handelt sich um ein mehrschichtiges, unverhorntes Plattenepithel (mit hoher Regenerationsfähigkeit).
- **Bowman-Membran** (Lamina limitans anterior): dünne, zellfreie Grenzschicht aus kollagenen Fasern und Grundsubstanz, die zwischen dem Epithel und dem Stroma liegt.
- **Hornhautstroma** (Substantia propria): macht etwa **90 %** der Hornhautdicke aus; in ihm verlaufen **Lamellenschichten** aus parallel ausgerichteten **Kollagenfasern**; es enthält viel wasserbindende Proteoglykane und Fibrozyten (Keratozyten), die zwischen den Lamellen liegen.

- **Descemet-Membran** (Lamina limitans posterior): ist die Basalmembran des Hornhautendothels.
- **Hornhautendothel** (hinteres Kornealepithel): ist ein einschichtiges Plattenepithel.

11.2.2 Netzhaut (Retina)

Die Retina gliedert sich in die **Pars caeca** und die **Pars optica**. Die Pars caeca überzieht den Ziliarkörper und die Hinterfläche der Iris. An der Ora serrata geht die Pars caeca in die Pars optica über, die den hinteren Abschnitt des Bulbus auskleidet und den eigentlichen lichtempfindlichen Teil der Netzhaut bildet.

Dieser Teil der Netzhaut besteht aus zwei Blättern (**Abb. 11.8**), dem **Stratum pigmentosum** (äußeres Blatt) und dem **Stratum nervosum** (inneres Blatt). Das Stratum nervosum ist entwicklungsgeschichtlich ein in das Auge verlagerter Hirnteil. Zwischen den zwei Blättern der Retina liegt ein kapillärer Spalt. Nur im Bereich der Ora serrata und im Bereich des Sehnervaustritts sind die beiden Blätter miteinander verwachsen. *Stratum limitans internum grenzt Retina vom Glaskörper ab.*

Stratum pigmentosum. Es bildet das äußere Blatt der Retina und ist ein einschichtiges, isoprismatisches, pigmentiertes Epithel. Das Pigmentepithel sitzt mit seiner Basalmembran fest auf der Bruch-Membran, die die Retina zur Choroidea (Aderhaut) hin abgrenzt. Die **Bruchmembran** enthält **elastische Fasern**, die mit ihrer Rückstellkraft beim Erschlaffen des Ziliarmuskels die Linse wieder auf **Fernakkomodation** einstellen. Die Epithelzellen sind durch Haftkomplexe (mit Tight Junctions) miteinander verbunden. Von ihrem apikalen Zellpol gehen fingerförmige Vorwölbungen aus, die die Spitzen der Rezeptorzellfortsätze umfassen.

Stratum nervosum. Das innere Blatt der Retina enthält die ersten drei hintereinandergeschalteten Neurone der Sehbahn: **Fotorezeptorzellen** (Stäbchen- und Zapfenzellen), **bipolare Neurone** und **Ganglienzellen**. Die Lichtreize aufnehmenden Rezeptorzellen liegen außen, die weiterleitenden Strukturen innen. Das bedeutet, dass das Licht erst die verschiedenen Schichten der Retina durchdringen muss, um auf die lichtempfindlichen Zellen zu treffen (inverser Aufbau der Retina).

Außer den drei ersten Neuronen der Sehbahn enthält das Stratum nervosum noch Interneurone (**Horizontalzellen** und **amakrine Zellen**) sowie Gliazellen (**Müller-Zellen**, eine Sonderform der Astrozyten).

Durch die schichtenweise Anordnung der Zellkörper der drei Neuronentypen (Sinneszellen, bipolare Zellen und Ganglienzellen) und ihrer Verbindungen (Synapsenzonen) sowie durch Gliagrenzmembranen entstehen die charakteristischen **neun Schichten** des Stratum nervosum der Retina (Tab. 11.3).

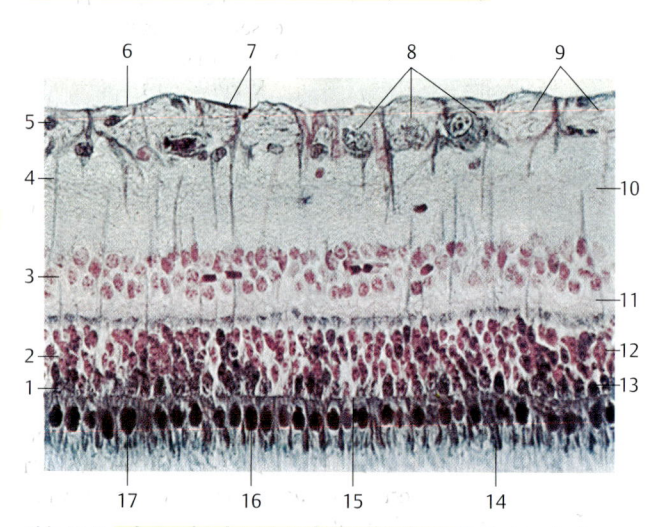

Abb. 11.8 Schnitt durch eine isolierte Netzhaut. 1 Stratum limitans externum, 2 äußere Körnerschicht, 3 innere Körnerschicht, 4 Müller-Stützzellen, 5 Kern einer Neurogliazelle, 6 Stratum limitans internum, 7 Fußteil einer Müller-Stützzelle, 8 Ganglienzellen des N. opticus, 9 Faserbündel des N. opticus, 10 innere plexiforme Schicht, 11 äußere plexiforme Schicht, 12 Kern einer Stäbchenzelle, 13 Kern einer Zapfenzelle, 14 Außenglied einer Stäbchenzelle, 15 Innenglied einer Stäbchenzelle, 16 Innenglied einer Zapfenzelle, 17 Außenglied einer Zapfenzelle. (Kernechtrot-Eosin-Nigrosin-Färbung; Vergrößerung 320-fach.) [aus Kühnel, Taschenatlas Histologie, Thieme, 2014]

Tab. 11.3 Die Schichten der Retina (von außen nach innen), s. a. Abb. 11.8.

Schicht	Funktion	Bestandteile	in Abb. 11.8
Pigmentepithelschicht	einschichtige, isoprismatische, pigmentierte Epithelzellen	**Phagozytose** der Außensegmente der Rezeptorzellen, **Regeneration des Retinals**	–
Schicht der Stäbchen und Zapfen, Stratum neuroepitheliale	lichtempfindliche Fortsätze der Rezeptorzellen	Lichtaufnahme	14–17
äußere Gliagrenzschicht, Stratum limitans externum	feine Linie; Verbindungen zwischen Müller-Zell-Fortsätzen und Rezeptorzellen	Müller-Zellen stützen die Rezeptorzellen	1
äußere Körnerschicht, Stratum nucleare externum	Perikarya der **Fotorezeptorzellen**	1. Neuron	2
äußere plexiforme Schicht, Stratum plexiforme externum	Synapsen zwischen Fortsätzen des 1. und 2. Neurons	Verschaltung und Weiterleitung des Signals	11
innere Körnerschicht, Stratum nucleare internum	Perikarya der **bipolaren Zellen**	2. Neuron	3
innere plexiforme Schicht, Stratum plexiforme internum	Synapsen zwischen den Fortsätzen des 2. und 3. Neurons	Verschaltung und Weiterleitung des Signals	10
Ganglienzellschicht, Stratum ganglionare	Perikarya der **Ganglienzellen** des N. opticus	3. Neuron	5, 8
Nervenfaserschicht, Stratum neurofibrosum	Fasern (Axone) der Ganglienzellen	bilden den N. opticus	9
innere Gliagrenzschicht, Stratum limitans internum	feine Linie, Endfüßchen von Müller-Zell-Fortsätzen und Basallamina		6, 7

Zellen der Retina

Rezeptorzellen. Es werden zwei Typen von Rezeptorzellen unterschieden:
- **Stäbchenzellen:** sind sehr lichtempfindlich; für Dämmerungssehen, Erkennen von Helligkeitsunterschieden und Schwarz-Weiß-Sehen; geringe räumliche Auflösung.
- **Zapfenzellen:** haben eine geringe Lichtempfindlichkeit (Sehen bei Tageslicht), Erkennen von Farben; hohe räumliche Auflösung.

Die beiden Rezeptorzelltypen sind prinzipiell gleich aufgebaut: Sie setzen sich aus dem **lichtempfindlichen Fortsatz**, dem **Perikaryon** und dem **Axon** zusammen. Dabei unterscheidet man am lichtempfindlichen Fortsatz das Innensegment (metabolisches Zentrum), das Außensegment (lichtempfindlicher Teil, mit in Membranen eingebautem Sehpigment Rhodopsin) sowie das Zilium (Verbindung zwischen Innen- und Außensegment). Die Außensegmente werden ständig erneuert: An der Spitze werden Fragmente abgeschnürt, während das Segment von proximal nachwächst. Die abgeschnürten **Fragmente** werden durch **Pigmentepithelzellen phagozytiert** und so entsorgt.

Das Sehpigment **Rhodopsin** besteht aus **Retinal** und **Opsin**. Stäbchen und Zapfen besitzen unterschiedliche Typen von Opsinen. Während des Sehvorgangs wird das 11-*cis*-Retinal in all-*trans*-Retinal umgewandelt. Die Regeneration des 11-*cis*-Retinals aus dem all-*trans*-Retinal erfolgt in den Pigmentepithelzellen.

Bipolare Zellen. Die bipolaren Zellen (**2. Neuron**) besitzen ein Axon und einen Dendriten. Ihre Zellkörper liegen in der inneren Körnerschicht, und sie verknüpfen das 1. Neuron (Rezeptorzelle) mit dem 3. Neuron (Ganglienzelle).

Horizontalzellen. Ihre Zellkörper liegen in der äußeren Randzone der inneren Körnerschicht. Sie verknüpfen als **Interneurone** Rezeptorzellen.

Amakrine Zellen. Sie besitzen kein Axon und liegen in der inneren Randzone der inneren Körnerschicht. Sie sind als **Interneurone** mit bipolaren Zellen und Ganglienzellen verbunden.

Müller-Zellen. Die Retina wird in ihrer gesamten Dicke von Müller-Zellen durchzogen. Sie sind für den Zusammenhalt der Retinaschichten verantwortlich.

Zwei besondere Gebiete der Retina

Macula lutea. Der „gelbe Fleck" ist ein Areal in der Mitte der Retina (temporal vom blinden Fleck, s. u.). In der Tiefe findet sich eine trichterförmige Einsenkung, die **Fovea centralis** (Stelle des schärfsten Sehens, gefäßfrei). Die Vertiefung entsteht dadurch, dass die inneren Retinaschichten an den Trichterrand verlagert sind. Hier muss das Licht also nicht erst die übrigen Retinaschichten durchdringen; es wird dadurch weniger gestreut. Im Trichterzentrum finden sich ausschließlich dicht gelagerte **Zapfenzellen**, deren Zapfen auffällig schlank sind. Die Zapfenzellen sind hier 1:1 mit den Ganglienzellen verschaltet.

In der Peripherie der Macula lutea kommen Stäbchen und Zapfen etwa gleich häufig vor. Mit zunehmender Entfernung von der Fovea centralis nimmt die Häufigkeit von Zapfen ab.

Papilla nervi optici. Hier laufen die Axone der Ganglienzellen (3. Neurone) zusammen und bilden den N. opticus. Hier fehlen Rezeptorzellen, deshalb wird die Papilla auch als **blinder Fleck** bezeichnet. Die Axone des N. opticus verlassen den Bulbus durch die Lamina cribrosa der Sklera; danach sind sie von einer **Myelinscheide** umgeben, die von **Oligodendrozyten** gebildet wird.

11.2.3 Linse (Lens)

Die Linse besteht aus den **Linsenfasern**, dem **Linsenepithel** und der **Linsenkapsel**. Die Linsenfasern sind lang gestreckte, dünne Zellen, die überwiegend kernlos sind. Sie gehen aus dem Linsenepithel hervor. Nur an der Linsenvorderfläche befindet sich ein einschichtiges isoprismatisches Epithel. Die Linse wird als Ganzes von der Linsenkapsel, einer sehr dicken Basalmembran, umhüllt. In der Linsenkapsel setzen seitlich die Zonulafasern an. Sie bestehen aus Fibrillin-1, das Fibrillen bildet, die zur Aufhängung der Linse hinter und vor dem Linsenäquator inserieren.

> **LERNTIPP**
>
> Auch hier gibt es eine in Prüfungen beliebte entwicklungsgeschichtliche Tatsache: Die **Linsenfasern** gehen aus dem **Linsenepithel** hervor. Auch können zeitlebens aus dem Linsenepithel neue Linsenfasern entstehen.

11.2.4 Hilfseinrichtungen des Auges

Lidapparat

Augenlid Die Augenlider (**Palpebrae**) schützen die freie Oberfläche des Bulbus vor Verletzungen, der Lidschlag ist wichtig für die Verteilung des Tränenfilms auf Kornea und Konjunktiva. Ober- und Unterlid sind grundsätzlich gleich gebaut (Abb. 11.9). Unter der **Kutis** des Lides liegt eine Platte aus **Skelettmuskulatur** für den Lidschluss. Darunter liegt eine Matte aus straffem Bindegewebe (**Tarsus**, Lidplatte), die dem Augenlid seine gewölbte Form verleiht. Die Innenseite des Lides ist von **Konjunktiva** (Conjunctiva palpebrae), einem mehrschichtigen Plattenepithel oder kubischen Epithel mit eingestreuten Becherzellen, überzogen.

Liddrüsen Das Lid enthält Drüsen, die an der Aufrechterhaltung des Tränenfilms beteiligt sind: In den Tarsus sind ca. 30 große Talgdrüsen eingelagert (**Glandulae tarsales, Meibom-Drüsen**). Sie münden unabhängig von Haarfollikeln nahe der Hinterkante des Lidrandes. Eine reguläre Talgdrüse (**Zeis**-Drüse) und eine

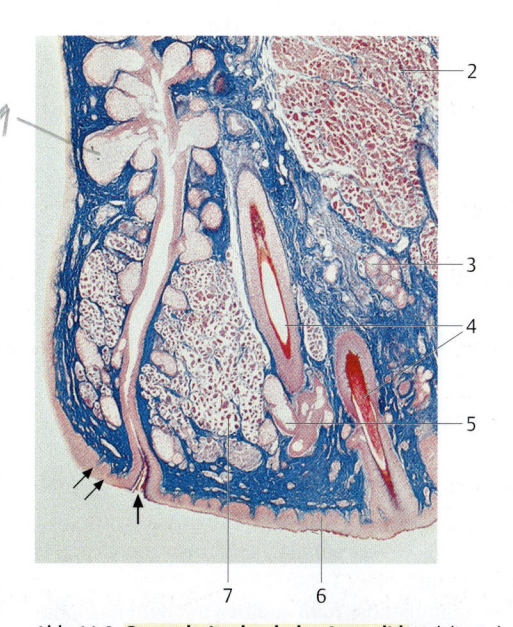

Abb. 11.9 Querschnitt durch das Augenlid. Link liegt der innere Lidrand. **1** Meibom-Drüse, **2** M. orbicularis oculi, **3** Moll-Drüse, **4** Wimpernfollikel, **5** Zeis-Drüse, **6** Epidermis, **7** Riolanmuskel (presst bei Kontraktion Talg aus der Meibom-Drüse). [aus Lüllmann-Rauch, Taschenlehrbuch Histologie, Thieme, 2012]

apokrine Schweißdrüse (**Moll**-Drüse) sind an den Follikel der Wimper angeschlossen.

Tränendrüse

Die **Tränendrüse** (Glandula lacrimalis) sitzt unter dem temporalen oberen Rand der knöchernen Orbita verborgen. Die Drüse ist eine **verzweigte tubuloalveoläre Drüse**, deren Endstücke denen von serösen Mundspeicheldrüsen ähneln. Die Endstückzellen liefern die isotone Tränenflüssigkeit. Außerdem sezernieren sie Muzine sowie verschiedene antimikrobielle Stoffe (z. B. Lysozym) und schleusen IgA (von subepithelialen Plasmazellen produziert) durch **Transzytose** in das Endstücklumen. Die Tränendrüse besitzt **Myoepithelzellen**. Ihr Ausführungsgangsystem ist einfach gebaut (*keine* Schalt- und Streifenstücke).

> **FAZIT – DAS MÜSSEN SIE WISSEN**
>
> - ! Sie erkennen das **Hornhautstroma** im histologischen Schnitt an seiner Dicke: Es macht ca. 90 % der Hornhaut aus. Die restlichen 10 % entfallen auf das dunkler gefärbte Epithel.
> - ! Im Hornhautstroma verlaufen **Lamellenschichten** aus parallel ausgerichteten **Kollagenfasern**.
> - ! Der **M. ciliaris** gehört zur **mittleren Augenhaut**.
> - ! Die **Bruchmembran** hilft mit ihren elastischen Fasern dem Auge bei der **Fernakkomodation** (Rückstellkraft bei Erschlaffen des Ziliarmuskels).
> - !! Sie sollten einen **Querschnitt durch die Retina** anhand ihrer charakteristischen **Schichtung** erkennen können (Abb. 11.8).
> - ! In den **Pigmentepithelzellen** der Retina findet die Regeneration des **Retinals** statt.
> - ! In der **äußeren plexiformen Schicht** befinden sich die Synapsen zwischen den **Photorezeptoren** (1. Neuron) und den **Bipolarzellen** (2. Neuron).
> - ! In der **Fovea centralis** befinden sich hauptsächlich **Zapfenzellen**.
> - ! Erst **nachdem** die Axone des N. opticus den Bulbus opticus durch die Sklera verlassen haben, werden sie von der **Myelinscheide** umgeben.
> - Die Myelinscheide des Nervus opticus wird von **Oligodendrozyten** gebildet. Ihre Kerne sind im Schnitt durch den Sehnerv gut zu erkennen.
> - Die **Zonulafasern** bestehen aus Fibrillin-1.
> - Die **Linsenfasern** gehen aus dem Linsenepithel hervor.
> - ! Sie erkennen einen Querschnitt durch das **Augenlid** an den charakteristischen **Meibom**-Drüsen, die unabhängig von den Wimpernfollikeln am **hinteren Lidrand** münden.

11.3 Ohr

Das Ohr enthält zwei Sinnesorgane, nämlich das **Hör**- und das **Gleichgewichtsorgan**. Das Ohr gliedert sich in:
- **äußeres Ohr:** Ohrmuschel, äußerer Gehörgang und Trommelfell,
- **Mittelohr:** Paukenhöhle mit den Gehörknöchelchen u. a.,
- **Innenohr:** häutiges Labyrinth (im knöchernen Labyrinth) mit dem Schneckengang des Hörorgans und den Anteilen des Gleichgewichtsorgans.

Die Paukenhöhle steht über die **Tuba auditiva** mit dem Nasopharynx in Verbindung. Die Tuba auditiva dient dazu, den Druckausgleich zwischen Mittelohr und Außenumgebung herzustellen. Ihr knorpeliger Teil (**Pars cartilaginea**) ist mit einem **mehrreihigen Flimmerepithel** ausgekleidet, dessen Zilien sich in Richtung Pharynx bewegen und so verhindern, dass Keime ins Ohr eingetragen werden.

APROPOS
Wenn das Flimmerepithel der Ohrtrompete versagt und seine Schutzfunktion nicht mehr wahrnimmt, können Keime aufwärts ins Mittelohr wandern und dort eine schmerzhafte Mittelohrentzündung hervorrufen.

> **LERNTIPP**
>
> Histologische Fragen zum Ohr betreffen in der Regel nur das Innenohr mit seinen beiden Organen, dem Gehör- und dem Gleichgewichtsorgan. Deshalb werden wir hier auch nur das Innenohr besprechen. Die restlichen Aspekte des Ohrs werden ausführlich in den Fächern Anatomie, Physiologie und auch in der Physik behandelt.

Das Innenohr befindet sich im Felsenbein (Pars petrosa des Os temporale). Hör- und Gleichgewichtsorgan liegen im Innenohr innerhalb eines komplizierten Gangsystems, des **knöchernen Labyrinths**. Innerhalb des knöchernen Labyrinths befindet sich das mit Endolymphe gefüllte **häutige Labyrinth**. Knöchernes und häutiges Labyrinth sind durch einen Spaltraum, der mit Perilymphe gefüllt ist, getrennt. Das mit Endolymphe gefüllte häutige Labyrinth schwimmt also sozusagen im mit Perilymphe gefüllten knöchernen Labyrinth.

Zum knöchernen Labyrinth gehören:
- die Kochlea (in ihr liegt das Hörorgan),
- das Vestibulum und die Bogengänge (sie enthalten das Gleichgewichtsorgan).

11.3.1 Gehörorgan – Kochlea

Der knöcherne Schneckengang windet sich spiralig 2,5-mal um eine knöcherne Achse. In ihm ist der relativ kleine **Ductus cochlearis** (als häutiges Labyrinth) eingelagert. Er wird von einem weiten Perilymphraum umgeben (Abb. 11.10). Dieser Perilymphraum ist durch die Lamina spiralis in zwei Etagen gegliedert, eine obere **Scala vestibuli** und eine untere **Scala tympani**. Scala vestibuli und Scala tympani stehen an der Schneckenspitze über das **Helicotrema** (Schneckenloch) miteinander in Verbindung. Der Ductus cochlearis endet blind.

Das Dach des Ductus cochlearis wird von der **Reissner-Membran** gebildet, die den Ductus cochlearis von der Scala vestibuli abgrenzt. Die äußere Wand wird vom **Lig. spirale** und seinem Epithelüberzug gebildet. Das Lig. spirale ist am knöchernen Schneckengang befestigt. Der Epithelüberzug ist größtenteils ein spezielles mehrschichtiges Epithel, die **Stria vascularis**. Dieses Epithel sezerniert die Endolymphe, die eine hohe K^+-Konzentration aufweist. Der Boden wird von der Lamina spiralis ossea und der **Basilarmembran** gebildet. Die Basilarmembran zieht von der Spitze der Lamina spiralis zur äußeren Wand des knöchernen Labyrinths, wo sie über das Lig. spirale am Periost verankert ist. Sie trennt die Scala tympani vom Ductus cochlearis. Auf der Basilarmembran liegt das **Corti-Organ** mit seinen Sinneszellen. (Zur Funktion des Corti-Organs siehe Physiologie.)

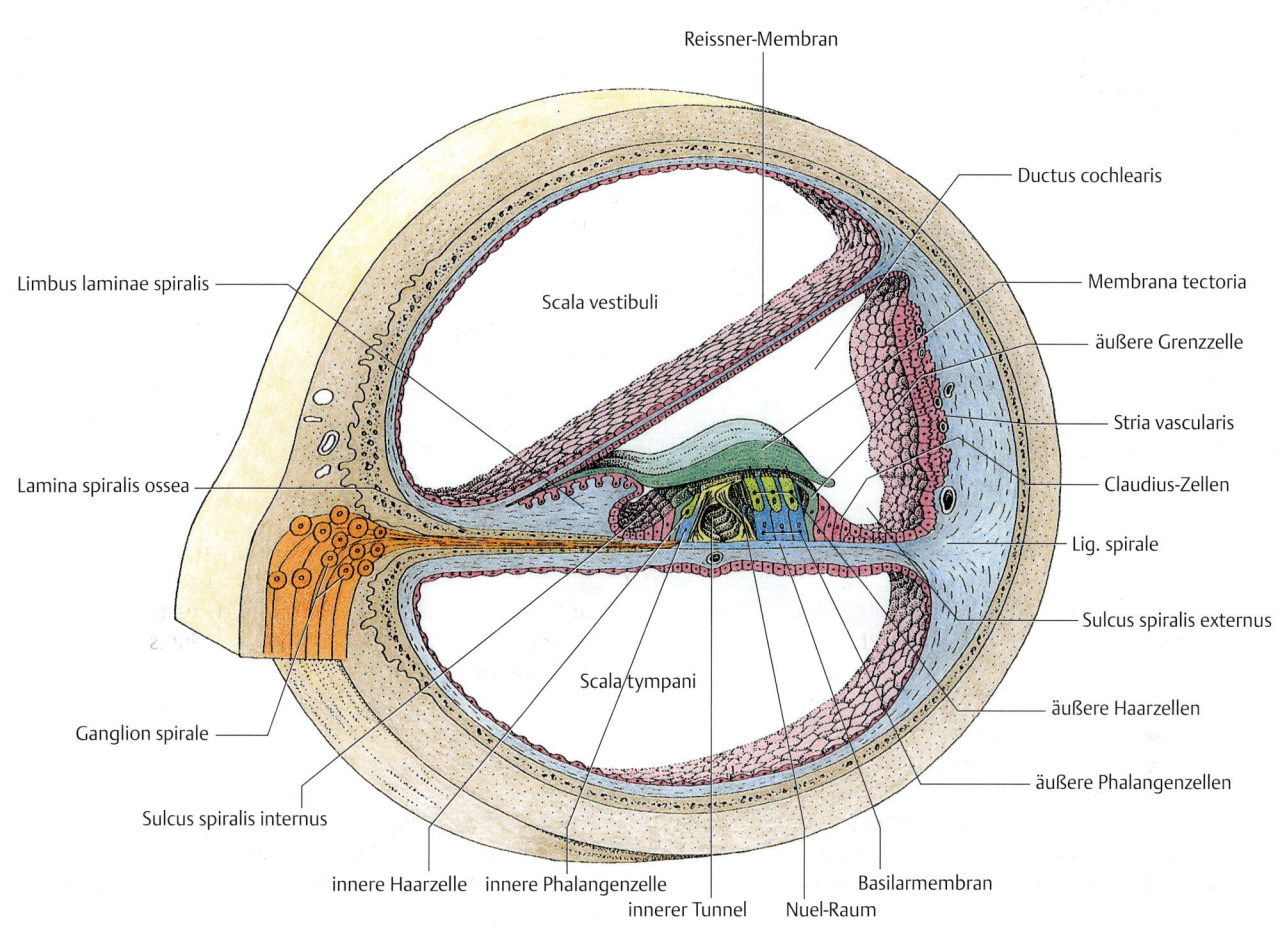

Abb. 11.10 **Aufbau der Kochlea.**

| LERNTIPP | ! |

In mündlichen Prüfungen wird immer wieder gerne gefragt, welche Membran welche Räume in der Kochlea voneinander trennt:
- Die **Reissner-Membran** trennt die Scala vestibuli vom Ductus cochlearis.
- Die **Basilarmembran** trennt die Scala tympani vom Ductus cochlearis.

Außerdem ist es gut zu wissen, dass die **Endolymphe** im Ductus cochlearis von der **Stria vascularis** gebildet wird.

11.3.2 Gleichgewichtsorgan (Vestibularapparat)

Zum Vestibularapparat gehören der **Sacculus**, der **Utriculus** und die **drei Bogengänge**. Im Utriculus und Sacculus liegen die Sinneszellfelder im Bereich der ovalen **Maculae staticae**; in den Bogengängen sind die Sinneszellfelder die leistenförmigen **Cristae ampullares**, die sich in Erweiterungen (Ampullen) der Bogengänge befinden.

Die **Sinneszellen** in den verschiedenen Feldern sind prinzipiell gleich aufgebaut. Sie besitzen ein Kinozilium und zahlreiche Stereozilien, die in eine gallertige Masse hineinragen.

| LERNTIPP | ! |

Was man sich hier fürs Mündliche merken sollte, ist Folgendes:
- Die Sinneszellen im **Corti-Organ** besitzen **keine** Kinozilien – im Gegensatz zu den Sinneszellen im Gleichgewichtsorgan.
- Das Gleichgewichtsorgan vermittelt **Bewegungs-** und **Lageempfindungen**. Die Maculae staticae (im Utriculus und Sacculus) nehmen **Linearbeschleunigungen** wahr, die Cristae ampullares (der Bogengänge) **Drehbeschleunigungen**.

FAZIT – DAS MÜSSEN SIE WISSEN

- ! Die **Pars cartilaginea** der Tuba auditiva ist mit einem **mehrreihigen Flimmerepithel** ausgekleidet.
- ! Die Zellen der **Stria vascularis** sezernieren K^+ in die **Endolymphe**.
- ! Die **Basilarmembran** ist ein Teil der Wand der **Scala tympani**.

GESCHAFFT ✓

Herzlichen Glückwunsch! Sie haben nun alle prüfungsrelevanten Inhalte für das Fach Histologie gelernt und sind nun vollständig im Bilde. Zum Wiederholen sollten Sie sich kurz vor der Prüfung noch einmal auf die gelb markierten Textpassagen und die FAZIT-Kästen konzentrieren. Befassen Sie sich am besten auch mit dem Bildmaterial, das in den Prüfungen der letzten Jahre zum Einsatz kam, dann erkennen Sie viele histologische Strukturen leicht wieder. Viel Erfolg beim Physikum!

Sachverzeichnis

A

ABP (androgenbindendes Protein) 67
Aderhaut 83
Adhärenskontakt 7
Adipozyten 19
Adventitia, siehe Tunica adventitia
Aggrecan
- Extrazellulärmatrix 18
- Knorpel 21
Agrin 18
Akrosom 67
Aktinfilament
- Adhärenskontakt 7
- Aufbau 9
- glatte Muskulatur 27
- Sarkomer 25
- Tight Junction 7
Akustikusneurinom 32
Allocortex 82
Alveolarepithelzelle 48
Alveolarmakrophage 48
Alveole 47
Ammenzelle 42
Ammonshorn 82
Amnionepithel 75
Amphizyt 34
Ampulla recti 55
Ampulle
- Bogengänge 87
- Tuba uterina 72
Anaphase 9
Anheftungsplaques 27
ANP (atriales natriuretisches Peptid) 27
Antigen, prostataspezifisches (PSA) 70
Antrum folliculi 71
Aorta descendens, Querschnitt 36
Apoptose 10
Apparat, juxtaglomerulärer 65
Appendix vermiformis 55
Äquatorialebene 9
Arachnoidalzotte 83
Arachnoidea 82
Areae
- densae, glatte Muskulatur 27
- gastricae, Magen 50
Arteria(ae)
- interlobulares 58
- radialis, Querschnitt 36
Arterie 35
- elastischer Typ 35
- muskulärer Typ 35
- Querschnitt 35
Arteriole 36
Arteriosklerose 36
Asbestfaserung 20
A-Streifen (A-Bande) 25
Astrozyt 31
Atemnotsyndrom 48
atriales natriuretisches Peptid (ANP) 27
Atriopeptin (ANP) 27
Atrophie 10
Auerbach-Plexus 50
Augapfel 83
Auge 83
Augenhaut 83
Augenkammer 83
Augenlid 85
Ausführungsgang 14
- exokrines Pankreas 60
- Speicheldrüse 57
Axon 28
Axonhügel 28
A-Zelle
- Langerhans-Insel 60–61
- Synovia 21
Azinus
- ekkrine Schweißdrüse 79
- Leber 59
- Lunge 47
- Pankreas 60

B

Bänder
- elastische 19
- synaptische 30
Barr-Körperchen (Drumstick) 38
Basalis 72
Basalkörperchen 6
Basallamina 11
- glomeruläre 11, 64
Basalmembran 11
- glomeruläre (GBM) 64
- Muskelfaser 25
Basalplatte 75
Basalzellschicht, Epidermis 76
Basilarmembran 86
Basophile 39
Bauchspeicheldrüse, siehe Pankreas
Baufett 19
Becherzelle
- Aufbau 14
- Bronchien 47
- Plica vestibularis, Epithel 12
- Rachenmandel 46
- Trachea 46
Belegzelle, Magen 51
Bergmann-Glia 31
Betz-Riesenzelle 82
Bikarbonatsekretion, Pankreas 60
Bindegewebe 16
- embryonales 20
- gallertartiges 20
- Grundsubstanz 18
- lockeres 18
- mesenchymales 20
- retikuläres 19
-- Lymphknoten 42
-- Milz 44
- spinozelluläres 20
- straffes 18
Bindegewebepapille 77
Bindegewebezelle
- freie 16
- ortsansässige 16
Bindehaut 85
Bläschendrüse 69
Blasenknorpel 24
Blinddarm 55
Blut 37
Blut-Harn-Schranke 63
Blut-Hirn-Schranke 36
Blut-Hoden-Schranke 67
Blut-Liquor-Schranke 83
Blut-Luft-Schranke 48
Blut-Thymus-Schranke 41
Blutausstrich 37
Blutbild 37
Blutgefäße 35
Blutgruppenantigene 38
Blutkörperchen
- rotes 38
- weißes 38
Blutplättchen 39
Blutzellen, Tabelle 40
B-Lymphozyt, siehe B-Zelle
Bogengänge 87
Bouton (Endkolben) 30
Bowman-Kapsel 63
Bowman-Membran 83
Bronchi
- lobares 47
- principales dexter et sinister 47
Bronchien, Querschnitt 47
Bronchioli 47
- respiratorii 47
- terminales 47
Bruch-Membran 84
Brunner-Drüsen 53
Brustdrüse 79
Bulbus oculi 83
Bürstensaum, siehe Mikrovilli
B-Zelle
- Knorpel 21
- Langerhans-Insel 60
- Lymphknoten 43
- Lymphozyt 42–43
- Malpighi-Körperchen, Milz 45
B-Zone 42

C

Cadherin 7
Cajal, interstitielle Zellen 50
Canales perforantes 22
Canaliculi
- biliferi (Galle) 58
- Knochenkanälchen 22
- Magenschleimhaut 51
Canalis analis 55
Capsula
- adiposa renalis 19
- glomeruli 63
Cardia 50
Caveolae, Arteriolen 36
Cavum nasi 46
Cerebellum 81
Chiasmata 9
Chondroitinsulfat 18
Chondroklast 23
Chondron 20
Chondrozyt 20
Chorionplatte 74
Choroidea 83
Chromatin 7
Chymusgefäße 53
Cisterna chyli 41
Clara-Zelle 47
Claudin 7
Colon 55
Columnae renales 62
Conjunctiva palpebrae 85
Connexin 7
Connexin 43 27
Connexon 7
Corium 77
Cornu
- ammonis (Hippocampus) 82
- anterius (Rückenmark) 80
- laterale (Rückenmark) 80
- posterius (Rückenmark) 80
Corona radiata 71
Corpus
- adiposum
-- buccae 19
-- infrapatellare 19
-- orbitae 19
- albicans 71
- ciliare 83
- luteum 71
- graviditatis 71
-- menstruationis 71
Cortex cerebri 82
Corti-Organ 86
Cowper-Drüsen 70
Cristae ampullares 87
Cristae-Typ, Mitochondrium 8
crossing over 9
Crusta, Urothel 12
Cumulus oophorus 71

D

Darmtonsille 55
Decidua basalis 75
Deckzellen, Pneumozyten 48
Deckzellschicht, Urothel 12
Degeneration 10
Dehnungsrezeptor 26, 78
Dendrit 28
dense bands 27
dense bodies 27
Dermis 77
Descemet-Membran 84
Desmin 9
Desmosom 6–7
- Herzmuskel 27
Desquamationsphase 73
Deziduazelle 75
Diade 27
Diakinese 9
Diapedese 38
Diaphragma
- fenestrierte Kapillare 36
- urogenitale 70
Diaphyse 22
Dickdarm 54
Diktyosomen 8
Diktyotän 70
Diploe 22
Diplotän 9
Disci intercalares 27
Disse-Raum 58
Döderlein-Stäbchen 74
Domareal 54
Dorn, dendritischer 28, 30
Drumstick (Barr-Körperchen) 38
Drüse
- alveoläre 14
- azinöse 14

Sachverzeichnis

- einfache 16
- endokrine 16
- exokrine 13
- extraepitheliale 14
- lipidsezernierende 15
- muköse 14
- seromuköse 14
- seröse 14
- Tabelle zur Einteilung 15
- tubuloalveoläre 14
- tubuloazinöse 14
- tubulöse 14
- verzweigte 16
- zusammengesetzte 16

Drüsenendstück 14
Drüsenepithelien 13
Duchenne, Muskeldystrophie 9
Ductulus(i)
- biliferus interlobularis 59
- efferentes 68

Ductus
- alveolares 47
- choledochus 60
- cochlearis 86
- deferens 68
- ejaculatorius 68
- epididymidis 68
- lactifer colligens 79
- lymphaticus dexter 41
- pancreaticus 60
- papillares 65
- thoracicus 41

Duftdrüse 79
Dünndarm 52
Duodenum 53
Dura mater 82
Durchdringungszone, Mandeln 45
Dynein 8, 29
Dystrophin 9
D-Zelle, Langerhans-Insel 60

E

EC-Zelle, Langerhans-Insel 60
Ehlers-Danlos-Syndrom 17
Eierstock 70
Eihügel 71
Eileiter 72
Ejakulat 69
Elastin 18
Endharn 64
Endkolben (Bouton) 30
Endolymphe 86
Endometrium 72
Endomysium 25, *25*
Endoneuralscheide 33
Endoneurium 33
Endost 22
Endplatte, motorische 30
Endstück, Drüsenklassifizierung 14
Enterozyt 53
Eosinophile 39
Ependymzellen 31
Epidermis 76
Epidermolysen, bullöse 76
Epididymis 68
Epimysium 25
Epineurium 33
Epiphyse 22
Epithel, respiratorisches 46
Epithelgewebe 11
- einschichtiges 11
-- hochprismatisches 12
-- isoprismatisches 11
- mehrreihiges 12
- mehrschichtiges 12

- Oberflächenepithelien 11
-- Tabelle 13
- Plattenepithel
-- einschichtiges 11
-- mehrschichtiges 12

ER, *siehe* Retikulum, endoplasmatisches
Eröffnungszone, Knochenwachstum 24
Erregungsleitung, Skelettmuskel 25
Erregungsübertragung, Synapse 30
Ersatzknochenbildung 23
Erythroblast 38
Erythropoese 38
Erythropoetin 38
Erythrozyt 38
Euchromatin 7
Extrazellulärmatrix 17

F

F-Aktinfilament 9
Fascia
- adhaerens 7
-- Herzmuskel 27
- dentata 82

Faserastrozyt 31, *31*
Faserknorpel 21
Fasern, elastische 17
Felderhaut 76
Fettgewebe 19
- braunes 19
- weißes 19

Fettvakuole 19
Fettzelle
- plurivakuoläre 19
- univakuoläre 19, *19*

Fibrae oblique 50
Fibrillin-1 85
Fibroblast 16
Fibromodulin 18
Fibronektin 18
Fibrozyt 16
Filtrationsschlitz 64
Filtrationsschranke 63
Fleck
- blinder 85
- gelber 85

Flimmerepithel
- Ductuli efferentes 68
- Rachenmandel 46
- Regio respiratoria 46
- Tuba auditiva 86
- Tuba uterina 72

Follikel, Ovar 70
Follikelatresie 71
Follikelhöhle 71
Follikellymphatisches Organ 42
Follikelsprung 71
Fotorezeptorzellen 85
Fovea centralis 85
Foveolae gastricae 50
Fundus, Magen 51
Funiculus
- anterior 81
- lateralis 81
- posterior 81

Funktionalis 72

G

G-Aktin 9
Gallenkanälchen 58
Gallenkapillare 58
Ganglion
- Spinalganglion 34
- vegetatives 34

Gap Junction (Nexus) 7, 30
- Astrozyten 31
- Herzmuskel 27

Gasaustausch 47
Gaumenmandel 46
GBM (glomeruläre Basalmembran) 64
Gebärmutter 72
Geflechtknochen 22
Gehirn 81
Geißel 6
Gelbkörper 71
Gelenkknorpel 21
Geschlechtsorgane
- männliche 66
- weibliche 70

Gewebe 10
- Epithelien 11
- lymphatisches 41
- mukosaassoziiertes, lymphatisches, *siehe* MALT

GFAP (glial fibrillary acidic protein) 9, 31
Gitterfasern 19
Glandula(ae)
- bronchiales 47
- bulbourethrales 70
- duodenales 53
- gastricae propriae 51
- intestinales 53
- lacrimalis 86
- mammariae 79
- oesophageales 50
- parotidea 57
- parotis 57
- salivariae 56
- sebaceae 79
- Talgdrüse *15*
- sublingualis 57
- submandibularis 57
- tarsales 85
- tracheales 46
- urethrales 66, 70
- vesiculosa 69

Glanzstreifen 27
Glashaut 71
Glasknochenkrankheit 24
Gleichgewichtsorgan 87
Glia
- periphere 32
- zentrale 31

Gliafibrillenprotein (GFAP) 9, 31
glial fibrillary acidic protein (GFAP) 9, 31
Glianarbe 31
Gliazelle 31
- Tabelle 33

Gliose 31
Glisson-Trias 59
Glomerulus 63
Glomerulusschranke 63
Glykoproteine 18
Glykosaminoglykane 18
Golgi-Apparat 8
Golgi-Sehnenorgan 27
Golgi-Typ-1-Zellen 30
Golgi-Typ-2-Zellen 30
Golgi-Zelle 82
G_1-Phase 9
G_2-Phase 9
Graaf-Follikel 71
Granula
- azidophile 39
- azurophile 39
- chromaffine Zellen 62
- Granulozyt 38
- Keratohyalingranula 77

- laktierende Mamma 80
- Mastzelle 17
- Melanozyt 76
- Monozyt 39
- Polkissen 65
- spezifische 39
- Thrombozyt 40

Granulationsgewebe 24
Granulopoese 39
Granulozyt 37, 38
- basophiler 39
- eosinophiler 39
-- MALT 50
- neutrophiler 38
- stabkerniger 38

Großhirnrinde 82
Gyrus dentatus 82
G-Zelle 52

H

Haar 78
Haarbalgmuskeln 78
Haarfarbe 78
Haarfollikel 78
Haarschaft 78
Haarwurzel 78
Haftkomplex 7
Haftzotte 75
Halbmonde, seröse 14
Halszelle, muköse 51
Hämatopoese 37
- Embryonalentwicklung 37

Hämoglobin 38
Hämosiderin 48
Harnblase 66
Harnblasenkarzinom 66
Harnleiter 65
- Querschnitt *65*

Harnröhre 66
Harnwege, ableitende 65
Hassall-Körperchen 41
Hauptbronchien 47
Hauptzelle
- Magen 51
- Sammelrohr 65

Haut 76
Havers-Kanal 22
Havers-Systeme 22
Helicotrema 86
Hemidesmosom 7
Henle-Schleife 65
Hensen-Streifen 25
Hepar, *siehe* Leber
Heparansulfat 18
Heparin
- Bindegewebe 18
- Granulozyten 39
- Mastzelle 17

Hepatozyt 58
Hering-Kanälchen 58
Herz 37
Herzfehlerzelle 48
Herzmuskelzelle 27
Herzmuskulatur 27
Heterochromatin 7
Hinterhorn 80
Hinterstrang 81
Hippocampus 82
Hirnhäute 82
Histamin
- Granulozyten 39
- Mastzelle 17

H^+/K^+-ATPase 51
hochprismatisch 11
Hoden 66

Hodenkanälchen 66
Horizontalzelle 85
Hornhaut
– Auge 83
– Epidermis 77
Hornhautendothel 84
Hornhautstroma 83
Hornschicht, Epidermis 77
Hornzelle 77
Howship-Lakunen 22
H-Streifen (H-Zone) 25
Hülsenkapillare 44
Hyaluronan
– Extrazellulärmatrix 18
– Knorpel 21
– Synovia 21
Hydroxylapatit 22
Hyperplasie 10
Hypertrophie 10
Hypertrophiezone, Knorpelwachstum 24

I

Ileum 54
Immunsystem 41
Initialsegment 28
Innenohr 86
Inselorgan, endokrines 60
Insulin 19
Integrin 7
Interalveolarsepten 47
Intermediärfilament
– Aufbau 8
– Desmosom 7
– glatte Muskulatur 27
Intermediärsinus 43
Interneurone 30
– amakrine Zellen 85
Internodium, Myelinscheide 32
Interphase 9
Interterritorium (Knorpel) 20
Interzellularsubstanz 17
Intima 35
Intrinsic Factor 51
Iris 83
Ischämiephase, Endometrium 73
Isocortex 82
Isokortex, Schichten 82
isoprismatisch 11
I-Streifen (I-Bande) 25
Ito-Zellen 58

J

Jejunum 54

K

Kammerwasser 83
Kapillare 36
– diskontinuierliche 36
– fenestrierte 36
– geschlossene 36
Kardia 50
Kardiadrüsen 50
Kasein 80
Katalasen 8
Kaveolen 27
Kehlkopf 46
– mehrreihiges hochprismatisches Epithel 12
Keimepithel, Hodenkanälchen 66
Keimzentrum, Lymphgewebe 42
Keratansulfat 18
Keratinozyt 76

Keratohyalingranula 74, 77
Keratozyt, Kornea 83
Kerckring-Falten 52
Kern, *siehe* Zellkern
Kernhülle 7
Kernkettenfaser 26
Kernpore 7
Kernsackfaser 26
Kernteilung 9
Killerzelle 43
Kinesin 8, 29
Kinetosom 6
Kinozilien
– Aufbau 6
– Epithelgewebe 11
– Plica vestibularis *12*
Kleinhirn 81
Kleinhirnrinde 81
Knochenbildungszone 24
Knochenentwicklung 22
Knochengewebe 22
Knochenheilung 24
Knochenmark 37
Knochenmark-Riesenzelle 40
Knorpel
– Aufbau 20
– elastischer 21
– fibrokartilaginärer 24
– hyaliner 20
– Tabelle 21
Knorpelgewebe 20
Knorpelhof 20
Knorpelkapsel 20
Knorpelmodell 23
Knorpelplatte, Bronchien 47
Knorpelspange, Trachea 47, *47*
Knorpelwachstum 21
Kochlea 86
Kollagen 17
– straffes Bindegewebe 18
– Typ I
–– Knochen 22
–– Knorpel 21
– Typ II, Knorpel 17, 20
– Typ III, retikuläre Fasern 17
– Typ IV, Leber 58
– Typ VII, Basallamina 11
Kollagenfaser 17
Kollagenfibrille 17
Kollagentypen 17
Kollaterale 29
Kolon 55
Kommissurenfasern 82
Konjunktiva 85
Korbzelle 81
Kornea 83
Korneaepithel 83
Körnerzelle
– Kleinhirn 82
– Paneth-Körnerzelle 53
Korpus, Magen 51
Krypten
– Dünndarm 53
– Kolon 55
– Lieberkühn 53
– Mandeln 45
Kupffer-(Stern-)Zelle 39, 58, *58*

L

Labyrinth 86
Lakune 22
Lamelle
– interstitielle 22
– Myelinscheide 32
– Synapse 30

Lamellenknochen 22
Lamellenkörperchen
– Alveolarepithelzelle 48
– Stratum granulosum 77
– Vater-Pacini 78
Lamellenschicht, Kornea 83
Lamina
– densa 11
– epithelialis 49
– fibroreticularis 11
– granularis 82
– limitans
–– anterior (Bowman) 83
–– Hodenkanälchen 66
–– posterior (Descement) 84
– molecularis 82
– multiformis 82
– muscularis mucosae 49
– propria 49
– pyramidalis 82
– rara 11
– spiralis 86
Lamine 7, 9
Laminin 5 76
Laminine 18
Langerhans-Insel 60
Langerhans-Zellen 39
– Epidermis 77
– Plazentazotten 75
Längsfalten
– Ösophagus 50
– Tuba uterina 72
– Ureter 65
– Urethra 66
Larynx 46
Leber 58
– schematische Einteilung 59
Leberazinus 59
Leberläppchen 58
– klassisches 59
– portales 59
Lebersinusoide 58
Leberzirrhose 58
Lederhaut
– Auge 83
– Dermis 77
Leistenhaut 76
– Stratum lucidum 77
Lens 85
Leptin 19
Leptotän 9
Leukozyt 38
Leydig-Zellen 68
Lidapparat 85
Liddrüsen 85
Lidplatte 85
Lieberkühn-Krypten 53
Ligamentum spirale 86
Linse 85
Linsenepithel 85
Linsenfasern 85
Linsenkapsel 85
Lipochrome 19
Lipofuszingranula *28*
– Herzmuskelzelle 27
– Neuron 28
Lipozyten 19
Liquor
– cerebri 83
– follicularis 71
Liquorraum 83
Lobuli hepatis 58
Lobus
– renalis 62
– Thymus 41

L-System
– Herzmuskel 27
– Skelettmuskel 25
L-Tubulus
– Herzmuskel 27
– Skelettmuskel 25
Lubricin 21
Luftröhre 46
Lunge 47
– Querschnitt *48*
– Retraktionskraft 48
Lunula 79
Lutealphase 71
Lymphfollikel 42, *42*
Lymphgefäße 37
Lymphknoten 43
Lymphopoese 39
Lymphozyt 37, 39, 41
– B-Lymphozyt, *siehe* B-Zelle
– Rezirkulation 42
– T-Lymphozyt, *siehe* T-Zelle
Lymphozytenkappe 45
Lymphozytenwall 42
Lymphscheide, partielle 44
Lymphsystem 41
Lysosom 8
– azidophile Granula 39

M

Macula
– adhaerens, *siehe* Desmosom
– densa, Niere 65
– lutea 85
Maculae staticae 87
Magen 50
Magendrüsen, Querschnitt *51*
Magengrübchen 50
Magenschleimhaut 50
Major Basic Protein (MBP) 39
Makrophage 16
– im Lymphknoten 42
– ZNS 31
Malpighi-Körperchen
– Milz 45, *45*
– Niere 62
MALT (mukosaassoziiertes lymphatisches Gewebe) 45, 50
– Mandeln 45
– Peyer-Plaques 54
Mamma 79
Mandeln 45
Mantelzelle 34
MAP (mikrotubulusassoziiertes Protein) 8
Marginalzone, Milz 45
Markpapille 62
Marksinus 43
Markstrahl 62
Maskierung, Kollagen 20
Mastzelle 17, *17*
– Trachea 46
Matrix
– extrazelluläre 17
– Mitochondrium 8
May-Grünwald-Giemsa-Färbung 37
MBP (Major Basic Protein) 39
Media 35
Megakaryozyt *40*
Meibom-Drüse 85
Meiose (Reifeteilung) 9
Meißner-Plexus 50
Meißner-Tastkörperchen 77
Melanin 76
Melaningranula 76

Sachverzeichnis

Melanosom 76
– Haarschaft 78
Melanozyt 76
Membran, synaptische 30
Membrana elastica 35
– interna 36
Merkel-Zellen 76
Mesangiumzelle
– extraglomeruläre 65
– intraglomeruläre 64
Mesaxon 32
– marklose Faser 33
Mesenchym 20
Metaphase 9
Metaphasenplatte 9
Metaphyse 22
Metaplasie 10
Microtubule organizing Center (MTOC) 8
Mikrofibrillen 18
Mikrofilamente 9
Mikrogliazelle 31
Mikrotubuli
– Aufbau 8
– Kinozilien 6
Mikrovilli
– Aufbau 6
– Belegzellen 51
– Disse-Raum 58
– Ductuli efferentes 68
– Dünndarm 53
– Epithelgewebe 11
– hochprismatisches Epithel 12
– Nierentubuli 64
– Tuba uterina 72
Milz 44
Milzgefäße 44
Milzpulpa
– rote 44
– weiße 45
Milzsinus 44
Mineralisierung, Knochen 22
Mitochondrium 8
– braunes Fettgewebe 19
Mitose 9
Mitosespindel 9
Mitralzellen 29
Mittelohr 86
Moll-Drüse 86
Monoblast 39
Monopoese 39
Monozyt 37, 39
Moosfasern 82
MPS (mononukleäres Phagozyten-System) 39
M-Streifen 25
MTOC (Microtubule organizing Center) 8
Müller-Glia 31, 84
Müller-Zelle 84–85
Multiple Sklerose 33
Mundhöhle 49
Musculus(i)
– arrectores pili 78
– ciliaris 83
– sphincter pylori 52
Muskeldystrophie Duchenne 9
Muskelfaser 24
– extrafusale 26
– intrafusale 26
– Typen 26
Muskelgewebe 24
Muskelspindel 26, *26*
Muskulatur
– glatte 27
– quergestreifte 24, 27

Muzine 51
Myelininzisuren 32
Myelinscheide 32
Myeloblast 39
Myoblast 24
Myoepithelzelle 14
– Schweißdrüse 79
Myofibrille 25
Myofilament 25
Myoglobin 26
Myometrium 72
Myosinfilament
– glatte Muskulatur 27
– Sarkomer 25
M-Zelle
– Darm 53
– MALT 50

N

Nabelschnur
– gallertartiges Bindegewebe 20
– Gefäße 75
Nagel 79
Nagelbett 79
Nagelmatrix 79
Nagelplatte 79
Nagelwurzel 79
Nasenhöhle 46
Nebenhoden 68
Nebenhodengang 68
Nebenniere 61
Nebennierenmark 62
Nebennierenrinde 61
Nebenzelle, Magen 51
Nekrose 10
Nephron 62
Nerv, peripherer 33
Nervenendigung, freie 78
Nervenfaser 32
– markhaltige
–– im PNS 32
–– im ZNS 33
– marklose, im PNS 33
Nervengewebe 28
Nervensystem 80
– enterisches 50
Nervenzelle, *siehe* Neuron
Netzhaut 84
Neurofibrillen 28
Neuron
– Aufbau 28
– bipolares 29
–– Retina 85
– exzitatorisches/inhibitorisches 30
– Klassifizierung 29
– multipolares 29
– postganglionäres 34
– präganglionäres 34
– pseudounipolares 29
Neutrophile 38
Nexus, *siehe* Gap Junction
Niere 62
Nierenkörperchen 62, *63*
Nierenmark 62
Nierenparenchym 62
Nierentubuli 64
Nissl-Substanz 28
Noduli lymphatici aggregati 54
Normoblast 38
Nucleolus 7
Nucleoplasma 7
Nucleus, *siehe* Zellkern

O

Oberflächenepithelien 11
– Tabelle 13
Occludin 7
Ohr 86
Ohrmuschel 86
Ohrspeicheldrüse 57
Ohrtrompete 86
Oligodendrozyt 31, 33
Oogenese 70
Oogonium 70
Oozyte
– primäre 70
– sekundäre 70
Opsin 85
Ora serrata 84
Organ, lymphoepitheliales 45
Ösophagus 50
– Querschnitt *49*
Ossifikation
– chondrale (indirekte) 23
– desmale (direkte) 22
– enchondrale 23
– perichondrale 23
Osteoblast 22
Osteogenesis imperfecta 24
Osteoid 22
Osteoklast 22–23
Osteon 22
Osteozyt 22–23
Östrogene 72
Ovalzelle 58
Ovar 70
Ovulation 71
Oxidasen 8

P

Pachytän 9
Palpebrae 85
PALS (periarterielle lymphatische Scheide) 45
Paneth-Zelle 53
Pankreas 60
– endokrines 60
– exokrines 60
Pankreatitis, akute 60
Papilla
– duodeni major 60
– nervi optici 85
– Vateri 60
Parabasalzelle 74
Parakortex 42
– Lymphknoten 43
Parallelfasern 81
Parietalzelle, Magen 51
Pars
– abdominalis 65
– caeca 84
– cardiaca 50
– cartilaginea, Tuba auditiva 86
– convulata 62
– optica 84
– pelvina 65
– pylorica 52
– radiata 62
PAS (periodic acid-Schiff), Färbung Becherzelle 14
Pepsinogene 51
Peptid, atriales natriuretisches (ANP) 27
Perilymphe 86
Perimetrium 72
Perimysium 25
Perineuralkapsel 26

Perineuralscheide 27
Perineurium 33
Periost 22
Periportalfeld 58
Perisinusoidalzelle 58
Perizyt 36
Peroxisomen 8
Peyer-Plaques 54
Phagozyten-System, mononukleäres (MPS) 39
Phäomelanin 76
Phosphatase, saure 70
Pia mater 82
Pigmentepithelschicht 84
Pili 78
Pinselarterie 44
Plasmazelle 43
– Lymphknoten 43
Plattenepithel 11
– einschichtiges 11
– mehrschichtiges
–– unverhorntes 12
–– verhorntes 12
Plazenta 74
Plazentaschranke 75
Plexus
– choroideus 83
– myentericus 50
– submucosus 50
Plicae
– circulares 52
– gastricae 50
– vestibularis, Epithel *12*
Pneumozyten 48
Podozyt 64, *64*
Polkissen 65
Polkörperchen 70
Polyglobulie 38
Polyribosomen 8
Polysomen 8
PP-Zelle, Langerhans-Insel 60
Prädeziduazelle 73
Primärfollikel
– Lymphknoten 42
– Ovar 71
Primärharn 63
Primärzotte 75
Primordialfollikel 71
prismatisch 11
Proerythroblast 38
Profilaggrin 77
Progenitorzelle
– Blut 37
– lymphatische 39
– myeloische 39
Progesteron 73
Projektionsneuron 30, 82
Proliferationsphase, Endometrium 72
Proliferationszone, Knorpelwachstum 24
Prometaphase 9
Prophase
– Meiose 9
– Mitose 9
Prostata 69
Prostatasteine 69
Protein
– androgenbindendes (ABP) 67
– integrales/peripheres 5
– mikrotubulusassoziiertes (MAP) 8
Proteoglykane
– Extrazellulärmatrix 18
– Knorpel 21
PSA (prostataspezifisches Antigen) 70
Pseudodeziduazelle 73
Pulmo, *siehe* Lunge

Sachverzeichnis

Pulpavene 44
Punctum adhaerens 7
Purkinje-Zelle 29
– Kleinhirn 81
Purkinje-Zellschicht 81
Pylorusdrüse 52
Pyramide 62
Pyramidenzelle 82
Pyramidenzellen 29

Q

Querstreifung
– Kollagen 17
– Muskulatur 25

R

Rachen 49
Rachenmandel 46
Radialglia 31
Randsinus 43
Ranvier-Schnürring 32
Raum, intervillöser 74
Refluxösophagitis 50
Regenbogenhaut 83
Regeneration
– pathologische 10
– physiologische 10
Regenerationsphase, Endometrium 73
Regio
– cutanea 46
– olfactoria 46
– respiratoria 46
Reifeteilung 9
– erste 9
– zweite 9
Reissner-Membran 86
Rektum 55
Reparaturzone, Knochenheilung 24
Reservezone, Knochenwachstum 24
Resorptionszone, Knochenwachstum 24
Respirationssystem 46
respiratory burst 39
Rete testis 66
Retikulozyt 38
Retikulum
– endoplasmatisches (ER) 7
–– glattes (gER) 8
–– raues (rER) 8
– fibroblastisches 19
– sarkoplasmatisches 25
Retikulumzelle
– follikuläre 19
– histiozytäre 19
– interdigitierende dendritische 19
Retina 84
Retinal 85
Retraktionskraft, Lunge 48
Rezirkulation, Lymphozyt 42
Rhodopsin 85
Ribosomen 8
Riechschleimhaut 46
Rindenlabyrinth, Niere 62
Ringfalte 52
Riolanmuskel 85
Rückenmark 80
Ruffini-Körperchen 78

S

Sacculus 87
Salzsäure 51
Samenblase 69
Samenleiter 68
Samenwege, ableitende 68
Sammelrohr 65
Sarkomer 25
Satellitenzellen
– Muskelregeneration 26
– Spinalganglion 28
Säulenknorpel 24
Saumzelle 53
Scala
– tympani 86
– vestibuli 86
Scapus 78
Schaltlamelle 22
Schaltstück
– exokrines Pankreas 60
– Speicheldrüse 56
Schaltzelle, Sammelrohr 65
Scheide (Vagina) 74
Scheide, periarterielle lymphytische (PALS) 45
Schleimhaut, Magen 50
Schlitzmembran 64
Schlussleiste 6–7
– Enterozyt 53
Schlussleistennetz 7
Schmidt-Lantermann-Einkerbungen 32
Schnecke (Kochlea) 86
Schwann-Zelle 32
Schwannom 32
Schweißdrüse
– apokrine 79
–– Molldrüse 86
– ekkrine 79
– Talgrüse 15
Segmentbronchien 47
Sehne 18
Seitenhorn 80
Seitenstrang 81
Sekretion
– apokrine 15
– holokrine 15
– merokrine 15
– molekulare 15
Sekretionsphase, Endometrium 73
Sekretrohr 56
Sekundärfollikel
– Lymphknoten 42
– Ovar 71
Sekundärgranula 39
Sekundärzotte 75
Selektine 42
Sertoli-Zelle 67
Siegelringform, Fettzelle 19
Sinus
– durae matris 83
– lactiferi 79
Sinusoide
– Knochenmark 37
– Leber 58
Sinussystem
– Lymphknoten 43
– Milz 44
Sinuswandzellen 43
Skelettmuskulatur 24
Sklera 83
Sklerose, Multiple 33
Solitärfollikel 53
Sommersprossenpigment 76
SP-A (Surfactantprotein A) 47
SP-D (Surfactantprotein D) 47
Spalt, synaptischer 30
Speicheldrüsen 56
– Übersichtstabelle 57
Speicherfett 19
Speiseröhre, siehe Ösophagus

Spektrin
– Aktinfilament 9
– Erythrozyten 38
Spermatide 67
Spermatogenese 66
– Störungen 68
Spermatogonium 66
Spermatozoon 67
Spermatozyt 67
Spermin 70
Spermium 67
Speziallamelle 22
S-Phase 9
Spinalganglion 34
spines 28
Spinngewebehaut 82
Spiralarterien 73
Spongiozyt 61
Stäbchenzelle 85
Stachelzellschicht, Epidermis 76
Stammzellen
– Darm 53
– Leber 58
– pluripotente hämatopoetische 37
– Stratum germinativum 12
Stereozilien
– Aufbau 6
– Ductus deferens 69
– Ductus epididymidis 68
– Ohr 87
Sternzelle 29
– Kleinhirn 81
Stratum
– basale
–– Endometrium 72
–– Epidermis 76
–– Plattenepithel 12
– circulare, Verdauungstrakt 49
– compacte, Endometrium 73
– corneum
–– Epidermis 77
–– Plattenepithel 12
– functionalis, Endometrium 72
– ganglionare
–– Kleinhirn 81
–– Retina 84
– germinativum
–– Epidermis 77
–– Plattenepithel 12
– granulosum
–– Cerebellum 82
–– Epidermis 77
–– Plattenepithel 12
–– Talgdrüse 79
–– Sekundärfollikel 71
– intermedium, Plattenepithel 12
– limitans, Retina 84
– longitudinale, Verdauungstrakt 49
– lucidum
–– Epidermis 77
–– Plattenepithel 12
– moleculare, Cerebellum 81
– nervosum, Retina 84
– neuroepitheliale, Retina 84
– neurofibrosum, Retina 84
– nucleare, Retina 84
– papillare, Epidermis 77
– pigmentosum, Retina 84
– plexiforme, Retina 84
– reticulare, Epidermis 77
– spinosum
–– Epidermis 76
–– Plattenepithel 12
– spongiosum, Endometrium 73
– superficiale, Plattenepithel 12
Streifenstück, Speicheldrüse 56

Stria vascularis 86
Stroma 18
Subarachnoidalraum 83
Subiculum 82
Subkutis 77
Substantia
– compacta, Knochen 22
– propria, Kornea 83
– spongiosa, Knochen 22
Substanz
– graue 80
– weiße 81
Superfizialzelle 74
Surfactant 48
Surfactantproteine 47
Synapse 30
– axodendritische 30
– chemische 30
– elektrische 30
Synovia 21
Synzytiotrophoblast 75
Synzytium 24

T

Talg 79
Talgdrüse 15, 79
– Meibom-Drüse 85
– Moll-Drüse 86
– Zeis-Drüse 85
Talgkolben 79
Tänien 55
Tarsus 85
Tela
– submucosa
–– Ösophagus 50
–– Verdauungstrakt 49
– subserosa, Verdauungstrakt 50
Telodendron 29
Telophase 9
Tenascin 18
Territorium (Chondron) 20
Tertiärfollikel 71
Tertiärzotte 75
Testis 66
Testosteron 68
Theca
– externa 71
– folliculi 71
– interna 71
Thrombopoetin 40
Thrombozyt 37, 39
Thymus 41
– juveniler 41
Thymusepithelzellen 41
Thymusfettkörper, retrosternaler 42
Thymusinvolution 42
Tight Junction (Zonula occludens) 6–7
– Alveolarepithel 48
– Blut-Hirn-Schranke 36
– Gallenkanälchen 58
T-Lymphoblast 43
T-Lymphozyt, siehe T-Zelle
Tonsilla
– lingualis 46
– palatina 45
– pharyngealis 46
Tonsillarkrypten 46
Tonsille 45
Trabekel
– Lymphknoten 43
– Milz 44
Trabekelarterie 44
Trabekelvene 44
Trachea 46
Tränendrüse 86

Transmitter, Funktion 30
Transport, axonaler 29
Triade 26
Trigonum vesicae 66
Tropoelastin 18
Tropokollagen 17
Tropomyosin 27
Truncus
– brachiocephalicus 35
– pulmonalis 35
T-System
– Herzmuskel 27
– Skelettmuskel 25
T-Tubulus
– Herzmuskel 27
– Skelettmuskel 25
Tuba
– auditiva 86
– uterina 72
Tubulus(i)
– attenuatus 64
– distaler 64
– intermediärer 64
– proximaler 64
– renales 64
– reuniens 64
– seminiferi contorti 66
Tubulus-Typ, Mitochondrium 8
Tubulussystem
– Herzmuskel 27
– Niere 64
– Skelettmuskel 25
Tunica
– adventitia
–– Blutgefäße 35
–– Bronchien 47
–– Harnleiter 65
–– Trachea 47
–– Verdauungstrakt 50
– albuginea 66
– fibromusculocartilaginea
–– Bronchien 47
–– Trachea 47
– intima 35
– media 35
– mucosa
–– Bronchien 47
–– Harnleiter 65
–– Ösophagus 50
–– Trachea 46
–– Tuba uterina 72
–– Verdauungstrakt 49

– muscularis
–– Bronchien 47
–– Harnleiter 65
–– Tuba uberina 72
–– Verdauungstrakt 49
– serosa, Verdauungstrakt 50
– subserosa, Tuba uterina 72
Typ-I-Fasern 26
Typ-II-Fasern 26
T-Zelle 41
– zytotoxische 43
T-Zone 42

U

Übergangsepithel, *siehe* Urothel
Uferzellen 43
Unterkieferdrüse 57
Unterzungendrüse 57
Ureter, *siehe* Harnleiter
Urethra 66
Uroplakine 12
Urothel 65, *65*
– Aufbau 12
Uterus 72
Uterusdrüsen 72
Utriculus 87
Uvea 83

V

Vagina 74
van Gieson 17
Vas(a)
– afferens
–– Lymphknoten 43
–– Nierenkörperchen 65
– efferens
–– Lymphknoten 43
–– Niere 65
– recta 64
Vater-Pacini-Körperchen 78
Venae interlobulares 58
Vene 35
– Querschnitt *35*
Venenwinkel 41
Venole
– hochendotheliale *43*
– postkapilläre 36
Ventrikel, ZNS 83
Verbindungsstück 64

Verdauungstrakt, Übersichtstabelle 56
Verdichtungszone
– glatte Muskulatur 27
– Neuron 28
Verhornung 11
Verkalkung, Knochen 22
Verknöcherungszone 24
Vesica urinaria 66
Vesicula seminalis 69
Vesikel 8
– diskoide 12
– synaptische 30
Vestibularapparat 87
Vestibularis-Schwannom 32
Villi intestinalis 52
Vimentin 9
Volkmann-Kanal 22
von-Ebner-Halbmonde 14, 57
Vorderhorn 80
Vorderstrang 81
Vorsteherdrüse 69

W

Wachstum
– appositionelles
–– Knochen 23
–– Knorpel 22
– interstitielles 21
Waldeyer-Rachenring 45
Wangenfettpropf 19
Wärmeproduktion, braunes Fettgewebe 20
Wharton-Sulze 20
Wurzelfüßchen 76

Z

Zäkum 55
Zapfenzelle 85
Zeis-Drüse 85
Zelle
– amakrine 85
– bipolare, Retina 85
– chromaffine 62
– dendritische, Thymus 42
– follikuläre dendritische
–– Lymphgewebe 43
–– Milz 45
– interdigitierende dendritische 42
–– Lymphgewebe 43
–– Milz 45

– interstitielle nach Cajal 50
– oxyphile 53
– phäochrome 62
– Schema 6
– zentroazinäre 60
Zellkern (Nucleus) 7
– pyknotischer 15, 74
Zellmembran 5
Zellteilung 9
Zellzyklus 9
Zentralarterie, Milz 44
Zentralvene, Leber 58
Zentralvenenläppchen 59
Zentroblasten 42
Zentromer 9
Zentrozyten 42
Ziliarkörper 83
Zisterne, Golgi-Apparat 8
Zona
– fasciculata 61
– glomerulosa 61
– lucida 11
– pellucida 71
– reticularis 62
Zone, parafollikuläre 42
– Lymphknoten 43
Zonula
– adhaerens, *siehe* Schlussleiste
– occludens, *siehe* Tight Junction
Zonulafasern 85
Zotte
– Arachnoidea 83
– Dünndarm 52
– Plazenta 75
Zottenpumpe 52
Z-Streifen (Z-Linie) 25
– Herzmuskel 27
Zungenmandel 46
Zygotän 9
Zylinderepithel 11
Zymogengranula 51
Zytodifferenzierung 67
Zytokeratine 9
Zytokinese 9
Zytoplasmabrücken, Mikrovilli 6
Zytoskelett 8
Zytosol 8
Zytotrophoblast 75
Zytotrophoblastzelle 75